COMPLICAÇÕES DA CIRROSE

ASCITE E INSUFICIÊNCIA RENAL

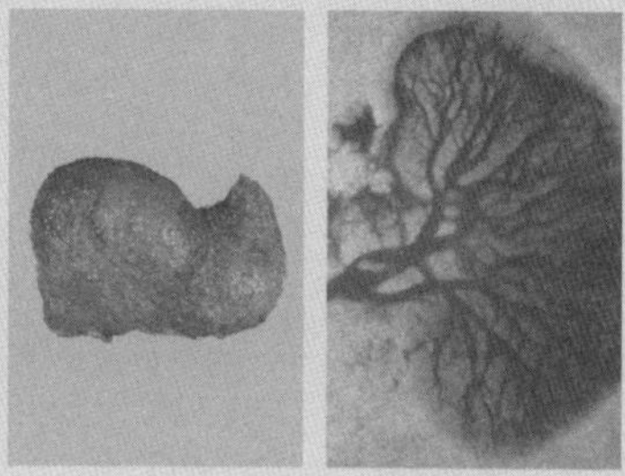

COMPLICAÇÕES DA CIRROSE
ASCITE E INSUFICIÊNCIA RENAL

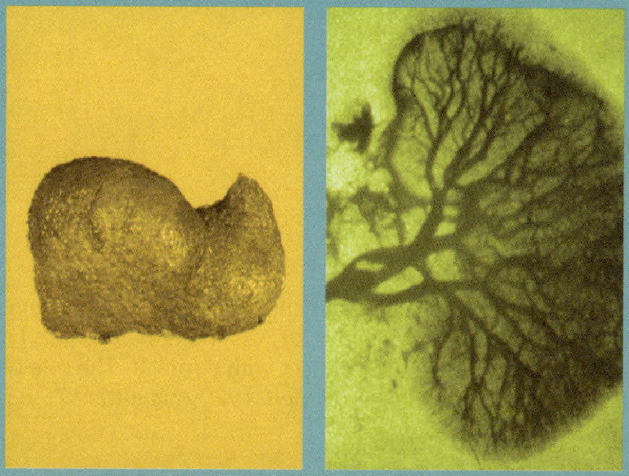

Carlos Terra

Doutor em Medicina pela Universidade de Barcelona, Espanha
Mestre em Medicina pela Universidade Estadual do Rio de Janeiro (UERJ)
Professor do Departamento de Medicina Interna das Universidades Gama Filho (UGF) e Souza Marques, RJ
Hepatologista do Hospital da Lagoa, RJ
Médico da 18ª Enfermaria da Santa Casa da Misericórdia do Rio de Janeiro

Angelo Alves de Mattos

Professor Titular da Disciplina de Gastroenterologia da UFCSPA, RS
Professor do Curso de Pós-Graduação em Hepatologia da UFCSPA, RS
Doutor e Livre-Docente em Gastroenterologia
Presidente da Sociedade Brasileira de Hepatologia

Sociedade Brasileira de Hepatologia

REVINTER

Complicações da Cirrose – Ascite e Insuficiência Renal

ISBN 978-85-372-0224-1

Contato com os autores:
CARLOS TERRA
carlosterrario@hotmail.com

ANGELO ALVES DE MATTOS
angeloamattos@gmail.com

Figura da capa parcialmente reproduzida de Epstein M, Berk DP, Hollenberg NK, Adams DF, Chalmers TC, Abrams HL, Merrill JP. Renal failure in the patient with cirrhosis. The role of active vasoconstriction. *Am J Med.* 1970 Aug;49(2):175-85.

Livraria e Editora REVINTER Ltda.
Rua do Matoso, 170 – Tijuca
20270-135 – Rio de Janeiro – RJ
Tel.: (21) 2563-9700 – Fax: (21) 2563-9701
livraria@revinter.com.br – www.revinter.com.br

A Ana Carolina e Matheus,
sem dúvida, minhas maiores (e melhores) obras.

A Cristina, minha mulher, por nossa história.

A Maria Regina, minha mãe, e a Carlos Antonio
(saudades), meu pai,
por me haverem feito quem sou.

Carlos Terra

Sociedade Brasileira de Hepatologia

AGRADECIMENTOS

Ao Dr. Gerson Domingues, pela amizade e pelo incentivo constante. Nossas conversas delinearam, de maneira indelével, os rumos deste livro.

Ao Dr. Marcelo Caetano da Silva, meu irmão da vida, pela amizade e pelo exemplo de determinação. Muito do que fiz teve a sua inspiração.

Ao Dr. Antonio Eiras, primo e amigo dileto. Seu incentivo à publicação desta obra, expresso pela primeira vez durante um jantar em família no bairro de Grácia em Barcelona, foi o ponto de partida.

Ao Dr. Angelo Mattos, por sua demonstração espontânea de amizade, seu incentivo, sua retidão e muitas outras coisas. Mas, sobretudo, por haver acreditado em mim.

Carlos Terra

COLABORADORES

ADÁVIO DE OLIVEIRA E SILVA
Diretor Clínico do Centro Terapêutico Especializado em Fígado (CETEFI) do Hospital da Beneficência Portuguesa de São Paulo
Professor Livre-Docente do Departamento de Cirurgia da Faculdade de Medicina da Universidade de São Paulo (USP)

AÉCIO FLÁVIO MEIRELLES DE SOUZA
Professor Adjunto do Departamento de Clínica Médica – Gastroenterologia – da Faculdade de Medicina da Universidade Federal de Juiz de Fora (UFJF), MG
Chefe do Serviço de Gastroenterologia e Coordenador do Centro de Referência em Hepatites Virais do HU/CAS – UFJF, MG
Mestre em Gastroenterologia pelo Instituto de Estudos e Pesquisas em Gastroenterologia (IBEPEG), SP

AJÁCIO BANDEIRA DE MELLO BRANDÃO
Professor Adjunto de Gastroenterologia do Curso de Medicina da Universidade Federal de Ciências da Saúde de Porto Alegre (UFCSPA), RS
Hepatologista do Grupo de Transplante Hepático de Adultos da Santa Casa de Misericórdia – UFCSPA, RS
Fellow em Hepatologia do Hospital Clínic de Barcelona, Espanha

ALBERTO QUEIROZ FARIAS
Assistente do Departamento de Gastroenterologia do Hospital das Clínicas da Faculdade de Medicina da USP
Doutor em Gastroenterologia pela USP

ALFEU DE MEDEIROS FLECK JÚNIOR
Mestre e Doutor em Hepatologia – PPG – pela UFCSPA, RS
Hepatologista do Grupo de Transplante Hepático de Adultos da Santa Casa de Misericórdia – UFCSPA, RS
Fellow em Hepatologia do Hospital Clínic de Barcelona, Espanha

ANA CLÁUDIA DE OLIVEIRA
Professora-Assistente do Departamento de Medicina da Universidade Federal de São Carlos (UFSCar), SP
Doutora em Medicina pela UNIFESP

ANDRÉ CASTRO LYRA
Professor Adjunto do Departamento de Medicina da Universidade Federal da Bahia (UFBA)
Médico do Serviço de Gastroepatologia do Hospital Universitário Professor Edgard Santos – UFBA
Consultor de Pesquisa do Hospital São Rafael, BA

ANDRÉS CÁRDENAS, MD, MMSC
Staff do Serviço de Gastroenterologia do Hospital Clínic de Barcelona, Espanha
Institut d'Investigacions Biomèdiques August Pi i Sunyer (IDIBAPS)
Ciber de Enfermedades Hepáticas y Digestivas (CIBERHED)

ANGELO ALVES DE MATTOS
Professor Titular da Disciplina de Gastroenterologia da UFCSPA, RS
Professor do Curso de Pós-Graduação em Hepatologia da UFCSPA, RS
Doutor e Livre-Docente em Gastroenterologia
Presidente da Sociedade Brasileira de Hepatologia

BETÂNIA DA SILVA ROCHA
Médica do CETEFI do Hospital da Beneficência Portuguesa de São Paulo

CARLOS SANDOVAL GONÇALVES
Professor Adjunto de Clínica Médica da Universidade Federal do Espírito Santo (UFES)
Coordenador do Ambulatório de Hepatologia do Hospital Universitário Cassiano Antonio de Moraes, ES

CARLOS TERRA
Doutor em Medicina pela Universidade de Barcelona, Espanha
Mestre em Medicina pela Universidade Estadual do Rio de Janeiro (UERJ)
Professor do Departamento de Medicina Interna das Universidades Gama Filho (UGF) e Souza Marques, RJ
Hepatologista do Hospital da Lagoa, RJ
Médico da 18ª Enfermaria da Santa Casa da Misericórdia do Rio de Janeiro

CLÁUDIO AUGUSTO MARRONI
Professor-Associado de Gastroenterologia do Curso de Medicina da UFCSPA, RS
Hepatologista do Grupo de Transplante Hepático de Adultos da Santa Casa de Misericórdia – UFCSPA, RS
Fellow em Hepatologia do Hospital Clínic de Barcelona, Espanha

CLÁUDIO CELESTINO ZOLLINGER
Vice-Coordenador da Unidade de Gastroenterologia e Hepatologia do Hospital Português, BA
Especialização em Cirurgia Geral pelo Colégio Brasileiro de Cirurgiões (CBC)

CRISTIANE ALVES VILLELA NOGUEIRA
Professora Adjunta do Departamento de Clínica Médica da Faculdade de Medicina da UFRJ
Supervisora do Ambulatório de Hepatologia do Hospital Universitário Clementino Fraga Filho (HUCFF) da UFRJ

CRISTIANE VALLE TOVO
Livre-Docente em Gastroenterologia
Doutora em Hepatologia
Professora do Curso de Pós-Graduação em Hepatologia da UFCSPA, RS

DELVONE ALMEIDA
Doutora e Mestra em Medicina Interna pela UFBA
Médica-Gastroenterologista do Hospital Universitário da UFBA

EDISON ROBERTO PARISE
Professor Adjunto Doutor da Disciplina de Gastroenterologia da Universidade Federal de São Paulo (UNIFESP)
Chefe do Serviço de Fígado da Escola Paulista de Medicina (EPM)

EDNA STRAUSS
Livre-Docente em Gastroenterologia e Professora da Pós-Graduação da Faculdade de Medicina da USP
Ex-Presidente da Sociedade Brasileira de Hepatologia

EVANDRA CRISTINA VIEIRA DA ROCHA
Médica-Gastroenterologista e Aluna do Programa de Pós-Graduação do Departamento de Gastroenterologia da Faculdade de Medicina da USP

EVANDRO DE OLIVEIRA SOUZA
Médico do CETEFI do Hospital da Beneficência Portuguesa de São Paulo

FÁBIO HELENO DE LIMA PACE
Professor Adjunto do Departamento de Clínica Médica – Gastroenterologia – da Faculdade de Medicina da UFJF, MG
Médico do Serviço de Gastroenterologia e Hepatologia do HU/CAS – UFJF
Doutor em Gastroenterologia pela UNIFESP

FERNANDA GONÇALVES MANHÃES
Mestranda pelo Departamento de Medicina Interna da Faculdade de Medicina da UFRJ

FLAIR JOSÉ CARRILHO
Professor Titular de Gastroenterologia Clínica da Faculdade de Medicina da USP

GUSTAVO HENRIQUE S. PEREIRA
Médico do Serviço de Gastroenterologia e Hepatologia do Hospital Geral de Bonsucesso – Ministério da Saúde, RJ
Membro Titular da Federação Brasileira de Gastroenterologia
Membro Associado da Sociedade Brasileira de Hepatologia

HENRIQUE SERGIO MORAES COELHO
Chefe do Serviço de Hepatologia do HUCFF da UFRJ

JOÃO GALIZZI FILHO
Médico-Especialista em Hepatologia pela Universidade de Londres, Inglaterra (*Royal Free Hospital*)
Mestre em Medicina Tropical pela Faculdade de Medicina da UFMG
Ex-Presidente da Sociedade Brasileira de Hepatologia

JOÃO LUIZ PEREIRA
Chefe do Serviço de Gastroenterologia e Hepatologia do Hospital Geral de Bonsucesso – Ministério da Saúde, RJ

JORGE ANDRÉ DE SEGADAS SOARES
Professor Adjunto do Departamento de Clínica Médica da Faculdade de Medicina da UFRJ
Supervisor do Ambulatório de Hepatologia do HUCFF da UFRJ

JOSÉ GALVÃO-ALVES
Chefe da 18ª Enfermaria da Santa Casa da Misericórdia do Rio de Janeiro
Doutor em Medicina pela UFMG
Membro Titular da Academia Nacional de Medicina (Cadeira nº 51)

JUAN G. ABRALDES, MD
Laboratorio de Hemodinámica Hepática, Servicio de Hepatología, Hospital Clínic, CIBERehd y Institut d'Investigacions Biomèdiques August Pi i Sunyer (IDIBAPS), Universitat de Barcelona, Barcelona, España

KÁTIA VALÉRIA BASTOS DIAS BARBOSA
Professora Adjunta do Departamento de Clínica Médica – Gastroenterologia – da Faculdade de Medicina da UFJF, MG
Médica do Serviço de Gastroenterologia e Hepatologia do HU/CAS – UFJF, MG
Doutora em Gastroenterologia pela UFMG

LUCIANA DE CARVALHO
Nutricionista-Chefe do Serviço de Fígado da UNIFESP
Doutora em Ciências Biológicas pela UNIFESP

LUCIANA LOFÊGO GONÇALVES
Doutora em Gastroenterologia pela USP
Professora Adjunta de Gastroenterologia da EMESCAM – Escola Superior de Ciências da Saúde da Santa Casa de Misericórdia de Vitória, MG

LUIZ AUGUSTO CARNEIRO D'ALBUQUERQUE
Diretor Cirúrgico do CETEFI do Hospital da Beneficência Portuguesa de São Paulo
Professor-Associado do Departamento de Gastroenterologia da Faculdade de Medicina da USP

LUIZ GUILHERME COSTA LYRA
Professor Titular do Departamento de Medicina da UFBA
Chefe do Serviço de Gastroepatologia do Hospital Universitário Professor Edgard Santos – UFBA
Consultor de Pesquisa do Hospital São Rafael, BA

MARÍA EUGENIA BACCARO
Investigador *CIBERehd – Ciber Enfermedades Hepáticas y Digestivas*
Hospital Clínic – Unidad de Hepatología, Barcelona

MATEUS PONTES FIÚZA
Médico-Assistente do Serviço de Gastro-Hepatologia do Hospital São Rafael, BA

MÓNICA GUEVARA
Investigador-Associado *IDIBAPS*
Hospital Clínic – Unidad de Hepatología
CIBERehd – Ciber Enfermedades Hepáticas y Digestivas, Barcelona

PATRÍCIA LOFÊGO GONÇALVES
Professora-Assistente do Departamento de Clínica Médica da EMESCAM – Escola Superior de Ciências da Saúde da Santa Casa de Misericórdia de Vitória, MG
Professora-Adjunta do Curso de Medicina do Centro Universitário Vila Velha – UVV, ES
Médica-Gastroenterologista do Hospital Universitário Cassiano Antônio de Moraes (HUCAM – UFES)
Mestra em Doenças Infecciosas pela UFES

PAULO LISBOA BITTENCOURT
Coordenador da Unidade de Gastroenterologia e Hepatologia do Hospital Português, BA
Doutor em Gastroenterologia pela Faculdade de Medicina da USP

PAULO ROBERTO LERIAS DE ALMEIDA
Mestre e Doutor em Hepatologia
Médico do Serviço de Medicina Interna do Hospital Nossa Senhora da Conceição de Porto Alegre, RS
Consultor em Hepatologia da Secretaria Estadual da Saúde do Estado do Rio Grande do Sul

PERE GINÈS, MD
Serviço de Hepatologia do Hospital Clínic de Barcelona, Espanha
Institut d'Investigacions Biomèdiques August Pi i Sunyer (IDIBAPS)
Ciber de Enfermedades Hepáticas y Digestivas (CIBERHED)

RAUL CARLOS WAHLE
Médico do CETEFI do Hospital da Beneficência Portuguesa de São Paulo

RAYMUNDO PARANÁ
Professor Adjunto de Gastroepatologia da UFBA
Livre-Docente em Hepatologia Clínica pela UFBA
Doutor e Mestre em Medicina

RENATA DE MELLO PEREZ
Professora Adjunta do Departamento de Clínica Médica da Faculdade de Medicina da UFRJ
Supervisora do Ambulatório de Hepatologia do HUCFF da UFRJ

RODRIGO PEREIRA LUZ
Mestrando em Clínica Médica pelo Serviço de Hepatologia do HUCFF da UFRJ

VERÔNICA DESIRÉE SAMUDIO CARDOZO
Médica do CETEFI do Hospital da Beneficência Portuguesa de São Paulo

VICENTE ARROYO
Liver Unit Institute of Digestive Disease, Hospital Clínic University of Barcelona, Professor of Medicine

WANDA REGINA CALY
Doutora em Medicina pela Faculdade de Medicina da USP
Assistente da Disciplina de Gastroenterologia do Departamento de Gastroenterologia do Hospital das Clínicas da Faculdade de Medicina da USP
Assistente-Responsável pela Hepatologia da Disciplina de Gastroenterologia da Faculdade de Medicina do ABC – Santo André, SP

Tratamento Atual da Ascite – Um Exemplo de Investigação Translacional

Ao longo dos últimos 50 anos, produziu-se extraordinário avanço da biomedicina científica que permitiu a introdução de novas tecnologias de diagnóstico e terapêutica, aumentando a esperança de vida e melhorando a qualidade de vida dos cidadãos. No entanto, em muitos casos, a transferência de novos conhecimentos adquiridos nos laboratórios de investigação básica não se realiza, ou pelo menos se realiza, ao menos aparentemente, de forma mais lenta que a esperada. Por isso, na maior parte dos países desenvolvidos, a investigação translacional está sendo priorizada, com o objetivo de que os conhecimentos básicos obtidos possam ser transladados o mais rapidamente possível para a atividade clínico-assistencial. Para conseguir este objetivo, é imperativo que haja um trabalho em equipe, no qual intervenham pesquisadores dedicados à ciência básica e à pesquisa clínica em um projeto comum. Assim, a criação de equipes multidisciplinares nos hospitais com nível científico elevado é uma condição imprescindível para que esse tipo de investigação seja bem-sucedido. Esta é a única forma de garantir que os problemas clínicos sofridos pelos pacientes possam ser resolvidos mediante investigação adequada levada a sério por essas equipes multidisciplinares.

Há numerosos exemplos dos potenciais benefícios deste tipo de investigação biomédica translacional em ensaios clínicos e na avaliação dos serviços de saúde. Alguns benefícios são secundários, como os decorrentes de investigação de novas indicações para medicamentos desenvolvidos para outras doenças, com base em novos conhecimentos fisiopatológicos ou clínicos adquiridos após a comercialização de medicamentos ou outros dispositivos.

O tratamento atual da ascite em pacientes cirróticos é um exemplo que pode ilustrar o método por meio do qual uma investigação biomédica de qualidade pode demonstrar claramente os seus benefícios, resultantes da translação iterativa dos seus resultados para a prática médica.

Em 1975, formou-se uma equipe de investigação multidisciplinar constituída por pesquisadores dedicados a ambas áreas de investigação, básica e clínica, na Unidade de Hepatologia do Hospital Clínic y Provincial de Barcelona, com o objetivo de aprofundar o conhecimento da fisiopatologia, dos aspectos clínicos e do tratamento das complicações da cirrose. De acordo com os mecanismos que, se acreditava, eram responsáveis pela formação de ascite, a paracentese estava proscrita porque se pensava que provocaria um agravamento da hipovolemia efetiva, facilitando, portanto, o aparecimento da síndrome hepatorrenal, complicação muito grave que levava ao óbito em 100% dos casos. Por conseguinte, o tratamento da ascite baseava-se na combinação de dieta com baixo teor de sódio e na administração de diuréticos. No entanto, este tratamento tinha sérios inconvenientes. Em primeiro lugar, uma vez que a reabsorção de ascite é um processo cuja velocidade é limitada, a abordagem clínica de pacientes com cirrose e ascite requeria geralmente internações hospitalares muito prolongadas (6 semanas), para evitar que uma perda de peso excessivamente rápida se associace a hipovolemia e insuficiência renal. Em segundo lugar, a administração de diuréticos relacionava-se com taxa muito elevada de complicações (30%), especialmente encefalopatia hepática, transtornos eletrolíticos e insuficiência renal. Finalmente, 10% dos pacientes não respondiam ao tratamento diurético ou desenvolviam complicações que impediam o uso destas drogas (ascite refratária).

Trabalhos realizados na Unidade de Hepatologia do Hospital Clínic permitiram esclarecer mais claramente a fisiopatologia da ascite. Demonstrou-se que a causa fundamental era a ocorrência de intensa vasodilatação esplâncnica secundária à hipertensão portal. Esta intensa vasodilatação esplâncnica produziria acentuada hipotensão arterial que, por sua vez, seria poderoso estímulo para a ativação dos sistemas vasoconstritores renais. O aumento da atividade destes sistemas vasoconstritores produziria aumento da pressão arterial, mas também provocaria decréscimo da perfusão renal com subseqüente aumento da retenção renal de sódio e água e, em casos mais avançados, insuficiência renal. Assim, esta nova hipótese etiopatogênica possibilitou o desenho de novas abordagens terapêuticas.

A partir de vários ensaios clínicos na Unidade, a paracentese terapêutica associada à utilização de albumina intravenosa tornou-se a opção terapêutica mais eficaz para pacientes com ascite em razão de sua disponibilidade, facilidade de uso, maior eficácia clínica e menor taxa de complicações quando comparada aos diuréticos. Por isso, a paracentese terapêutica associada à infusão de albumina é, atualmente, o tratamento inicial de escolha para pacientes com cirrose e ascite na maioria dos centros ao redor do mundo, com melhor eficácia e menor risco de complicações.

Outros estudos conduzidos na Unidade de Hepatologia, e de acordo com a patogênese da ascite descrita anteriormente, demonstraram que o uso de vasoconstritores, que agem principalmente no território esplâncnico (terlipressina), associado à infusão intravenosa de albumina é capaz de reverter a síndrome hepatorrenal em cerca de 60% dos casos. Isto significa que estes pacientes podem ser transplantados em condições clínicas muito mais favoráveis. Não podemos esquecer que há muitos anos todos estes pacientes morriam em 2 semanas. Recente análise revelou, também, que a relação custo-eficácia da paracentese com albumina é mais favorável do que o uso de diuréticos, permitindo, ainda, o uso mais eficiente dos recursos hospitalares.

Este é um exemplo claro de que a coordenação de todos os tipos de pesquisa, básica e clínica, é essencial para melhorar a prática clínica, ao propiciar incorporação mais rápida pela prática médico-assistencial dos novos conhecimentos gerados.

Juan Rodés
Unidad de Hepatología
Hospital Clínic
Institut d' Investigacions Biomèdiques August Pi i Sunyer (IDIBAPS)
Universidad de Barcelona

SUMÁRIO

Pranchas em Cores

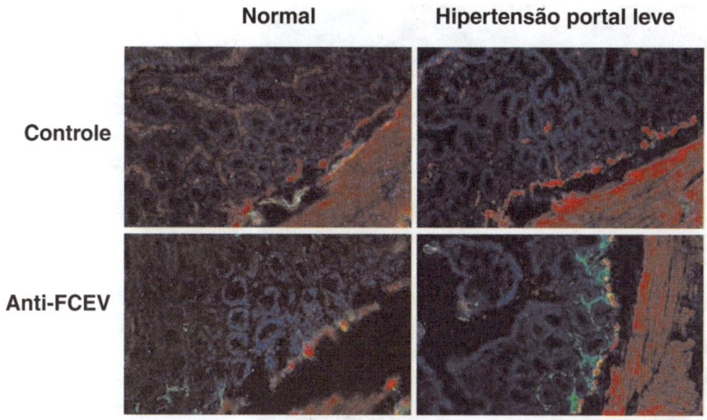
Normal
Hipertensão portal leve
Controle
Anti-FCEV

Fig. 1-2

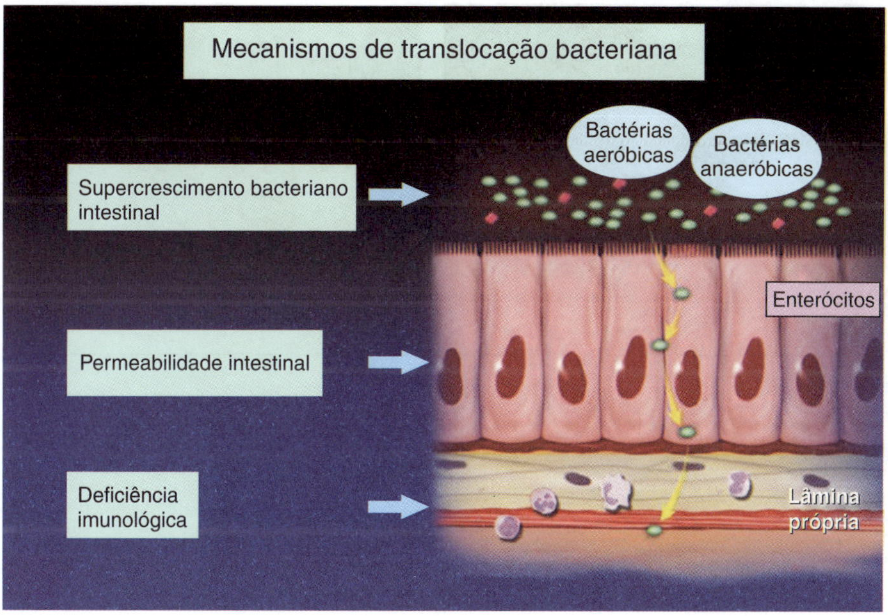
Mecanismos de translocação bacteriana
Bactérias aeróbicas
Bactérias anaeróbicas
Supercrescimento bacteriano intestinal
Enterócitos
Permeabilidade intestinal
Deficiência imunológica
Lâmina própria

Fig. 3-2

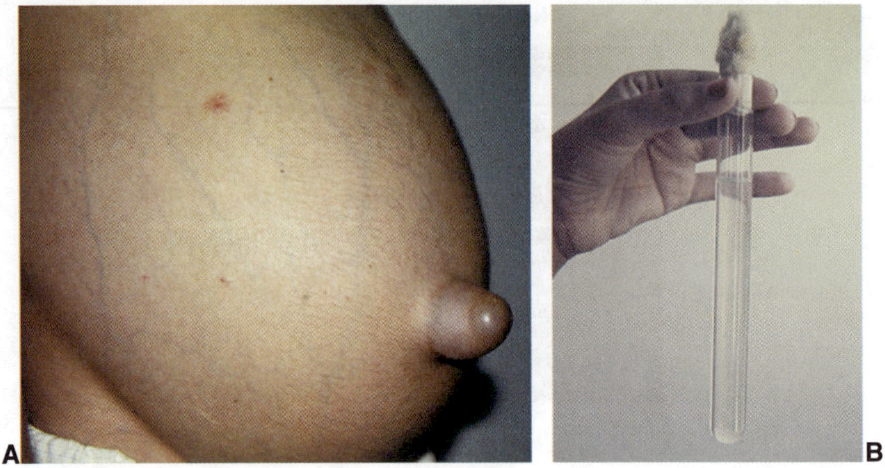

Fig. 6-1

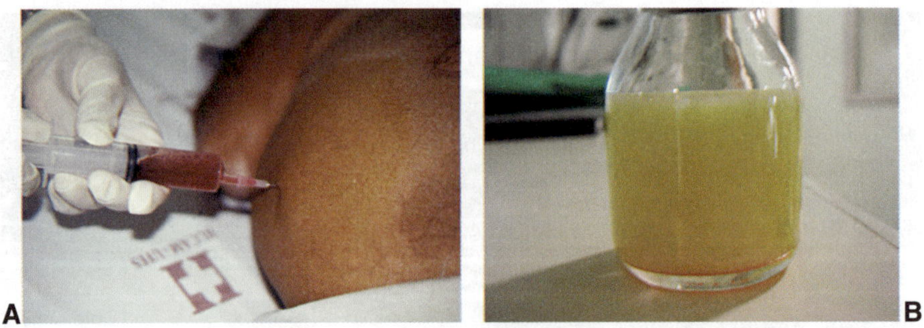

Fig. 6-2

COMPLICAÇÕES DA CIRROSE

ASCITE E INSUFICIÊNCIA RENAL

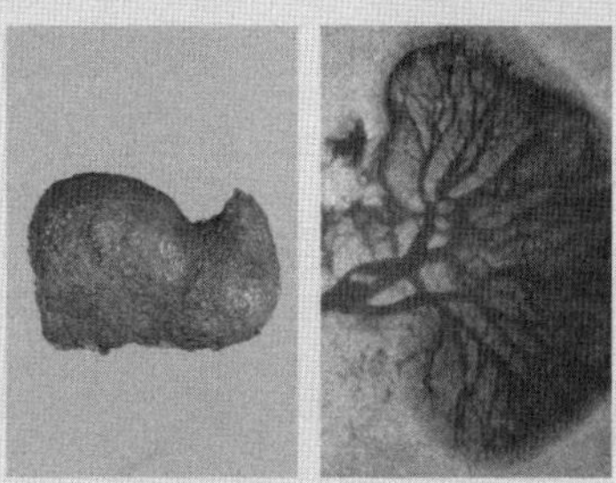

PATOGÊNESE DA HIPERTENSÃO PORTAL

Juan G. Abraldes

A hipertensão portal é uma anormalidade hemodinâmica mais freqüentemente associada à cirrose, embora, menos comumente, também possa ocorrer em outras doenças hepáticas e extra-hepáticas. Muitas das mais letais complicações da cirrose hepática são relacionadas com a presença de hipertensão portal, incluindo a hemorragia por varizes esofagogástricas, encefalopatia hepática, ascite e síndrome hepatorrenal, infecções e síndrome hepatopulmonar. Portanto, um adequado conhecimento dos mecanismos fisiopatogênicos envolvidos na hipertensão portal permite não só uma abordagem terapêutica mais racional do paciente com cirrose, mas também é de capital importância no desenho de adequadas estratégias de investigação científica. Este capítulo pretende oferecer uma visão geral dos mecanismos fisiopatológicos básicos das alterações circulatórias intra-hepática, esplâncnica e sistêmica envolvidas na gênese da hipertensão portal.

RESISTÊNCIA E FLUXO COMO DETERMINANTES DA PRESSÃO PORTAL

A lei de Ohm estabelece que mudanças na pressão (P1-P2) ao longo de um vaso sanguíneo são função da interação entre o fluxo sanguíneo (Q) e a resistência vascular (R):

$$P1\text{-}P2 = Q \times R$$

Daqui resulta que a hipertensão portal pode se desenvolver em virtude de um aumento do fluxo sanguíneo portal, um aumento da resistência ao fluxo sanguíneo portal, ou de ambos. A fisiopatologia da hipertensão portal é mais bem compreendida analisando esses componentes separadamente, ainda que fórmulas matemáticas simplifiquem exageradamente as complexas e dinâmicas interações existentes nos sistemas biológicos. A resistência ao fluxo nos vasos sanguíneos pode ser expressa pela Lei de Poiseuille:

$$R = 8\ nL/\pi r^4$$

onde n é o coeficiente de viscosidade; L, o comprimento do vaso e r, o seu raio. Em condições fisiológicas, a resistência é essencialmente uma função de mudanças no raio, já que, por ser elevado à quarta potência, desempenha um papel único. Em contrapartida, L e n são basicamente constantes, porque nem o comprimento do vaso, nem a viscosidade do sangue são muito variáveis sob circunstâncias normais. O fígado é o principal local de resistência ao fluxo sanguíneo portal, funcionando como um receptor passivo de quantidades variáveis de fluxo sanguíneo. Graças à sua extensa e distensível rede vascular, ele é capaz de acomodar diferentes quantidades de fluxo sanguíneo portal com mínimo efeito sobre a pressão no sistema porta.[1] Assim, um aumento do fluxo venoso portal, por si só, não induz hipertensão portal. Isto significa que o fator primordial e necessário para o desenvolvimento de hipertensão portal é um aumento da resistência ao fluxo sanguíneo portal.[2] No entanto, uma vez que a hipertensão portal se desenvolva, uma série de mecanismos (ainda não totalmente caracterizados) determina um aumento do fluxo venoso portal que contribui para perpetuar e agravar a hipertensão portal.

ANORMALIDADES NA RESISTÊNCIA VASCULAR AO FLUXO SANGUÍNEO PORTAL

■ Resistência vascular hepática

Na cirrose hepática, a causa mais freqüente de hipertensão portal nos países ocidentais, marcada por aberrações morfológicas, caracterizada pela deposição de tecido fibroso e formação de nódulos de regeneração, determina obliteração vascular que causa maior resistência ao fluxo sanguíneo. Nas fases iniciais da fibrose hepática, a capilarização sinusoidal é, provavelmente, o fator inicial que induz hipertensão portal. Sinusóides capilarizados[3] são caracterizados por acúmulo de matriz extracelular no espaço de Disse e perda das fenestrações dos sinusóides, alterando, portanto, seu fenótipo. Isso, por si só, pode limitar a capacidade dos sinusóides para acomodar variações no fluxo sanguíneo. Na hepatite viral isso ocorre inicialmente na área periportal, enquanto na doença hepática alcoólica é predominante na área pericentral. Mais tarde, o desenvolvimento de septos fibrosos e nódulos de regeneração altera marcadamente a angioarquitetura hepática.[4] Trabalhos recentes mostram que o aumento da espessura dos septos fibrosos e a diminuição do tamanho dos nódulos de regeneração são associados de maneira independente à gravidade da hipertensão portal,[5] realçando a relevância dessas aberrações arquiteturais na gênese da hipertensão portal. Adicionalmente, trombose de pequenas vênulas hepáticas e portais[6] poderia contribuir para aumentar a resistência hepática, constituindo-se em um importante fator na progressão do desarranjo arquitetural da cirrose. Embora essas alterações morfológicas sejam, sem dúvida, o fator mais importante, fatores funcionais que conduzem a um aumento do tônus vascular intra-hepático contribuem também para aumentar a resistência na cirrose hepática.

O primeiro estudo que demonstrou que vasodilatadores poderiam diminuir a resistência hepática na cirrose foi realizado por Bhathal e Grossman.[7] Nesse estudo, a utilização de um modelo de fígado isolado e perfundido permitiu avaliar as mudanças na resistência hepática independentemente das mudanças na hemodinâmica sistêmica. Embora não existam estudos convincentes que tenham quantificado a magnitude desse componente funcional em pacientes com cirrose, e não se saiba se a sua importância varia ao longo da história natural da cirrose, sugeriu-se que até 30% do aumento da resistência na cirrose hepática seja devido a um aumento do tônus vascular. Esta constatação pode ser a base racional para o tratamento da hipertensão portal com vasodilatadores.

O componente dinâmico no aumento da resistência hepática reflete a existência de estruturas contráteis no fígado que modulam a resistência hepática em resposta a substâncias vasoativas (endógenas ou farmacológicas). No fígado normal foi demonstrado que os sinusóides hepáticos podem contrair, e que as mudanças no calibre sinusoidal se localizam junto às células estreladas hepáticas (CEH).[8] Essas células, situadas no espaço de Disse, normalmente funcionam como um depósito de retinóides e regulam a produção de matriz extracelular, mas as suas propriedades contráteis podem permitir que as CEH comportem-se como pericitos tissulares, que regulam a microcirculação por meio de contração capilar.[9] A capacidade contrátil das CEH, provavelmente presente no fígado normal,[8] é particularmente importante após lesão hepática, quando as CEH adquirem um fenótipo ativado, com aumento da capacidade proliferativa, sintética e contrátil, comportando-se como miofibroblastos.[9] Além disso, no fígado normal foi demonstrado que vênulas portais contraem em resposta a substâncias vasoativas,[10] mas é desconhecido se isto contribui para o aumento da resistência hepática na cirrose. A este respeito, dados de um modelo de cirrose em ratos sugerem que a resistência pré-sinusoidal está diminuída na cirrose.[11] O mesmo estudo sugere que a contração do leito vascular pós-sinusoidal poderia contribuir para o aumento da resistência hepática e formação de ascite na cirrose. É incerto se estes resultados poderiam ser generalizados para a cirrose em seres humanos.

Diferentes vasoconstritores e vasodilatadores têm demonstrado eficácia em alterar a resistência hepática. Estas substâncias podem ser de origem hepática e agir de uma forma parácrina (óxido nítrico [ON], prostaciclina, sulfureto de hidrogênio [H_2S], monóxido de carbono [CO], endotelina, angiotensina II produzida localmente, tromboxano, leucotrienos), podem chegar ao fígado a partir da circulação sistêmica (angiotensina II circulante, vasopressina ou norepinefrina) ou podem ser de origem neural (noradrenalina). Não se sabe qual desses sistemas seria mais relevante, porém, parece certo que na cirrose há um desequilíbrio entre forças vasoconstritoras e vasodilatadoras, caracterizado por abundância de vasoconstritores, produção deficiente de vasodilatadores e resposta reduzida a esses vasodilatadores. Estas anormalidades são realçadas pelo fato de que, em comparação com o fígado normal, o leito vascular hepático do fígado com cirrose exibe uma resposta aumentada aos vasoconstritores e uma resposta deficiente aos vasodilatadores. Além disso, a maioria dos vasoconstritores tem ação pró-fibrogênica, enquanto os vasodilatadores têm propriedades antifibrogênicas, de modo que os efeitos deste desequilíbrio vão além do aumento do tônus vascular intra-hepático.

Déficit e hiporresponsividade aos vasodilatadores

Óxido nítrico (ON)

No início dos anos 90, foi demonstrado que no fígado normal as células endoteliais dos sinusóides hepáticos respondem a aumentos da força de cisalhamento (*shear stress*) com um aumento na produção de ON,[12] sugerindo que o ON é um importante fator regulador da resistência intra-hepática. Este mecanismo permite ao fígado normal acomodar alterações fisiológicas do fluxo sanguíneo portal, tais como aquelas ocorridas após a ingestão de uma refeição, com pequenas alterações na pressão portal. De maneira diferente, pacientes com cirrose hepática apresentam uma disfunção endotelial que se caracteriza por uma insuficiente produção de ON, contribui para o aumento do tônus vascular hepático (e, portanto, para o desenvolvimento e progressão da hipertensão portal) e uma redução na capacidade de acomodar aumentos de fluxo.[13-15] O produto final dessas alterações é que aumentos fisiológicos do fluxo sanguíneo portal resultam em significativos aumentos na pressão portal em pacientes cirróticos.[16] Recentes estudos em modelos experimentais de cirrose hepática validaram a deficiência de ON como um alvo terapêutico útil na cirrose, mostrando que é possível melhorar a hemodinâmica portal através do aumento da biodisponibilidade do ON na circulação hepática, quer através da transfecção do fígado com adenovírus codificador de óxido nítrico-sintase (ONS),17,18 pela administração de um doador de ON seletivo para o fígado[19,20] ou pelo aumento da atividade da ONS com drogas ou terapia genética.[21,22]

Os mecanismos moleculares que conduzem à insuficiente produção de ON na cirrose têm atraído grande atenção. A expressão da óxido nítrico-sintase endotelial (ONSe) pode estar normal[14,15] ou diminuída,[17] enquanto a atividade da ONSe está constantemente diminuída. Isto se deve a anormalidades na regulação do complexo pós-translacional da enzima que inclui interações proteína-proteína, fosforilação e localização intracelular.[23] Outros possíveis mecanismos incluem a interação da ONSe com a caveolin-1, que reduz a atividade da ONSe[24] e a fosforilação (Akt-dependente) da ONSe, que aumenta sua atividade.[25] Na cirrose hepática, há um aumento na expressão de caveolin-1 e, portanto, uma maior interação desta proteína com a ONSe, com conseqüente diminuição da atividade da ONSe.[15,26,27] Além disso, uma diminuição na fosforilação Akt dependente da ONSe foi encontrada em ratos com cirrose hepática.[22] Isso pode dever-se, pelo menos em parte, a uma alteração na regulação de GRK2, um inibidor dos receptores da proteína G. De fato, a inibição de GRK2 restaura a fosforilação Akt-dependente e a produção de NO, melhorando a hipertensão portal.[28] Outro mecanismo que pode interferir na fosforilação Akt-dependente da ONSe é o aumento no sinal da Rho-quinase, que impede a interação entre a Akt e a ONSe.[29] A sobre-regulação da fosforilação Akt-dependente da ONSe por droga[21] ou através da terapia gênica[22] melhora a biodisponibilidade do óxido nítrico e diminui a resistência hepática na cirrose. Alguns estudos demonstraram que uma deficiência do co-fator tetraidrobiopterina[30] e o aumento nos níveis de um inibidor endógeno da ONSe (ADMA)[31] também poderiam contribuir para a redução na atividade da ONSe na cirrose.

Na cirrose, além de a produção de NO hepático ser deficitária, a resposta dilatadora ao ON também está prejudicada.[32] Um dos mecanismos que contribui para essa anormalidade é a destruição precoce do NO, causado por aumento do estresse oxidativo e da produção de superóxido.[33,34] Assim, a administração de antioxidantes poderia melhorar a disponibilidade de NO na cirrose hepática.[35] Adicionalmente, algumas vias de sinalização do NO (sendo a mais relevante a via GMPc) também estão comprometidas na cirrose.[36] De fato, um aumento da expressão intra-hepática da fosfodiesterase-5 (PD-5, que degrada a enzima GMPc) tem sido observado em fígados cirróticos. A inibição de PD5 com sildenafil restaura a resposta normal do leito vascular hepático ao ON.[36]

Monóxido de carbono (CO)

Este é mais um vasodilatador endógeno que tem propriedade moduladora sobre a resistência hepática no fígado normal.[37] Demonstrou-se que na cirrose há uma expressão aumentada da hemo-oxigenase 1 (a enzima responsável pela síntese de monóxido de carbono), mas a relevância deste achado na patogênese da hipertensão portal é desconhecida.

Sulfeto de hidrogênio (H_2S)

O H_2S, que tem sido chamado de "o terceiro gás", após NO e CO, foi recentemente implicado na regulação do tônus vascular.[38] O H_2S origina-se do metabolismo da homocisteína, e em tecidos vasculares é produzido principalmente pela enzima cistationina γ-liase (CSE). Um estudo recente demonstrou que o H_2S regula o tônus vascular hepático no fígado normal por uma via independente do ON, uma vez que ele relaxou as CEH e atenuou a resposta vasoconstritora a um agonista alfa-adrenérgico.[39] Pelo contrário, em fígado de ratos com cirrose experimental, houve uma diminuição da produção de H_2S[39,40] em função de uma diminuição da expressão de CSE nas CEH, levando a um aumento da resposta a vasoconstritores no leito vascular hepático.

Aumento da produção e hiper-responsividade aos vasoconstritores

Conforme discutido anteriormente, tanto o leito vascular do fígado normal como o do fígado com cirrose têm capacidade contrátil. Por conseguinte, a infusão de vasoconstritores aumenta a resistência intra-hepática em fígados isolados *(ex-vivo)*.[41-43] Na cirrose, há tanto um aumento na produção local de vasoconstritores, como um aumento dos níveis de vasoconstritores circulantes.[44-46] Além disso, o fígado cirrótico apresenta uma resposta aumentada a certos vasoconstritores com relação ao fígado normal.[11,41,43,47] Esta hiper-resposta tem sido atribuída a diferentes anomalias, como podem ser a proliferação de miofibroblastos e ativação das CEH, uma produção deficiente de vasodilatadores, alterações na expressão e na sensibilidade dos receptores e amplificação da resposta vasoconstritora secundária à produção de vasoconstritores. Embora os dois primeiros mecanismos fossem inespecíficos, os outros dois estariam associados a alterações nas vias de sinalização de vasoconstritores específicos.

Endotelina

Este é o vasoconstritor que tem sido mais exaustivamente estudado em circulação hepática. No entanto, seu papel na hipertensão portal permanece incerto. Há evidências de que os níveis de endotelina circulantes e intra-hepáticos estão aumentados na cirrose,[45] e que a endotelina pode aumentar a resistência intra-hepática em fígados isolados.[48] A endotelina tem duplo efeito vasoativo. Quando a endotelina se liga aos receptores de ET-A, localizados nas células musculares lisas e CEH, determina constrição,[45] e quando se liga a receptores de ET-B medeia tanto constrição (nas CEH) como dilatação (através de receptores endoteliais ET-B, via Akt/ativação da ONSe).[49] A resposta vasoconstritora da vasculatura hepática à endotelina na cirrose foi vista estar aumentada[48] e diminuída[42] em comparação ao fígado normal, enquanto que a resposta vasoconstritora aos agonistas ET-B seletivos tem sido uniformemente elevada na cirrose.[42] Por outro lado, a ativação das CEH está associada a uma mudança no padrão do receptor da endotelina, partindo de um predomínio de receptores ET-A em fígados normais, para um predomínio de receptores de ET-B na cirrose,[45] o que poderia sugerir uma alteração na sensibilidade das CEH à endotelina. Estudos *in vivo* não contribuíram para esclarecer o papel da endotelina na hipertensão portal. A administração aguda do bloqueador misto dos receptores ET-A/ET-B bosentano diminuiu a pressão portal,[50,51] enquanto a administração crônica de RO 48-5695, uma segunda geração de bloqueador misto dos receptores da endotelina), não modificou a pressão portal e até mesmo aumentou a fibrose hepática.[52] Por outro lado, o bloqueio seletivo crônico do receptor ET-A com LU 135252 diminuiu drasticamente a acumulação de colágeno em um modelo de cirrose biliar secundária,[53] enquanto a administração aguda de outro bloqueador do receptor ET-A (FR 139317) em ratos cirróticos não reduziu a pressão portal.[54] Resultados em seres humanos demonstram que nem os bloqueadores ET-A nem os ET-B são capazes de diminuir a pressão portal em pacientes cirróticos, e que os bloqueadores ET-A induzem marcada hipotensão.[55] Estes resultados determinaram uma redução no interesse em se estudar o papel exato da endotelina na hipertensão portal.

Angiotensina II

Nos pacientes com cirrose avançada há uma acentuada ativação do sistema renina-angiotensina-aldosterona (SRAA), que se correlaciona com a gravidade da hipertensão portal.[46] Em estudos experimentais de fígados isolados a infusão de angiotensina II aumenta a resistência intra-hepática,[41,42] e a infusão de angiotensina II através da veia porta em pacientes cirróticos aumenta a pressão portal e diminui o fluxo sanguíneo hepático. Estes efeitos são provavelmente mediados pela contração das CEH, que, uma vez ativadas, expressam receptores tipo I da angiotensina II e contraem em resposta à angiotensina II.[56] Além disso, as CEH expressam todos os componentes do SRAA,[57] o que sugere que não só a angiotensina circulante mas também a angiotensina II produzida localmente têm um papel no aumento da resistência hepática na cirrose. A ativação de RAS, entretanto, é um processo homeostático que contribui para manter a pressão arterial em pacientes com cirrose avançada,[58] e, por conseguinte, o bloqueio do SRAA induz hipotensão grave nesses pacientes sem uma redução significativa na pressão portal.[59]

Leucotrienos

Estes são potentes vasoconstritores derivados do ácido araquidônico através da via da 5-lipoxigenase (5-LO). A produção de leucotrienos está aumentada em fígados de ratos cirróticos, que mostram também um aumento na expressão da 5-LO.[44,47] Em experimentos *ex-vivo*, fígados com cirrose hepática, isolados e perfundidos, respondem aos leucotrienos com um importante aumento da resistência intra-hepática, e o bloqueio da 5-LO diminui a resistência hepática em fígados com cirrose.[47] Não há nenhuma informação sobre os efeitos hemodinâmicos *in vivo* dos bloqueadores da 5-LO.

Estímulo alfa-adrenérgico

Agonistas alfa-adrenérgicos aumentam a resistência hepática,[41] e esse efeito é mais pronunciado na cirrose hepática quando comparado ao fígado normal.[11,13,43] Esta manifestação não pode ser totalmente explicada por uma diminuição na produção de ON na cirrose hepática.[43] Estudos recentes têm mostrado que esta hiper-reatividade poderia ser mediada, em parte, por um aumento da atividade da via RhoA/Rho-quinase no fígado cirrótico, provavelmente nas CEH. Além disso, e distinto do efeito de agonistas alfa-adrenérgicos sobre a maquinaria contrátil do fígado normal, o fígado cirrótico responde aos agonistas alfa-adrenérgicos com um aumento da produção endotelial de prostanóides vasoconstritores derivados da COX-1- (principalmente tromboxano A2). Esta produção secundária de vasoconstritores amplifica o efeito vasoconstritor dos agonistas alfa-adrenérgicos.[60] Assim, se amplia o conceito da disfunção endotelial na cirrose, caracterizada não só por uma insuficiente produção de ON, mas também por um aumento da produção de prostanóides vasoconstritores. Estudos *in vivo* demonstraram que o bloqueio alfa-adrenérgico diminui a resistência intra-hepática em pacientes com cirrose,[61] mas também pode induzir hipotensão grave.

Em resumo, na cirrose hepática ocorre uma alteração nos mecanismos que regulam a produção e a resposta a uma série de vasoconstritores e vasodilatadores (Fig. 1-1), e é provável que a efetiva redução da resistência hepática na cirrose dependa de ações que alcancem mais de um único alvo.

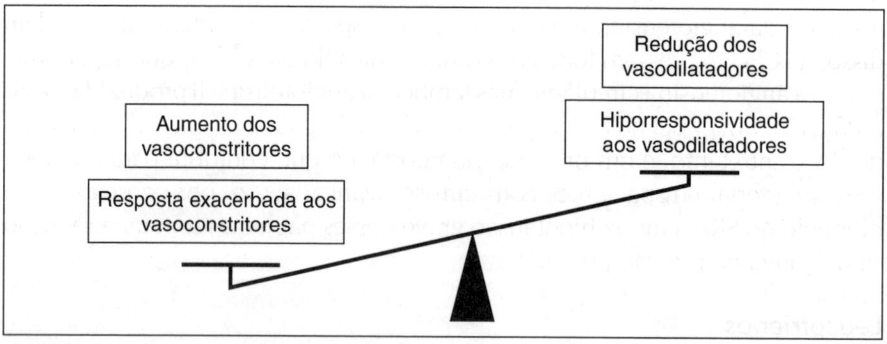

Fig. 1-1

Patogênese do componente dinâmico no aumento da resistência vascular hepática na cirrose. O tônus vascular aumentado na cirrose hepática é o resultado de um desequilíbrio entre um aumento da produção e da resposta a vasoconstritores, principalmente endotelina, constritores adrenérgicos, tromboxano, leucotrienos e de angiotensina II, e uma redução da produção e da resposta a vasodilatadores, principalmente ON[11,13,47,117].

Resistência da circulação colateral

O desenvolvimento de circulação colateral na hipertensão portal é o principal fator determinante de complicações graves, como hemorragia por varizes esofagogástricas e encefalopatia hepática. A circulação colateral se desenvolve como conseqüência do aumento da pressão no sistema portal, permitindo a descompressão do território portal para leitos vasculares de baixa pressão. No entanto, esta descompressão é ineficaz, não porque a circulação colateral tenha uma resistência muito grande, mas porque, em paralelo com o desenvolvimento de vasos colaterais, um aumento no fluxo sanguíneo portal mantém a hipertensão portal.[62-64]

A formação de colaterais resulta, em parte, da abertura e dilatação de canais vasculares pré-formados, mas também de um ativo processo de angiogênese, dependente do fator de crescimento endotelial vascular (FCEV). A este respeito, estudos recentes têm mostrado que a expressão de FCEV aumenta no intestino e mesentério de ratos com hipertensão portal pré-hepática, e que o bloqueio do FCEV reduz em 50% o desenvolvimento de colaterais.[65,66] Já foi demonstrado que a formação de colaterais é ON-dependente,[67] abrindo a possibilidade de que o FCEV favoreça o influxo de ON no processo de colateralização. Estudos adicionais têm sugerido que o estresse oxidativo dependente do NADPH na circulação esplâncnica e o fator de crescimento dependente de plaquetas (FCDP)[69] também medeiam o desenvolvimento e a estabilização de colaterais. De que maneira todos esses mediadores interagem no desenvolvimento e manutenção de colaterais, e a sua relativa importância no processo exige mais esclarecimentos.

Em casos de hipertensão portal avançada, cerca de 90% do fluxo sanguíneo portal pode ser desviado por meio de colaterais portossistêmicas. Portanto, alterações na resistência dos vasos colaterais podem modificar a pressão portal. Estudos realizados com um modelo em que o leito colateral foi perfundido *in situ* demonstraram que esses vasos têm receptores funcionais para vasopressina, endotelina, serotonina e receptores alfa e beta-adrenérgicos e respondem ao ON com vasodilatação.[70,71]

AUMENTO NO FLUXO SANGUÍNEO PORTAL E SÍNDROME CIRCULATÓRIA HIPERDINÂMICA

Em 1953 Kowalski e Abelman pela primeira vez demonstraram que a cirrose está associada a uma síndrome circulatória hiperdinâmica, caracterizada por uma acentuada diminuição na resistência vascular sistêmica, hipotensão arterial e aumento do débito cardíaco. Estas alterações na circulação periférica que ocorrem em pacientes com cirrose contribuem para o desenvolvimento de complicações como ascite, síndromes hepatorrenal e hepatopulmonar. Adicionalmente, nos anos 70 uma série de estudos em pacientes com cirrose sugeriu que a circulação esplâncnica era hiperdinâmica, e que não somente um aumento da resistência hepática, mas também um aumento do fluxo sanguíneo portal contribuíam para a hipertensão portal na cirrose.[72] Isto foi claramente demonstrado em estudos posteriores que utilizaram roedores como modelos de hipertensão portal,[63] criando uma base racional para o uso de vasoconstritores no tratamento da hipertensão portal. O estado circulatório hiperdinâmico na hipertensão portal é conseqüência de dois fenômenos fisiopatológicos: vasodilatação arterial e expansão plasmática de volume. A presença de ambos é necessária para a demonstração do estado hiperdinâmico.[58,73]

O aumento da vasodilatação na hipertensão portal

Há três mecanismos que parecem contribuir para a vasodilatação na hipertensão portal: 1. aumento da concentração de vasodilatadores circulantes; 2. aumento da produção endotelial de vasodilatadores locais e 3. redução da responsividade vascular a vasoconstritores endógenos. O último mecanismo provavelmente se deve ao efeito dos dois primeiros componentes.

Vasodilatadores circulantes

Glucagon

O glucagon é o vasodilatador humoral que reúne as mais fortes evidências de desempenhar um significativo papel na promoção de hiperemia esplâncnica na hipertensão portal. Muitos estudos demonstraram que níveis plasmáticos de glucagon estão elevados na cirrose. O hiperglucagonismo resulta, em parte, da depuração hepática diminuída (em razão do mau funcionamento hepático e/ou comunicações portossistêmicas), mas, de maneira mais essencial, de um aumento da secreção pancreática das células alfa.[74] O suporte ao papel do glucagon na modulação do fluxo sanguíneo esplâncnico vem de estudos que demonstraram que a normalização dos níveis circulantes de glucagon reverte parcialmente o aumento do fluxo sanguíneo esplâncnico e que isso pode ser evitado através de uma infusão concomitante de glucagon.[75] No entanto, alguns estudos mostraram não haver correlação entre os níveis de glucagon e o fluxo sanguíneo esplâncnico, questionando, assim, o papel do hiperglucagonismo na hipertensão portal. A liberação de glucagon está claramente implicada na hiperemia pós-prandial, que, em pacientes com cirrose, está associada a aumentos marcados na pressão portal.[76] Em conjunto, esses dados fornecem a base racional para o uso da somatostatina e octreotide no tratamento de pacientes com hipertensão portal, embora, recentemente, se tenha demonstrado que essas drogas promovem vasoconstrição por mecanismos independentes da inibição de glucagon.[77]

Endocanabinóides

Em ratos e em pacientes com cirrose avançada há um aumento da produção endógena de canabinóides por monócitos,[78,79] e o bloqueio específico do receptor canabinóide periférico CB1 atenua a circulação hiperdinâmica[78,79] e diminui a pressão portal.[78] Além disso, as artérias mesentéricas de ratos cirróticos apresentam um aumento da resposta vasodilatadora aos canabinóides relacionada com uma sobre-expressão do receptor CB1.[80] Este foi um fenômeno que ocorreu localmente no mesentério, uma vez que não ocorreu em outros leitos vasculares periféricos.[80] Sugeriu-se que os canabinóides poderiam atuar por meio de um aumento na produção de ON,[78] mas dados recentes não apóiam esta tese.[79,80] Os mecanismos que induzem a produção dessas substâncias não são claros, mas podem estar relacionados com os freqüentes episódios de endotoxemia observada em cirrose.[81]

Outros vasodilatadores, tais como o peptídeo relacionado com o gen da calcitonina (CGRP), adrenomedulina e urotensina, também têm sido associados à vasodilatação na patogênese da hipertensão portal, mas as evidências científicas ainda são escassas.

Vasodilatadores locais

Óxido nítrico

A participação do NO na hipertensão portal foi inicialmente sugerida por Vallance e Moncada.[82] Várias linhas de evidência confirmaram o papel central do NO no desenvolvimento da circulação hiperdinâmica. Por um lado, pacientes com cirrose têm elevados níveis de nitritos e nitratos,[83] que são produtos de degradação do NO. Em animais de experimentação, foi demonstrado que a produção de NO está aumentada no leito vascular esplâncnico de ratos com hipertensão portal, e isso se relaciona com a hiporresponsividade aos vasoconstritores, característica da hipertensão portal.[84] Além disso, a inibição da produção de ON reduz a pressão portal, as comunicações portossistêmicas e previne (embora não totalmente) o desenvolvimento da circulação hiperdinâmica.[85-88] Esta última constatação, juntamente com o fato de que ratos que não expressam ONSe nem ONSi ainda desenvolvem circulação hiperdinâmica após indução de hipertensão portal,[89] sugere que o NO é o principal, mas não o único, mediador de vasodilatação.

Uma série de estudos tem caracterizado, ao nível molecular, os mecanismos que conduzem a uma produção maior de ON na hipertensão portal. Em desacordo com a hipótese inicial, que sugeriu que a endotoxemia presente na cirrose poderia sobreexpressar a ONSi,[82] fortes evidências sugerem que o aumento de ON na hipertensão portal é mediada pela ONSe.[90] Dados preliminares propõem que a ativação de ONSn também poderia exercer um papel no aumento da produção de ON que ocorre na hipertensão portal,[91] mas sua importância seria de longe ultrapassada por aquela da ONSe.[92]

O mais poderoso estímulo para a sobre-regulação da ONSe é a força de cisalhamento (*shear stress*). De fato, a força de cisalhamento está aumentada na hipertensão portal quando se estabelece a circulação hiperdinâmica. Além disso, o leito vascular mesentérico superior de ratos com hipertensão portal mostra um aumento da produção de ON em resposta à força de cisalhamento.[84] Translocação bacteriana também contribui para o aumento da produção de ON na cirrose avançada, mas o mecanismo envolve uma sobre-regulação de ONSe, não de ONSi.[93,94] Por último, comunicações portossistêmicas, *per se*, podem induzir vasodilatação mediada por ON.[95] Entretanto, estudos seqüenciais em modelos de ligadura de veia porta mostraram que a ativação da ONSe ocorre antes que qualquer um destes três mecanismos esteja presente.[96,97] Isto indica, por um lado, que o aumento da produção ONSe é um fator primordial no desenvolvimento de vasodilatação e, por outro lado, que diferentes mecanismos podem ativar a ONSe em fases muito precoces de hipertensão portal. Dados recentes indicam que a sobre-regulação inicial da ONSe ocorre na microcirculação da mucosa intestinal, e que é secundária à sobre-regulação de FCEV[98] (Fig. 1-2), levantando a possibilidade de que o primeiro estímulo que sobre-regula a ONSe é a hipoxia intestinal, secundária à congestão ou à vasoconstrição reflexa da artéria mesentérica superior em resposta ao aumento da pressão portal.[97] Em consonância com estas conclusões, foi recentemente demonstrado que o bloqueio da ação do FCEV desde o início da hipertensão portal atenua marcadamente o desenvolvimento da circulação hiperdinâmica e diminui o fluxo sanguíneo portal em 50%.[66] Se esses mecanismos respondem pelo

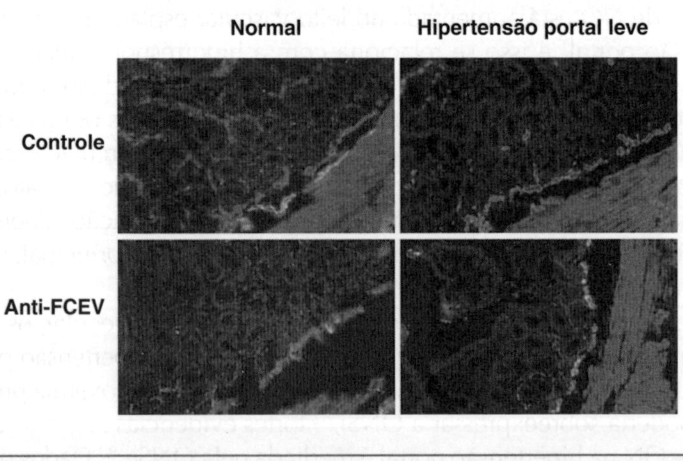

Fig. 1-2

Coloração de jejuno por imunofluorescência em ratos *sham* e com leve hipertensão portal. A expressão de FCEV (verde) está sobre-regulada na mucosa intestinal. A estrutura tissular foi marcada pelos corantes F-actina (vermelho) e núcleo (azul). (Modificado a partir de 98.) (Ver *Prancha* em *Cores*.)

desenvolvimento de circulação hiperdinâmica na cirrose humana, necessita ser confirmado.

Ao analisarmos estudos ao nível molecular, observamos que, nas fases iniciais da hipertensão portal, o aumento da atividade da ONSe é detectado antes do aumento da expressão da ONSe. Isto é em virtude da ativação da ONSe ao nível pós-translacional, mediada pelo aumento, Akt-dependente, da fosforilação da ONSe.[97,99] Em fases mais avançadas da hipertensão portal a produção de ON aumenta tanto graças a um aumento na expressão da ONSe,[93] como a um aumento na atividade da ONSe, relacionadas com as mudanças ao nível pós-translacional. Este último mecanismo implica uma maior interação da ONSe com a proteína Hsp90,[100] e uma localização subcelular anormal da molécula de ONSe.[101] Além disso, foi demonstrado que a translocação bacteriana ativa a ONSe por meio de um aumento do TNF-α-dependente de tetraidrobiopterina (BH4),[93,94] um co-fator essencial da ONSe. Em conjunto, esses estudos mostram que diferentes mecanismos sobre-regulam a ONSe na hipertensão portal, e que a importância relativa destes mecanismos varia ao longo da evolução da síndrome.

Em resumo, em flagrante contraste com o que ocorre na circulação intra-hepática, onde há um déficit na produção de ON, na circulação esplâncnica há um aumento na produção de ON (Fig. 1-3).[90] Este paradoxo levanta enormes dificuldades no desenvolvimento de terapias baseadas no ON para tratamento da hipertensão portal. No entanto, há que se ter em conta que o defeito primário é o aumento da resistência intra-hepática, e a vasodilatação esplâncnica é uma alteração secundária. Além disso, a gravidade da circulação hiperdinâmica se correlaciona estreitamente com a resistência ao fluxo sanguíneo portal.[98] Então, é provável que, reduzindo a resistência hepática, a síndrome hipercinética possa ser, pelo menos em parte, revertida.[22]

Prostaciclina

Outro vasodilatador local que tem sido associado à hiperemia esplâncnica na hipertensão portal é a prostaciclina,[102,103] embora as evidências disponíveis sejam menos amplas que aquelas disponíveis para o ON. A produção de prostaciclinas sistêmica e esplâncnica está aumentada na hipertensão portal, como conseqüência de um aumento da expressão da COX-1 e da COX-2.[104] O bloqueio de qualquer das isoformas aumenta a resposta da vasculatura esplâncnica a vasoconstritores, mas o efeito do bloqueio da COX-2 é mais intenso.[104] Além disso, foi demonstrado que o bloqueio da COX atenua a circulação hiperdinâmica na hipertensão portal.[105,106]

Monóxido de carbono

O monóxido de carbono (CO) é o produto final da via da heme oxigenase (HO), que parece desempenhar um importante papel na regulação da resistência vas-

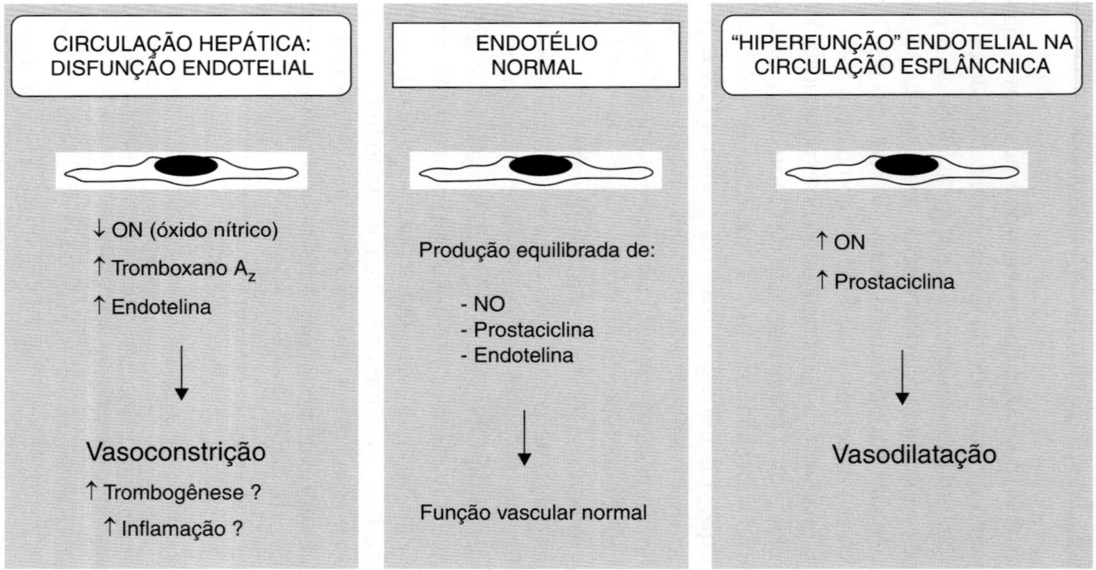

Fig. 1-3

O endotélio tem um papel central na fisiopatologia da hipertensão portal. Na cirrose a disfunção endotelial se desenvolve na circulação intra-hepática, caracterizada por uma diminuição da produção de óxido nítrico e um aumento da produção de prostanóides vasoconstritores e endotelina. Isso determina um aumento do tônus vascular intra-hepático e, provavelmente, contribui para criar um ambiente pró-trombogênico e pró-inflamatório. Ao contrário, na circulação esplâncnica há um aumento na produção de óxido nítrico endotelial, o que contribui para a vasodilatação esplâncnica e para o conseqüente aumento do fluxo sanguíneo portal, que mantém e agrava a hipertensão portal.

cular em vários leitos vasculares,[107] incluindo as artérias mesentéricas.[108] O CO é gerado nas camadas endoteliais e musculares lisas das artérias e, semelhante ao ON, induz vasodilatação pela estimulação de guanililciclase solúvel (SGC) em células da musculatura lisa vascular.[107] Várias investigações demonstraram a isoforma induzível de HO (HO-1) sobre-regulada na circulação sistêmica e esplâncnica em animais com hipertensão portal, contribuindo para a vasodilatação e para o estado de circulação hiperdinâmica.[109-111]

Expansão do volume plasmático

Há muitos anos a expansão do volume plasmático foi reconhecida em uma ampla variedade de doenças hepáticas que cursam com hipertensão portal. Em condições de resistência vascular periférica constante, um aumento do volume plasmático resulta em um aumento do retorno venoso e do débito cardíaco. No entanto, a expansão do volume plasmático leva a um relaxamento da vasculatura, e, após um aumento inicial, o débito cardíaco volta ao normal. Isto demonstra que a expansão do volume plasmático por si só não é suficiente para manter um estado circulatório hipercinético. A combinação de vasodilatação arterial e expansão do volume plasmático é que produz as condições ideais para a manutenção do estado circulatório hiperdinâmico na hipertensão portal.

A retenção de sódio é a mais precoce e a mais freqüente anormalidade da função renal associada à hipertensão portal.[112] A restrição de sódio atenua o desenvolvimento da circulação hiperdinâmica em ratos com hipertensão portal, normalizando o ritmo cardíaco e o fluxo venoso portal.[113] Por outro lado, tem sido demonstrado que diuréticos, como a espironolactona, diminuem (embora de forma ligeira) a pressão portal.[114] O estímulo inicial para a retenção de sódio é a vasodilatação arterial,[115,116] que determina um subenchimento da árvore arterial e a subseqüente ativação de barorreceptores. Isso leva à ativação do sistema nervoso simpático, sistema renina-angiotensina-aldosterona e a secreção de vasopressina. O resultado final é retenção de sódio e água pelos rins e expansão do volume plasmático (Fig. 1-4).

Esse mecanismo é conhecido como hipótese da vasodilatação arterial periférica,[58] e não apenas explica a fisiopatologia da circulação hiperdinâmica na hipertensão portal, mas também muitos aspectos de outros complicações da hipertensão portal, tais como a ascite e a síndrome hepatorrenal.[73]

RESUMO E CONCLUSÕES

O evento primário que leva à hipertensão portal na cirrose hepática é o aumento da resistência hepática. Isto se deve não somente a distúrbios arquiteturais da vasculatura hepática associada ao processo de cirrose, mas também a um aumento do tônus vascular intra-hepático que resulta de um desequilíbrio entre um excesso de vasoconstritores e um déficit de vasodilatadores. Além disso, a hipertensão portal induz a marcadas alterações na circulação esplâncnica e sistêmica, caracterizadas por diminuição da resistência vascular sistêmica, hipotensão arterial, aumento do débito cardíaco e expansão do volume plasmático, uma condição conhecida como disfunção circulatória hiperdinâmica. Esta situação leva a um aumento do fluxo sanguíneo portal, o que contribui para manter e agravar a hipertensão portal (Fig. 1-4).

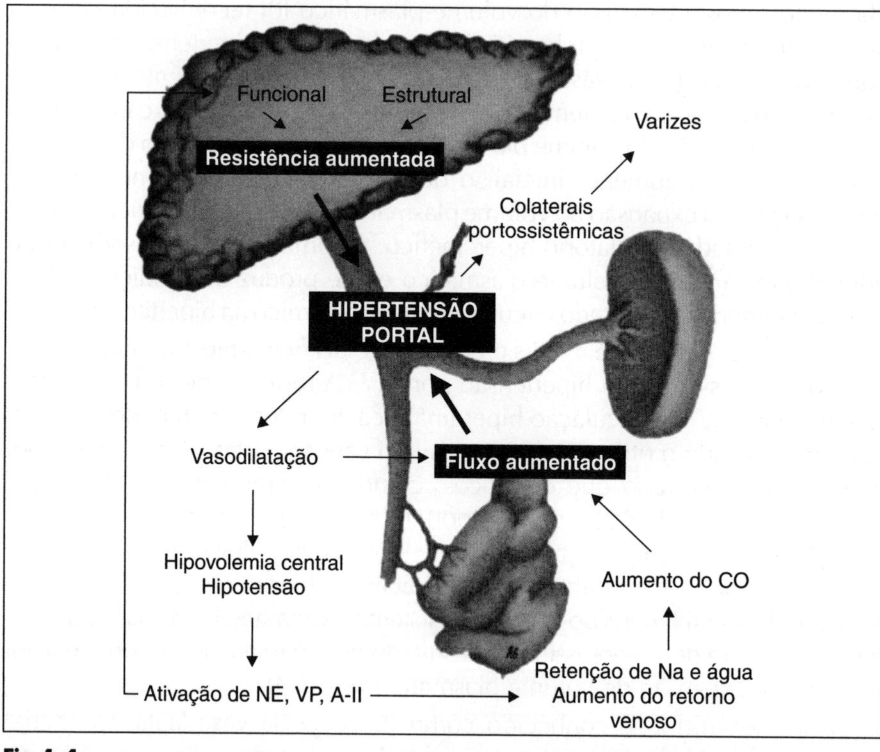

Fig. 1-4

Resumo da fisiopatologia da hipertensão portal. O aumento da resistência hepática induz a um aumento da pressão portal. Isto leva a uma cascata de distúrbios na circulação sistêmica e esplâncnica caracterizada por vasodilatação, retenção de sódio e água e expansão do volume plasmático, que são importantes fenômenos na patogênese da ascite e síndrome hepatorrenal. Além disso, estas alterações levam a um aumento do fluxo sanguíneo portal que contribui para manter e agravar a hipertensão portal. Outra característica é o desenvolvimento de colaterais portossistêmicas, que são responsáveis por complicações, como hemorragias por varizes e encefalopatia hepática. CO = débito cardíaco; NE = noradrenalina; VP = vasopressina; A-II = angiotensina II; Na = sódio.

AGRADECIMENTO

Parcialmente financiado por: Fondo de Investigación Sanitaria (PI 05/0519).

REFERÊNCIAS BIBLIOGRÁFICAS

1. Witte CL, Tobin GR, Clark DS *et al.* Relationship of splanchnic blood flow and portal venous resistance to elevated portal pressure in the dog. *Gut* 1976;17:122-126.
2. Sikuler E, Groszmann RJ. Interaction of flow and resistance in maintenance of portal hypertension in a rat model. *Am J Physiol* 1986;250:G205-G212.
3. Schaffner F, Popper H. Capillarization of hepatic sinusoids in man. *Gastroenterology* 1963;44:239-242.
4. Roskams T, Baptista A, Bianchi L *et al.* Histopathology of portal hypertension: a practical guideline. *Histopathology* 2003;42:2-13.
5. Nagula S, Jain D, Groszmann RJ *et al.* Histological-hemodynamic correlation in cirrhosis – a histological classification of the severity of cirrhosis. *J Hepatol* 2006;44:111-117.
6. Wanless IR, Wong F, Blendis LM *et al.* Hepatic and portal vein thrombosis in cirrhosis: possible role in development of parenchymal extinction and portal hypertension. *Hepatology* 1995;21:1238-1247.
7. Bhathal PS, Grossman HJ. Reduction of the increased portal vascular resistance of the isolated perfused cirrhotic rat liver by vasodilators. *J Hepatol* 1985;1:325-337.
8. Zhang JX, Pegoli Jr W, Clemens MG. Endothelin-1 induces direct constriction of hepatic sinusoids. *Am J Physiol Gastrointest Liver Physiol* 1994;29:G264-G632.
9. Pinzani M, Gentilini P. Biology of hepatic stellate cells and their possible relevance in the pathogenesis of portal hypertension in cirrhosis. *Semin Liver Dis* 1999;19:397-410.
10. Kaneda K, Sogawa M, Matsumara A *et al.* Endothelin-1 induced vasoconstriction causes a significant increase in portal pressure of rat liver: localized constrictive effect on the the distal segment of preterminal portal venules as revealed by light and electron microscopy and serial reconstruction. *Hepatology* 1998;27:735-747.
11. Loureiro-Silva MR, Cadelina GW, Groszmann RJ. Deficit in nitric oxide production in cirrhotic rat livers is located in the sinusoidal and postsinusoidal areas. *Am J Physiol Gastrointest Liver Physiol* 2003;284:G567-G574.
12. Mittal MK, Gupta TK, Lee FY *et al.* Nitric oxide modulates hepatic vascular tone in normal rat liver. *Am J Physiol* 1994;267:G416-G422.
13. Gupta TK, Toruner M, Chung MK *et al.* Endothelial dysfunction and decreased production of nitric oxide in the intrahepatic microcirculation of cirrhotic rats. *Hepatology* 1998;28:926-931.
14. Rockey DC, Chung JJ. Reduced nitric oxide production by endothelial cells in cirrhotic rat liver: endothelial dysfunction in portal hypertension. *Gastroenterology* 1998;114:344-351.
15. Shah V, Toruner M, Haddad F *et al.* Impaired endothelial nitric oxide synthase activity associated with enhanced caveolin binding in experimental cirrhosis in the rat. *Gastroenterology* 1999;117:1222-1228.
16. Bellis L, Berzigotti A, Abraldes JG *et al.* Low doses of isosorbide mononitrate attenuate the postprandial increase in portal pressure in patients with cirrhosis. *Hepatology* 2003;37:378-384.
17. Van de CM, Omasta A, Janssens S *et al.* In vivo gene transfer of endothelial nitric oxide synthase decreases portal pressure in anaesthetised carbon tetrachloride cirrhotic rats. *Gut* 2002;51:440-445.

18. Yu Q, Shao R, Qian HS *et al.* Gene transfer of the neuronal NO synthase isoform to cirrhotic rat liver ameliorates portal hypertension. *J Clin Invest* 2000;105:741-748.
19. Loureiro-Silva MR, Cadelina GW, Iwakiri Y *et al.* A liver-specific nitric oxide donor improves the intrahepatic vascular response to both portal blood flow increase and methoxamine in cirrhotic rats. *J Hepatol* 2003;39:940-946.
20. Fiorucci S, Antonelli E, Brancaleone V *et al.* NCX-1000, a nitric oxide-releasing derivative of ursodeoxycholic acid, ameliorates portal hypertension and lowers norepinephrine-induced intrahepatic resistance in the isolated and perfused rat liver. *J Hepatol* 2003;39:932-939.
21. Abraldes JG, Rodriguez-Vilarrupla A, Graupera M *et al.* Simvastatin treatment improves liver sinusoidal endothelial dysfunction in CCl4 cirrhotic rats. *J Hepatol* 2007;46:1040-1046.
22. Morales-Ruiz M, Cejudo-Martn P, Fernandez-Varo G *et al.* Transduction of the liver with activated Akt normalizes portal pressure in cirrhotic rats. *Gastroenterology* 2003;125:522-531.
23. Iwakiri Y, Groszmann RJ. Vascular endothelial dysfunction in cirrhosis. *J Hepatol* 2007;46:927-934.
24. García-Cardeña G, Martasek P, Masters BS *et al.* Dissecting the interaction between nitric oxide synthase (NOS) and caveolin. Functional significance of the NOS caveolin binding domain in vivo. *J Biol Chem* 1997;272:25437-25440.
25. Fulton D, Gratton JP, McCabe TJ *et al.* Regulation of endothelium-derived nitric oxide production by the protein kinase Akt. *Nature* 1999;399:597-601.
26. Shah V, Cao S, Hendrickson H *et al.* Regulation of hepatic eNOS by caveolin and calmodulin after bile duct ligation in rats. *Am J Physiol Gastrointest Liver Physiol* 2001;280:G1209-G1216.
27. Hendrickson H, Chatterjee S, Cao S *et al.* Influence of caveolin on constitutively activated recombinant eNOS: insights into eNOS dysfunction in BDL rat liver. *Am J Physiol Gastrointest Liver Physiol* 2003;285:G652-G660.
28. Liu S, Premont RT, Kontos CD *et al.* A crucial role for GRK2 in regulation of endothelial cell nitric oxide synthase function in portal hypertension. *Nat Med* 2005;11:952-958.
29. Anegawa G, Kawanaka H, Yoshida D *et al.* Defective endothelial nitric oxide synthase signaling is mediated by rho-kinase activation in rats with secondary biliary cirrhosis. *Hepatology* 2007;47:966-977.
30. Matei V, Rodriguez-Vilarrupla A, Deulofeu R *et al.* The eNOS cofactor tetrahydrobiopterin improves endothelial dysfunction in livers of rats with CCl4 cirrhosis. *Hepatology* 2006;44:44-52.
31. Laleman W, Omasta A, Van de CM *et al.* A role for asymmetric dimethylarginine in the pathophysiology of portal hypertension in rats with biliary cirrhosis. *Hepatology* 2005;42:1382-1390.
32. Dudenhoefer AA, Loureiro-Silva MR, Cadelina GW *et al.* Bioactivation of nitroglycerin and vasomotor response to nitric oxide are impaired in cirrhotic rat livers. *Hepatology* 2002;36:381-385.
33. Van de CM, Van Pelt JF, Nevens F *et al.* Low NO bioavailability in CCl4 cirrhotic rat livers might result from low NO synthesis combined with decreased superoxide dismutase activity allowing superoxide-mediated NO breakdown: A comparison of two portal hypertensive rat models with healthy controls. *Comp Hepatol* 2003;2:2.
34. Gracia-Sancho J, Laviña B, Rodríguez-Vilarrupla A *et al.* Increased oxidative stress in cirrhotic rat livers: a potential mechanism contributing to reduced nitric oxide bioavailability. *Hepatology* 2008 Apr.;47(4):1248-1256.

35. Hernandez-Guerra M, Garcia-Pagan JC, Turnes J *et al.* Ascorbic acid improves the intrahepatic endothelial dysfunction of patients with cirrhosis and portal hypertension. *Hepatology* 2006;43:485-491.
36. Loureiro-Silva MR, Iwakiri Y, Abraldes JG *et al.* Increased phosphodiesterase-5 expression is involved in the decreased vasodilator response to nitric oxide in cirrhotic rat livers. *J Hepatol* 2006;44:886-893.
37. Suematsu M, Goda N, Sano T *et al.* Carbon monoxide: an endogenous modulator of sinusoidal tone in the perfused rat liver. *J Clin Invest* 1995;96:2431-2437.
38. Wang R. Two's company, three's a crowd: can H2S be the third endogenous gaseous transmitter? *FASEB J* 2002;16:1792-1798.
39. Fiorucci S, Antonelli E, Mencarelli A *et al.* The third gas: H2S regulates perfusion pressure in both the isolated and perfused normal rat liver and in cirrhosis. *Hepatology* 2005;42:539-548.
40. Distrutti E, Mencarelli A, Santucci L *et al.* The methionine connection: homocysteine and hydrogen sulfide exert opposite effects on hepatic microcirculation in rats. *Hepatology* 2008;47:659-667.
41. Ballet F, Chretien Y, Rey C *et al.* Differential response of normal and cirrhotic liver to vasoactive agents. A study in the isolated perfused rat liver. *J Pharmaco Exp Ther* 1988;244:233-235.
42. Rockey DC, Weisiger RA. Endothelin induced contractility of stellate cells from normal and cirrhotic rat liver: implications for regulation of portal pressure and resistance. *Hepatology* 1996;24:233-240.
43. Graupera M, Garcia-Pagan JC, Abraldes JG *et al.* Cyclooxygenase-derived products modulate the increased intrahepatic resistance of cirrhotic rat livers. *Hepatology* 2003;37:172-181.
44. Titos E, Claria J, Bataller R *et al.* Hepatocyte-derived cysteinyl leukotrienes modulate vascular tone in experimental cirrhosis. *Gastroenterology* 2000;119:794-805.
45. Pinzani M, Milani S, De Franco R *et al.* Endothelin 1 is overexpressed in human cirrhotic liver and exerts multiple effects on activated hepatic stellate cells. *Gastroenterology* 1996;110:534-548.
46. Bosch J, Arroyo V, Betriu A *et al.* Hepatic hemodynamics and the renin-angiotensin-aldosterone system in cirrhosis. *Gastroenterology* 1980;78:92-99.
47. Graupera M, Garcia-Pagan JC, Titos E *et al.* 5-lipoxygenase inhibition reduces intrahepatic vascular resistance of cirrhotic rat livers: a possible role of cysteinyl-leukotrienes. *Gastroenterology* 2002;122:387-393.
48. Elliot AJ, Vo LT, Grossman VL *et al.* Endothelin-induced vasoconstriction in isolated perfused liver preparations from normal and cirrhotic rats. *J Gastroenterol Hepatol* 1997;12:314-318.
49. Liu S, Premont RT, Kontos CD *et al.* Endothelin-1 activates endothelial cell nitric-oxide synthase via heterotrimeric G-protein betagamma subunit signaling to protein jinase B/Akt. *J Biol Chem* 2003;278:49929-49935.
50. Reichen J, Gerbes AL, Steiner MJ *et al.* The effect of endothelin and its antagonist Bosentan on hemodynamics and microvascular exchange in cirrhotic rat liver. *J Hepatol* 1998;28:1020-1030.
51. Sogni P, Moreau R, Gomola A *et al.* Beneficial hemodynamic effects of bosentan, a mixed ET(A) and ET(B) receptor antagonist, in portal hypertensive rats. *Hepatology* 1998;28:655-659.
52. Poo JL, Jimenez W, Maria MR *et al.* Chronic blockade of endothelin receptors in cirrhotic rats: hepatic and hemodynamic effects. *Gastroenterology* 1999;116:161-167.

53. Cho JJ, Hocher B, Herbst H *et al.* An oral endothelin-A receptor antagonist blocks collagen synthesis and deposition in advanced rat liver fibrosis. *Gastroenterology* 2000;118:1169-1178.
54. Kojima H, Sakurai S, Kuriyama S *et al.* Endothelin-1 plays a major role in portal hypertension of biliary cirrhotic rats through endothelin receptor subtype B together with subtype A in vivo. *J Hepatol* 2001;34:805-811.
55. Tripathi D, Therapondos G, Ferguson JW *et al.* Endothelin-1 contributes to the maintenance of systemic but not portal haemodynamics in patients with early cirrhosis: a randomised controlled trial. *Gut* 2006 Sep.;55(9):1290-1295.
56. Bataller R, Gines P, Nicolas JM *et al.* Angiotensin II induces contraction and proliferation of human hepatic stellate cells. *Gastroenterology* 2000;118:1149-1156.
57. Bataller R, Sancho-Bru P, Gines P *et al.* Activated human hepatic stellate cells express the renin-angiotensin system and synthesize angiotensin II. *Gastroenterology* 2003;125:117-125.
58. Schrier RW, Arroyo V, Bernardi M *et al.* Peripheral arterial vasodilation hypothesis: a proposal for the initiation of renal sodium and water retention in cirrhosis. *Hepatology* 1988;8:1151-1157.
59. Gonzalez-Abraldes J, Albillos A, Banares R *et al.* Randomized comparison of long-term losartan versus propranolol in lowering portal pressure in cirrhosis. *Gastroenterology* 2001;121:382-388.
60. Graupera M, March S, Engel P *et al.* Sinusoidal endothelial COX-1-derived prostanoids modulate the hepatic vascular tone of cirrhotic rat livers. *Am J Physiol Gastrointest Liver Physiol* 2005;288:G763-G770.
61. Albillos A, Lledo JL, Banares R *et al.* Hemodynamic effects of alpha-adrenergic blockade with prazosin in cirrhotic patients with portal hypertension. *Hepatology* 1994;20:611-617.
62. Groszmann RJ, Vorobioff J, Riley E. Splanchnic hemodynamics in portal-hypertensive rats: measurement with gamma-labeled microspheres. *Am J Physiol* 1982;242:G156-G160.
63. Vorobioff J, Bredfeldt J, Groszmann RJ. Hyperdynamic circulation in a portal hypertensive rat model: a primary factor for maintenance of chronic portal hypertension. *Am J Physiol* 1983;244:G52-G56.
64. Vorobioff J, Bredfeldt JE, Groszmann RJ. Increased blood flow through the portal system in cirrhotic rats. *Gastroenterology* 1984;87:1120-1123.
65. Fernandez M, Vizzutti F, Garcia-Pagan JC *et al.* Anti-VEGF receptor-2 monoclonal antibody prevents portal-systemic collateral vessel formation in portal hypertensive mice. *Gastroenterology* 2004;126:886-894.
66. Fernandez M, Mejias M, Angermayr B *et al.* Inhibition of VEGF receptor-2 decreases the development of hyperdynamic splanchnic circulation and portal-systemic collateral vessels in portal hypertensive rats. *J Hepatol* 2005;43:98-103.
67. Sieber CC, Sumanovski LT, Stumm M *et al.* In vivo angiogenesis in normal and portal hypertensive rats: role of basic fibroblast growth factor and nitric oxide. *J Hepatol* 2001;34:644-650.
68. Angermayr B, Fernandez M, Mejias M *et al.* NAD(P)H oxidase modulates angiogenesis and the development of portosystemic collaterals and splanchnic hyperaemia in portal hypertensive rats. *Gut* 2007 Apr.;56(4):560-564.
69. Fernandez M, Mejias M, Garcia-Pras E *et al.* Reversal of portal hypertension and hyperdynamic splanchnic circulation by combined vascular endothelial growth factor and platelet-derived growth factor blockade in rats. *Hepatology* 2007;46:1208-1217.
70. Mosca P, Lee FY, Kaumann AJ *et al.* Pharmacology of portal-systemic collaterals in portal hypertensive rats: role of endothelium. *Am J Physiol* 1992;263:G544-G550.
71. Chan CC, Wang SS, Lee FY *et al.* Endothelin-1 induces vasoconstriction on portal-systemic collaterals of portal hypertensive rats. *Hepatology* 2001;33:816-820.

72. Groszmann RJ, Abraldes JG. Portal hypertension: from bedside to bench. *J Clin Gastroenterol* 2005;39:4(Suppl 2):S125-S130.
73. Groszmann RJ. Hyperdynamic circulation of liver disease 40 years later: pathophysiology and clinical consequences. *Hepatology* 1994;20:1359-1363.
74. Gomis R, Fernandez-Alvarez J, Pizcueta P *et al.* Impaired function of pancreatic islets from rats with portal hypertension resulting from cirrhosis and partial portal vein ligation. *Hepatology* 1994;19:1257-1261.
75. Kravetz D, Bosch J, Arderiu MT *et al.* Effects of somatostatin on splanchnic hemodynamics and plasma glucagon in portal hypertensive rats. *Am J Physiol* 1988;254:G322-G328.
76. Albillos A, Rossi I, Iborra J *et al.* Octreotide prevents postprandial splanchnic hyperemia in patients with portal hypertension. *J Hepatol* 1994;21:88-94.
77. Wiest R, Tsai MH, Groszmann RJ. Octreotide potentiates PKC-dependent vasoconstrictors in portal hypertensive and control rats. *Gastroenterology* 2001;120:975-983.
78. Batkai S, Jarai Z, Wagner JA *et al.* Endocannabinoids acting at vascular CB1 receptors mediate the vasodilated state in advanced liver cirrhosis. *Nat Med* 2001;7:827-832.
79. Ros J, Claria J, To-Figueras J *et al.* Endogenous cannabinoids: a new system involved in the homeostasis of arterial pressure in experimental cirrhosis in the rat. *Gastroenterology* 2002;122:85-93.
80. Domenicali M, Ros J, Fernandez-Varo G *et al.* Increased anandamide induced relaxation in mesenteric arteries of cirrhotic rats: role of cannabinoid and vanilloid receptors. *Gut* 2005;54:522-527.
81. Varga K, Wagner JA, Bridgen DT *et al.* Platelet- and macrophage-derived endogenous cannabinoids are involved in endotoxin-induced hypotension. *FASEB J* 1998;12:1035-1044.
82. Vallance P, Moncada S. Hyperdynamic circulation in cirrhosis: a role for nitric oxide? *Lancet* 1991;337:776.
83. Guarner C, Soriano G, Tomas A *et al.* Increased serum nitrite and nitrate levels in patients with cirrhosis: relationship to endotoxemia. *Hepatology* 1993;18:1139-1143.
84. Hori N, Wiest R GRJ. Enhanced relaease of nitric oxide in response to changes in flow and shear stress in the superior mesenteric arteries of portal hypertensive rats. *Hepatology* 1998;28:1467-1473.
85. Lee FY, Colombato LA, Albillos A *et al.* Administration of N omega-nitro-L-arginine ameliorates portal-systemic shunting in portal-hypertensive rats. *Gastroenterology* 1993;105:1464-1470.
86. Pizcueta P, Piqué JM, Fernández M *et al.* Modulation of the hyperdynamic circulation of cirrhotic rats by nitric oxide inhibition. *Gastroenterology* 1992;103:1909-1915.
87. Pizcueta MP, Piqué JM, Bosch J *et al.* Effects of inhibiting nitric oxide biosynthesis on the systemic and splanchnic circulation of rats with portal hypertension. *Br J Pharmacol* 1992;105:105-184.
88. García-Pagán JC, Fernandez M, Bernadich C *et al.* Effects of continued nitric oxide inhibition on the development of the portal hypertensive syndrome following portal vein stenosis in the rat. *Am J Physiol* 1994;30:984-990.
89. Iwakiri Y, Cadelina G, Sessa WC *et al.* Mice with targeted deletion of eNOS develop hyperdynamic circulation associated with portal hypertension. *Am J Physiol Gastrointest Liver Physiol* 2002;283:G1074-G1081.
90. Wiest R, Groszmann RJ. The paradox of nitric oxide in cirrhosis and portal hypertension: too much, not enough. *Hepatology* 2002;35:478-491.
91. Jurzik L, Froh M, Straub RH *et al.* Up-regulation of nNOS and associated increase in nitrergic vasodilation in superior mesenteric arteries in pre-hepatic portal hypertension. *J Hepatol* 2005;43:258-265.

92. Kwon SY, Groszmann RJ, Iwakiri Y. Increased neuronal nitric oxide synthase interaction with soluble guanylate cyclase contributes to the splanchnic arterial vasodilation in portal hypertensive rats. *Hepatol Res* 2007;37:58-67.
93. Wiest R, Das S, Cadelina G *et al.* Bacterial translocation in cirrhotic rats stimulates eNOS-derived NO production and impairs mesenteric vascular contractility. *J Clin Invest* 1999;104:1223-1233.
94. Wiest R, Cadelina G, Milstien S *et al.* Bacterial translocation up-regulates GTP-cyclohydrolase I in mesenteric vasculature of cirrhotic rats. *Hepatology* 2003;38:1508-1515.
95. Bernadich C, Bandi JC, Piera C *et al.* Circulatory effects of graded diversion of portal blood flow to the systemic circulation in rats: role of nitric oxide. *Hepatology* 1997;26:262-267.
96. Wiest R, Shah V, Sessa WC *et al.* NO overproduction by eNOS precedes hyperdynamic splanchnic circulation in portal hypertensive rats. *Am J Physiol* 1999;276:G1043-G1051.
97. Tsai MH, Iwakiri Y, Cadelina G *et al.* Mesenteric vasoconstriction triggers nitric oxide overproduction in the superior mesenteric artery of portal hypertensive rats. *Gastroenterology* 2003;125:1452-1461.
98. Abraldes JG, Iwakiri Y, Loureiro-Silva M *et al.* Mild increases in portal pressure upregulate vascular endothelial growth factor and endothelial nitric oxide synthase in the intestinal microcirculatory bed, leading to a hyperdynamic state. *Am J Physiol Gastrointest Liver Physiol* 2006;290:G980-G987.
99. Iwakiri Y, Tsai MH, McCabe TJ *et al.* Phosphorylation of eNOS initiates excessive NO production in early phases of portal hypertension. *Am J Physiol Heart Circ Physiol* 2002;282:H2084-H2090.
100. Shah V, Wiest R, Garcia-Cardena G *et al.* Hsp90 regulation of endothelial nitric oxide synthase contributes to vascular control in portal hypertension. *Am J Physiol* 1999;277:G463-G468.
101. Iwakiri Y, Murata T, Gao H *et al.* Altered intracellular eNOS localization leads to an excessive NO production in the splanchnic arterial circulation in cirrhotic rats with portal hypertension. *Hepatology* 2006;44(Suppl 1):354A.
102. Guarner C, Soriano G, Such J *et al.* Systemic prostacyclin in cirrhotic patients. Relationship with portal hypertension and changes after intestinal decontamination [see comments]. *Gastroenterology* 1992;102:303-309.
103. Sitzmann JV, Bulkley GB. Role of prostacyclin in the splanchnic hyperemia contributing to portal hypertension. *Ann Surg* 1989;209:322-327.
104. Potenza MA, Botrugno OA, De Salvia MA *et al.* Endothelial COX-1 and -2 differentially affect reactivity of MVB in portal hypertensive rats. *Am J Physiol Gastrointest Liver Physiol* 2002;283:G587-G594.
105. Fernandez M, Garcia-Pagan JC, Casadevall M *et al.* Acute and chronic cyclooxygenase blockade in portal hypertensive rats. Influence on nitric oxide biosynthesis. *Gastroenterology* 1996;110:1529-1535.
106. Bruix J, Bosch J, Kravetz D *et al.* Effects of prostaglandin inhibition on systemic and hepatic hemodynamics in patients with cirrhosis of the liver. *Gastroenterology* 1985;88:430-435.
107. Zhang F, Kaide JI, Rodriguez-Mulero F *et al.* Vasoregulatory function of the heme-heme oxygenase-carbon monoxide system. *Am J Hypertens* 2001;14:62S-67S.
108. Naik JS, O'Donaughy TL, Walker BR. Endogenous carbon monoxide is an endothelial-derived vasodilator factor in the mesenteric circulation. *Am J Physiol Heart Circ Physiol* 2003;284:H838-H845.
109. Chen YC, Gines P, Yang J *et al.* Increased vascular heme oxygenase-1 expression contributes to arterial vasodilation in experimental cirrhosis in rats. *Hepatology* 2004;39:1075-1087.

110. Fernandez M, Lambrecht RW, Bonkovsky HL. Increased heme oxygenase activity in splanchnic organs from portal hypertensive rats: role in modulating mesenteric vascular reactivity. *J Hepatol* 2001;34:812-817.
111. Angermayr B, Mejias M, Gracia-Sancho J *et al.* Heme oxygenase attenuates oxidative stress and inflammation, and increases VEGF expression in portal hypertensive rats. *J Hepatol* 2006;44:1033-1039.
112. Gines P, Martin PY, Niederberger M. Prognostic significance of renal dysfunction in cirrhosis. *Kidney Int Suppl* 1997;61:S77-S82.
113. Genecin P, Polio J, Groszmann RJ. Na restriction blunts expansion of plasma volume and ameliorates hyperdynamic circulation in portal hypertension. *Am J Physiol* 1990;259:G498-G503.
114. Garcia-Pagan JC, Salmeron JM, Feu F *et al.* Effects of low-sodium diet and spironolactone on portal pressure in patients with compensated cirrhosis. *Hepatology* 1994;19:1095-1099.
115. Albillos A, Colombato LA, Groszmann RJ. Vasodilatation and sodium retention in prehepatic portal hypertension [see comments]. *Gastroenterology* 1992;102:931-935.
116. Colombato LA, Albillos A, Groszmann RJ. The role of central blood volume in the development of sodium retention in portal hypertensive rats. *Gastroenterology* 1996;110:193-198.
117. Graupera M, Garcia-Pagan JC, Pares M *et al.* Cyclooxygenase-1 inhibition corrects endothelial dysfunction in cirrhotic rat livers. *J Hepatol* 2003;39:515-521.

FISIOPATOGENIA DA ASCITE NA CIRROSE

Vicente Arroyo

INTRODUÇÃO

Ascite é a complicação mais comum em pacientes com cirrose. Ela se desenvolve como conseqüência de um grave comprometimento da função hepática e hipertensão portal e, não surpreendentemente, está associada a um mau prognóstico. A formação de ascite na cirrose já não pode ser considerada como uma conseqüência da transmissão retrógrada do aumento da pressão hidrostática intra-hepática e da microcirculação esplâncnica associado a uma redução da pressão oncótica intravascular em função da diminuição da síntese hepática de albumina. A formação de ascite está mais relacionada com eventos que ocorrem no compartimento vascular arterial e nos rins, do que aqueles que ocorrem no sistema venoso portal. O evento central para a formação de ascite na cirrose é uma vasodilatação esplâncnica arterial secundária à hipertensão portal. Ela induz simultaneamente dois tipos diferentes de eventos: a) aumento anterógrado da pressão capilar graças a um grande afluxo de sangue à alta pressão na microcirculação esplâncnica, o que favorece a passagem de líquido em direção à cavidade peritoneal[1,2] e b) alterações da hemodinâmica sistêmica e da função renal que determinam retenção de sódio e água. A recente demonstração de que o débito cardíaco diminui durante o curso da cirrose em paralelo com a progressão da vasodilatação arterial esplâncnica[3] acrescenta uma nova dimensão à complexa patogênese da disfunção circulatória e ascite nas hepatopatias crônicas. Esses novos conceitos na patogênese da ascite têm sido importantes para uma melhor compreensão dos diferentes eventos que ocorrem em pacientes com cirrose e ascite. Essencialmente, eles têm sido a base para o desenho de novos tratamentos para esses pacientes. Por exemplo, agora é bem conhecido que a circulação sistêmica é extremamente instável em pacientes com cirrose descompensada, em virtude de uma baixa resistência do compartimento vascular arterial esplâncnico aos efeitos dos vasoconstritores endógenos (noradrenalina, angiotensina II). Por conseguinte, a manutenção da pressão arterial depende em grande medida do efeito dessas substâncias sobre a circulação renal. Isso explica porque pacientes cirróticos com ascite têm predisposição para o desenvolvimento de vasoconstrição renal e síndrome hepatorrenal (SHR).[4] Embora a SHR possa desenvolver-se espontaneamente, ela costuma ocorrer em estreita relação cronológica com um evento que aumente a vasodilatação arterial e diminua a função cardíaca (paracentese terapêutica, peritonite bacteriana espontânea).[5] A recente demonstração de que a SHR pode ser tratada com sucesso pela administração de agentes vasoconstritores associados à expansão do volume plasmático é a mais notável conseqüência deste novo conceito de disfunção circulatória associada à ascite.[6,7]

ASPECTOS CLÍNICOS

▪ Etiologia

Muitas doenças podem levar ao acúmulo de fluido no interior da cavidade peritoneal. Elas podem ser agrupadas em duas categorias principais, dependendo de afetar ou não o peritônio diretamente. Na primeira categoria a ascite se forma como conseqüência da doença peritoneal primária ou secundária (peritonites por tuberculose, fungos, parasitas e granulomatosa, vasculites, gastroenterite eosinofílica, doença de Whipple e tumor peritoneal primário ou metastático). A segunda categoria inclui as doenças que causam hipertensão portal sinusoidal (cirrose, hepatite alcoólica aguda, subaguda ou fulminante, hepatite viral ou tóxica, síndrome de Budd-Chiari, doença venoclusiva hepática, insuficiência cardíaca congestiva, pericardite constritiva e obstrução da veia cava inferior após a inserção das veias hepáticas), hipoalbuminemia (síndrome nefrótica, enteropatia perdedora de proteína e desnutrição) e uma variedade de doenças que podem causar ascite por diferentes mecanismos (mixedema, tumores benignos e malignos do ovário, síndrome de hiperestimulação ovárica, pancreatite, fugas biliares, insuficiência renal crônica e doenças que afetam o sistema linfático esplâncnico). O ponto em comum dessas enfermidades é que o peritônio não é diretamente afetado.

A cirrose é de longe a causa mais freqüente de ascite, seguida pela neoplasia. Outras causas relativamente freqüentes são a insuficiência cardíaca congestiva e peritonite tuberculosa. Estas quatro condições são responsáveis por mais de 90% das ascites na Europa e na América do Norte.

Detecção da ascite

O diagnóstico de ascite é simples quando uma grande quantidade de fluido se acumula na cavidade abdominal. O diagnóstico pode ser difícil, no entanto, quando o volume de líquido ascítico (LA) é pequeno ou se o paciente é obeso. Nestas circunstâncias a ultra-sonografia é o melhor método para a detecção de ascite não só porque dá informações sobre o fígado e outros órgãos intra-abdominais, mas também porque é amplamente disponível e relativamente barato. A ascite devida à hipertensão portal caracteristicamente aparece como homogênea, sem ecos adjacentes e interposta entre as vísceras e alças intestinais de um modo relativamente uniforme. Quando a quantidade de ascite é pequena, o fluido tende a localizar-se nos flancos e na goteira paracólica superior direita, ao redor do fígado, e na reflexão peritoneal inferior na pelve. Características ultra-sonográficas atípicas, tais como a presença de múltiplos ecos, septações ou traves fibrosas dentro do LA e líquido loculado, são altamente sugestivas de ascite não relacionada com a hipertensão portal. As características ultra-sonográficas do fígado, veias supra-hepáticas, sistema venoso portal, peritônio, baço, estômago, intestinos, e gânglios linfáticos intra-abdominais são de grande ajuda na avaliação da etiologia da ascite.

Características da ascite por cirrose

As características bioquímicas e citológicas do LA fornecem importantes informações para o diagnóstico diferencial. O LA na cirrose é caracteristicamente transparente e com coloração amarelo citrino. Na maioria dos pacientes (70%) a concentração de proteínas total é inferior a 2,5 g/dL e aproximadamente 50% correspondem à albumina. A concentração de proteína total no LA se correlaciona inversamente com a pressão portal. Ela diminui durante o curso da doença à medida que a hipertensão portal aumenta.[8,9] A peritonite bacteriana espontânea (PBE) caracteristicamente se desenvolve em pacientes com baixa concentração de proteínas total no LA (< 1 g/dL).[10] Embora tenha sido sugerido que isso pode ser devido a uma baixa concentração de proteínas com atividade antibacteriana no líquido ascítico, uma explicação alternativa é que pacientes com baixa concentração de proteínas total na ascite são aqueles com maior grau de hipertensão portal, insuficiência hepática mais avançada e, portanto, maior risco de desenvolver infecções bacterianas.

Na maior parte dos pacientes cirróticos sem PBE o LA tem uma concentração de leucócitos inferior a 300 a 500 células por mm^3 (geralmente menos de 100 células). Em alguns casos, porém, pode ser mais elevado do que 500 e mesmo que 1.000 leucócitos por mm^3. Mais de 70% desses glóbulos brancos são leucócitos mononucleares. Em contraste, nos pacientes com PBE a concentração de polimorfonucleares (PMNs) no LA é superior a 250 PMNs por mm^3 (geralmente superiores a 2.000). O LA de pacientes com cirrose não complicada também tem uma elevada concentração de macrófagos. A concentração absoluta de leucócitos no LA, mas não o de PMNs, aumenta durante o tratamento diurético.

A concentração de glóbulos vermelhos na ascite dos pacientes hepatopatas é usualmente inferior a 1.000 hemácias por mm^3, embora possa ser mais elevado. A ascite hemorrágica (hematócrito superior a 0,50) ocorre em aproximadamente 2% dos pacientes. Em alguns casos, a ascite hemorrágica é secundária à superposição de um hepatoma superficial que sangra para dentro da cavidade peritoneal. Na maioria dos casos, entretanto, nenhuma causa aparente pode ser detectada para explicar a ascite hemorrágica. A linfa torácica e hepática é muitas vezes sangrenta na cirrose, e a passagem dessa linfa em direção à cavidade abdominal poderia explicar alguns casos de ascite hemorrágica.

Tradicionalmente, a ascite na cirrose tem sido considerada como um fluido inerte composta principalmente por água, eletrólitos e proteínas que transudam passivamente a partir do compartimento microvascular em direção à cavidade peritoneal. Atualmente, existem provas de que muitas reações metabólicas e processos sintéticos ocorrem dentro do LA. Por exemplo, em pacientes com cirrose ocorre um complexo processo de coagulação dentro do LA que resulta em coagulação intraperitoneal e fibrinólise primária e secundária. Os macrófagos do LA sintetizam substâncias vasodilatadoras (óxido nítrico, adrenomedulina, fator de crescimento endotelial vascular), uma manifestação não observada nos seus precursores, os monócitos circulantes.[5] O significado fisiopatológico desse achado é desconhecido. Também é desconhecido se isso reflete uma ativação generalizada dos macrófagos peritoneais ou uma ativação local por algum fator do LA (p. ex., uma endotoxina). A concentração de interleucina 6 e fator de necrose tumoral é maior na ascite que no plasma, indicando uma produção local de citocinas. Também a concentração de leptina e o fator de crescimento endotelial vascular são mais elevados na ascite que no plasma, e a atividade angiogênica do LA de pacientes com cirrose pode estar relacionada com esta manifestação. Por último, a atividade antibacteriana do LA se correlaciona diretamente com a concentração de proteína total no líquido. Substâncias como complemento, fibronectina, citocinas e óxido nítrico têm sido implicadas nessa atividade, podendo ser um importante mecanismo de defesa contra a PBE. Não surpreendentemente a infusão de LA na circulação geral está associada a importantes efeitos biológicos, sendo o mais importante a coagulação intravascular e febre.

▪ Edema periférico e hidrotórax hepático

Edema nas extremidades inferiores é freqüente em pacientes com cirrose. Em muitos casos, precede o desenvolvimento de ascite em semanas ou meses. Ele também pode aparecer simultaneamente ao aparecimento de ascite, ou semanas ou meses depois. Hipoalbuminemia e aumento da pressão venosa nas extremidades inferiores graças à constrição do segmento intra-hepático da veia cava inferior ou a alta pressão intra-abdominal causada pela presença de ascite têm sido propostos como mecanismo fisiopatogênico possível. Grandes edemas periféricos com mínima ascite ou mesmo em ausência de ascite podem ocorrer em pacientes com cirrose, grave insuficiência hepática hepática e leve hipertensão portal, em virtude da inserção de TIPS *(transjugular intrahepatic portosystemic shunt)*.

Cinco por cento dos pacientes com cirrose têm derrame pleural na ausência de doenças pulmonares ou pleurais ou qualquer outra potencial causa de hidrotórax. Ascite clínica quase sempre é evidente e, normalmente, o derrame pleural ocorre à direita. O mecanismo do hidrotórax hepático envolve a passagem direta de ascite por meio de defeitos no diafragma em direção ao espaço pleural em decorrência do gradiente entre a pressão positiva intra-abdominal e a pressão negativa intratorácica. Em alguns casos de hidrotórax hepático não se detecta a presença de ascite na cavidade abdominal. Nesses casos, provavelmente o fluxo de passagem do fluido para a cavidade pleural é igual à taxa de formação da ascite. Como a ascite e o líquido pleural no hidrotórax hepático têm a mesma origem, deve-se suspeitar de uma causa diferente do derrame pleural se são observadas diferenças acentuadas nas características bioquímicas e citológicas entre ambos os fluidos. Pacientes com hidrotórax hepático podem contrair infecção espontânea do líquido pleural (empiema bacteriano espontâneo).[11]

FATORES INTRA-ABDOMINAIS LOCAIS NA FORMAÇÃO DE ASCITE

▪ Hipertensão portal e passagem de fluidos do compartimento intravascular à cavidade peritoneal

Há fortes evidências de que a hipertensão portal grave é o principal distúrbio na formação de ascite na cirrose. Os pacientes com ascite têm significativamente maior pressão portal do que os pacientes sem ascite. A ascite se desenvolve apenas quando o gradiente de pressão venosa hepática (uma estimativa da resistência vascular intra-hepática) é superior a 12 mmHg. Ascite não é usual em pacientes submetidos a *shunt* portocava látero-lateral ou término-lateral para varizes sangrantes. Em pacientes tratados com TIPS, a ascite freqüentemente desaparece após a inserção do *stent* e reaparece se houver disfunção do *shunt*.

A ascite é uma complicação freqüente das doenças associadas a aumento da pressão hidrostática nos sinusóides hepáticos (doenças que causam bloqueio pós-sinusoidal ao fluxo sanguíneo hepático, tais como pericardite, insuficiência cardíaca congestiva, obstrução supra-hepática da veia cava inferior, síndrome de Budd-Chiari e doença venoclusiva hepática) e das doenças em que o bloqueio do fluxo sanguíneo hepático ocorre ao nível dos sinusóides (cirrose, hepatite alcoólica aguda grave e hepatites virais e tóxicas fulminantes ou subagudas). A ocorrência de ascite não é usual em doenças associadas à hipertensão portal pré-sinusoidal (intra ou extra-hepática). Com base nestes dados e nos resultados de estudos experimentais, tradicionalmente se considera que a ascite deriva principalmente da microcirculação hepática. Embora diferenças nas características de permeabilidade entre a microcirculação hepática e esplâncnica (gástrica e intestinal) também apóiem este conceito, dados recentes sugerem que a ascite na cirrose é derivada de ambas, a microcirculação hepática e esplâncnica.[1]

Troca de fluidos transmicrovascular em hipertensão portal pós-sinusoidal e pré-hepática

Os sinusóides hepáticos não têm membrana basal. Eles são revestidos somente por células endoteliais, células de Kupffer e células estreladas (ou de Ito). As células endoteliais são o principal componente da parede sinusoidal. As células de Kupffer também contribuem para formar a parede sinusoidal, embora freqüentemente sejam encontradas dentro da luz sinusoidal ligadas às células endoteliais. Essas células formam uma parede sinusoidal muito porosa, com aberturas variando entre 100 a 500 nm de raio. Microvilosidades dos hepatócitos atravessam o espaço de Disse e passam por estes poros para alcançar o lúmen sinusoidal. As células estreladas, juntamente com umas poucas fibras colágenas e outras partículas, estão localizadas, sobretudo, no espaço de Disse. Em condições normais este é um espaço virtual que se comunica com o espaço intersticial da área venosa portal e central onde existem vasos linfáticos terminais. As características da parede sinusoidal explicam porque, no fígado normal, a concentração de proteínas nos linfáticos hepáticos é de aproximadamente 90% daquela encontrada no plasma. O gradiente oncótico transinusoidal na microcirculação de um fígado normal é, portanto, muito baixo. Em contrapartida, os capilares esplâncnicos são muito menos porosos (estima-se que os poros esplâncnicos sejam de 50 a 100 vezes menores que os dos sinusóides hepáticos) e têm membrana basal. Não surpreende, portanto, que a concentração de proteínas nos linfáticos esplâncnicos seja mais baixa do que nos linfáticos hepáticos (o gradiente de proteínas entre os linfáticos e os capilares intestinais é de 0,50 enquanto nos linfáticos e sinusóides hepáticos é de 0,85).[12,14]

Há outras diferenças acentuadas entre a microcirculação hepática e esplâncnica. Em primeiro lugar, a pressão capilar é auto-regulada na circulação esplâncnica, mas não no fígado. O aumento agudo da pressão nas veias hepáticas (p. ex., após a constrição da veia cava supra-hepática ou das veias hepáticas) é quase totalmente transmitido aos sinusóides hepáticos. Além disso, o aumento da pressão está associado a um aumento do coeficiente de filtração nos sinusóides e, por conseguinte, a um aumento da permeabilidade às proteínas.[12,14] Em contrapartida, apenas 60% do aumento agudo na pressão venosa portal são transmitidos ao leito capilar intestinal e associam-se a uma diminuição do coeficiente de filtração. Estes efeitos se devem a uma constrição miogênica de arteríolas e esfíncteres pré-capilares, que reduzem a pressão microvascular e o número de capilares perfundidos. Em segundo lugar, a complacência (relação entre a pressão intersticial e o volume intersticial) é muito menor no fígado do que no intestino. Por último, o intestino, mas não o fígado, tem um sistema linfático muito eficiente para a remoção do edema intersticial.[12,14]

Estas diferenças entre a microcirculação hepática e a esplâncnica explicam os achados observados em animais de experimentação após a obliteração da veia cava supra-hepática ou das veias hepáticas ou, ainda, da ligadura parcial da veia porta. A elevação da pressão venosa hepática está associada a um significativo aumento do fluxo de fluido (com concentração protéica semelhante a do plasma) da luz sinusoidal em direção ao espaço de Disse. Em decorrência disso há um marcado aumento do fígado. Em razão da baixa complacência do fígado e da reduzida capacidade do sistema linfático em remover o fluido intersticial, ocorre um significativo aumento da pressão intersticial. Isso determina a passagem de linfa hepática com elevada concentração de proteínas, da superfície do fígado para a cavidade peritoneal. Esta seqüência de eventos provavelmente ocorre na síndrome de Budd-Chiari e em outras formas clínicas de hipertensão portal supra-hepática, em que há hepatomegalia e formação de ascite com alto teor protéico.

A elevação da pressão venosa portal (p. ex., após ligadura parcial da veia porta) aumenta a formação de linfa com baixa concentração de proteínas no estômago, intestino delgado e cólon e está associada a edema local destes órgãos. No entanto, não há passagem de fluido para a cavidade abdominal, provavelmente em função de duas características: em primeiro lugar, o aumento agudo da filtração é rapidamente compensado por um aumento na diferença de pressão oncótica entre a luz capilar e o espaço intersticial, o que limita a saída de líquido a partir do compartimento intravascular. Em segundo lugar, o sistema linfático esplâncnico é capaz de devolver a maior parte do excesso de linfa, produzida no estômago e nos intestinos, à circulação sistêmica. É interessante verificar que, contrariamente ao que ocorre no fígado normal, onde um aumento da pressão venosa hepática está associado a uma elevação da razão protéica linfa:plasma para, aproximadamente, 1, no intestino o aumento da pressão portal diminui essa razão para 0,20.[15,16]

Troca transvascular de fluidos e fonte de ascite na cirrose

O intercâmbio transvascular hepático e esplâncnico de fluidos difere consideravelmente entre a cirrose e a hipertensão portal pós-sinusoidal e/ou pré-hepática. Isto se deve a alterações anatômicas e funcionais que ocorrem na microcirculação hepática e esplâncnica durante o curso de cirrose. Na microcirculação hepática há uma "capilarização" dos sinusóides, o que significa que o sinusóide normal torna-se um microvaso com camada endotelial contínua, sem fenestrações e apoiado por uma membrana basal e tecido colágeno.[14] O grau de capilarização dos sinusóides hepáticos e, por conseguinte, a permeabilidade à albumina na microcirculação hepática varia muito de um paciente a outro. Por exemplo, enquanto o volume de distribuição da albumina no fígado normal excede em 60% àquele das hemácias em função da passagem de albumina, mas não o de células, para o espaço de Disse, em fígados cirróticos isso pode ser tão baixo quanto 5%, indicando uma microcirculação quase totalmente impermeável à albumina.[14] Em alguns fígados cirróticos, no entanto, essa porcentagem pode aproximar-se daquela verificada nos fígados normais. Não é de surpreender que no fígado cirrótico a razão linfa:plasma de proteínas totais varia entre 0,07 e 0,60 (valor médio 0,50).

Na hipertensão portal cirrótica não ocorre auto-regulação da pressão capilar e do coeficiente de filtração na microcirculação esplâncnica. Em vez de induzir uma vasoconstrição esplâncnica, a hipertensão portal na cirrose está associada a uma vasodilatação arterial esplâncnica generalizada.[12] O aumento na pressão hidrostática nos capilares esplâncnicos na cirrose é devido a ambos, uma transmissão retrógrada para a microcirculação esplâncnica do aumento da pressão no território porta e uma transmissão anterógrada para os capilares esplâncnicos da alta pressão no compartimento vascular arterial devido à redução na resistência vascular arterial.[13] Resultados de estudos experimentais indicam que, de longe, o mais importante mecanismo que determina o aumento da pressão hidrostática na microcirculação esplâncnica na hipertensão portal é a redução da resistência vascular arterial (vasodilatação esplâncnica) e, conseqüentemente, o aumento do fluxo de sangue em alta pressão para esse compartimento. Este aumento da pressão hidrostática conduz a um excesso de produção de linfa com redução da razão linfa:plasma de proteínas (0,20 *versus* 0,50-0,60, em condições normais). De forma não surpreendente, edema intersticial da mucosa intestinal, da muscular e das camadas serosas é um achado proeminente em pacientes com cirrose.

Os vasos que saem do fígado pelo hilo hepático, principalmente, drenam linfa hepática. A linfa hepática, bem como a proveniente de outros órgãos intra-abdominais (pâncreas, baço, estômago, intestino delgado, cólon e mesentério), drena para o ducto torácico. Este ducto torácico é um canal linfático com 35 a 45 cm de comprimento que começa na região lombar superior, passa pelo diafragma, ascende pela parte posterior do mediastino e drena na subclávia esquerda ou veia jugular interna. Em seres humanos saudáveis o fluxo no ducto linfático é de cerca de 1 L/d. Na cirrose esse fluxo pode chegar a 8 a 9 L/d e pode ser superior a 20 L/d, refletindo uma elevada filtração de fluido a partir do compartimento intravascular hepático e esplâncnico em direção ao espaço intersticial.[16] Há evidências de que o sistema linfático é bastante eficiente em retornar com este fluido para o compartimento intravascular em pacientes cirróticos com ascite. Menos de 5% da albumina que deixa o compartimento intravascular (uma estimativa da dinâmica de fluidos através dos sinusóides e capilares esplâncnicos) escapa para a cavidade peritoneal.[15] A formação de ascite na cirrose é, portanto, conseqüência de uma pequena repercussão do aumento da formação de linfa hepática e esplâncnica, a maior parte da qual volta diretamente para a circulação pelo sistema linfático.

A fonte de ascite na cirrose nunca foi especificamente investigada. O tradicional conceito de que a ascite na cirrose possa ser derivada principalmente a partir do compartimento vascular não está de acordo com os dados apresentados anteriormente. A concentração total de proteína no LA e no ducto torácico linfáticos, na maior parte dos pacientes com cirrose, é mais baixa do que nos linfáticos hepáticos. Esta conclusão indica uma contribuição significativa dos órgãos esplâncnicos na formação de ascite. Em pacientes com cirrose avançada descompensada, hipertensão portal grave, intensa vasodilatação arterial esplâncnica e concentração de proteína total no LA muito baixa, a maior parte dos casos de ascite é provavelmente resultado de maior filtração intestinal (e por outros órgãos esplâncnicos).

Reabsorção de líquido ascítico

O volume de ascite depende não só da quantidade de fluido intersticial hepático e esplâncnico que passa para a cavidade peritoneal, mas também da taxa de reabsorção do líquido ascítico para o compartimento intravascular. Os vasos linfáticos localizados na face inferior do diafragma desempenham importante papel neste último processo. Esses vasos e o peritônio diafragmático são especialmente preparados para essa função. Uma única camada de células mesoteliais cobre a superfície peritoneal do diafragma, sobre uma matriz de tecido conjuntivo com um rico plexo de vasos linfáticos terminais (plexo linfático lacunar).[17-19] O tecido conjuntivo submesotelial sobre esse plexo linfático lacunar está quase ausente, e as lacunas, suficientemente grandes para permitir a passagem de hemácias, conectam a cavidade peritoneal com o lúmen dos linfáticos terminais. O plexo linfático lacunar drena para um plexo mais profundo de vasos coletores, que penetram no tecido conjuntivo entre as fibras musculares do diafragma e drenam para troncos paraesternais na parede torácica ventral, ducto linfático direito e veias subclávia ou jugular interna direitas. Durante a inspiração, as lacunas intercelulares se fecham, a pressão intraperitoneal aumenta, e as aberturas são esvaziadas por meio dos efeitos combinados de compressão local, aumento da pressão intra-abdominal e pressão intratorácica reduzida. Durante a expiração, com as lacunas abertas e livres, a comunicação é restabelecida.

A reabsorção de ascite na cirrose é um processo limitado. A taxa média estimada de reabsorção de líquido ascítico é de 1,4 L/dia, podendo variar de menos de 0,5 L, para mais de 4 L. As baixas taxas de formação e reabsorção de ascite não significam que a cavidade intraperitoneal esteja praticamente isolada do resto do corpo. A troca transperitoneal de água e de substâncias solúveis em água (p. ex., os antibióticos não ligados a proteínas) por difusão é muito rápida em pacientes cirróticos com ascite.

DISFUNÇÃO RENAL E CIRCULATÓRIA – PAPEL NA FORMAÇÃO DE ASCITE

Disfunção renal na cirrose

A retenção renal de sódio e a retenção secundária de água são importantes fatores na formação de ascite. O mecanismo desta anomalia é multifatorial. O sistema renina-angiotensina-aldosterona (SRAA), que estimula a reabsorção de sódio no néfron distal e o sistema nervoso simpático (SNS), que aumenta a reabsorção de sódio nos túbulos proximais, alça de Henle e túbulo distal, são estimulados em um significativo número de pacientes com cirrose e ascite, mas não em pacientes com cirrose compensada. A taxa de filtração glomerular (TFG) está significativamente reduzida em alguns pacientes com cirrose descompensada e pode contribuir para a retenção de sódio. No entanto, 30% dos pacientes com cirrose, retenção de sódio e ascite mostram concentração plasmática de aldosterona e noradrenalina (um sensível marcador da atividade do SNS) e a TFG dentro dos limites normais. Esta conclusão indica que os outros mecanismos ainda desconhecidos participam da patogênese da retenção de sódio na cirrose. Os níveis plasmáticos de peptídeos natriuréticos (peptídeo natriurético atrial, peptídeo natriurético cerebral) estão marcadamente aumentados em pacientes com cirrose descompensada. Então, ocorre retenção de sódio apesar do aumento da síntese de hormônios endógenos natriuréticos.

À medida que a doença hepática descompensada progride, os pacientes desenvolvem uma diminuição na capacidade renal de excretar água livre. Quando esta função está gravemente deprimida, os pacientes se tornam incapazes de excretar o excesso de água ingerida com a dieta. Esta água dilui o meio interior e produz hiponatremia e hipoosmolalidade. Retenção da água e hiponatremia dilucional ocorrem meses após o início da retenção de sódio e o surgimento de ascite e são secundárias a uma hipersecreção não osmótica de hormônio antidiurético. A retenção de água em pacientes com hiponatremia dilucional aumenta o balanço líquido positivo e contribui para a formação de ascite.

Nas fases terminais da doença os pacientes podem apresentar SHR. Trata-se de uma insuficiência renal funcional devida a uma intensa vasoconstrição das artérias renais, que provoca uma diminuição da perfusão renal e da TFG. Dois tipos de SHR já foram identificados: a SHR do tipo 2 é uma insuficiência renal moderada (creatinina sérica entre 1,5 e 2,5 mg/dL; limite superior da normalidade 1,2 mg/dL), que se mantém estável durante períodos relativamente longos (meses). Já a SHR do tipo 1 é uma insuficiência renal rapidamente progressiva. Ela se desenvolve normalmente em pacientes que já têm SHR do tipo 2 e costuma haver forte relação cronológica com um evento precipitante, como infecção bacteriana, hemorragia gastrointestinal, grandes procedimentos cirúrgicos. Na SHR do tipo 1 os níveis de creatinina sérica podem se tornar muito elevados (> 4-5 mg/dL), em um curto período de tempo (dias ou semanas). O prognóstico dos pacientes com SHR do tipo 1 é extremamente pobre (80% dos pacientes morrem no prazo de um mês após o início da síndrome).

Disfunção circulatória e vasodilatação arterial periférica na cirrose: relação com a disfunção renal e com a hemodinâmica intra-hepática

A disfunção renal em pacientes com cirrose ocorre no contexto de um distúrbio circulatório, caracterizado por uma acentuada vasodilatação arterial.[20,21] Há evidências de que o local dessa vasodilatação arterial é a circulação esplâncnica, desde que em todos os outros grandes territórios vasculares tais como os rins, pele, músculos e cérebro se observa uma marcada vasoconstrição.[22-24] Por outro lado, na circulação esplâncnica há vasodilatação do território arterial, o que determina um aumento do fluxo sanguíneo no sistema venoso portal.[1,2] Evidências indiretas sugerem que o grau de vasodilatação arterial esplâncnica em pacientes com cirrose e ascite é intenso, porque o fluxo sanguíneo hepático permanece normal, apesar de 60 a 80% do fluxo portal ser desviado pela circulação colateral que se forma. O fluxo sanguíneo arterial esplâncnico na cirrose pode ser o dobro que em indivíduos saudáveis. A circulação esplâncnica também é onde predomina a vasodilatação arterial em pacientes com cirrose compensada.

Está bem estabelecido que a vasodilatação arterial esplâncnica em pacientes com cirrose se relaciona com a hipertensão portal. Ela desempenha um importante papel na manutenção de níveis elevados de pressão portal, apesar do desenvolvimento de circulação colateral. O mecanismo pelo qual o aumento da pressão portal reduz a resistência vascular arterial esplâncnica não é bem compreendido. Por muitos anos a vasodilatação arterial na cirrose tem sido atribuída a um aumento nos níveis plasmáticos de alguns vasodilatadores, tais como glucagon, prostaglandinas, adrenomedulina e peptídeos natriuréticos. No entanto, em razão do conhecimento de que o local da vasodilatação arterial é a circulação esplâncnica, um mecanismo local (aumento da liberação de uma substância vasodilatadora dentro da área esplâncnica) é uma hipótese mais provável. Resultados de estudos recentes sugerindo que o óxido nítrico, uma substância vasodilatadora que age de uma maneira parácrina, seja importante na patogênese da vasodilatação arterial esplâncnica em pacientes com cirrose são consistentes com essa hipótese. Aumentos da atividade da sintase do óxido nítrico na circulação esplâncnica têm sido relatados em cirrose experimental.[25-27] Por outro lado, a inibição do óxido nítrico normaliza a função circulatória em cirrose experimental.[27] Há duas hipóteses que tentam explicar o mecanismo do aumento da produção de óxido nítrico na circulação esplâncnica. A primeira é que esse aumento seria secundário à translocação bacteriana a partir do lúmen intestinal para o espaço intersticial do intestino. As endotoxinas e o aumento da produção de citocinas resultantes do processo de translocação estimulariam a atividade da sintase do óxido nítrico no endotélio vascular e nas células musculares lisas.[26,28] A segunda hipótese considera que existiria uma estimulação do sistema nervoso não-adrenérgico e não-colinérgico, secundária à hipertensão portal.[26,29] Este seria um sistema sensível que, quando ativado, liberaria na circulação esplâncnica inúmeros neurotransmissores vasodilatadores, incluindo o óxido nítrico, gene relacionado ao peptídeo da calcitonina, substância P e peptídeos intestinais vasoativos.[30,31] Os terminais não-adrenérgicos e não-colinérgicos são abundantes, não apenas no músculo liso gastrointestinal, mas também nas células musculares lisas vasculares. É possível que a hipertensão portal induza alterações na parede do intestino (aumento de pressão intersticial e edema intersticial) que estimulem esse sistema e causem um efeito inibidor sobre as células musculares lisas gastrointestinais. O tempo de trânsito gastrointestinal é muito prolongado em pacientes com cirrose; esse achado indica que há uma inibição da motilidade gastrointestinal nesses pacientes.[32]

A disfunção circulatória induzida pela vasodilatação arterial esplâncnica é o principal mecanismo implicado na patogênese de diferentes complicações da cirrose. O comprometimento da função renal é a complicação mais característica induzida pela disfunção circulatória. Ela também está implicada nos mecanismos fisiopatogênicos da síndrome hepatopulmonar, que se caracteriza por hipoxemia leve a grave, na ausência de doença cardiopulmonar associada. A hipoxemia é causada por vasodilatação na circulação intrapulmonar. Por último, embora a distorção da arquitetura vascular do fígado causada pela fibrose e pela formação de nódulos de regeneração seja o mecanismo mais importante de aumento da resistência vascular intra-hepática na cirrose, há um componente funcional da hipertensão portal que se deve a um aumento do tônus vascular intra-hepático. Os elementos contráteis vasculares intra-hepáticos incluem as células musculares lisas vasculares de pequenas vênulas e as células hepáticas estreladas que circundam os sinusóides. Na cirrose, essas células estreladas sofrem uma transformação fenotípica adquirindo receptores para inúmeras substâncias vasoativas endógenas (incluindo a angiotensina II, norepinefrina, hormônio antidiurético e endotelina) e propriedades contráteis. Então, a disfunção circulatória na cirrose e a ativação secundária dessas substâncias vasoativas endógenas podem afetar o componente funcional da resistência intra-hepática ao fluxo venoso portal e aumentar a pressão portal.

Nas fases iniciais da cirrose hepática, a disfunção circulatória é compensada por uma circulação hiperdinâmica. Há um aumento do volume plasmático, do débito cardíaco e da freqüência cardíaca e diminuição do tempo de trânsito circulatório. A circulação esplâncnica se comporta funcionalmente como uma fístula arteriovenosa. A incidência de hipertensão arterial em pacientes cirróticos com hipertensão portal é muito baixa em virtude dessa anormalidade circulatória. Com a progressão da doença hepática e com a acentuação da hipertensão portal e da vasodilatação arterial esplâncnica, os pacientes desenvolvem retenção de sódio e ascite. Na fase inicial da ascite, o SRAA e o SNS não estão estimulados, e o mecanismo de retenção de sódio nesse período é desconhecido. Mais tarde, durante o curso da doença, o SRAA e o SNS tornam-se progressivamente ativados, em paralelo com uma intensa e progressiva redução na excreção urinária de sódio. Pacientes com ascite e com atividade de renina plasmática e concentração de aldosterona normais, em geral, têm excreção urinária de sódio maior que 10 mEq/dia e respondem facilmente a baixas doses de diuréticos. Em contraste, a maior parte dos pacientes com renina e aldosterona elevadas mostra uma excreção urinária de sódio inferior a 5 mEq/dia (em muitos casos, quase zero) e necessita de altas doses de diuréticos para alcançar uma resposta natriurética satisfatória. A hipersecreção de hormônio antidiurético (HAD) ocorre em fases tardias da doença. Isso explica porque a hiponatremia é um evento tardio na cirrose descompensada. Provavelmente isso se relaciona com o fato de HAD ser menos sensível do que o SRAA e o SNS a alterações no volume sanguíneo circulante efetivo. A SHR se desenvolve em fases muito avançadas da doença, sempre no contexto de uma intensa ativação do SRAA, SNS e HAD.

A administração de antagonistas específicos dos efeitos vasculares da angiotensina II ou do hormônio antidiurético (antagonistas V1) a animais de experimentação ou a pacientes com cirrose e ascite está associada a uma intensa resposta hipotensora secundária a uma diminuição na resistência vascular periférica. Esse efeito, que não é observado em pessoas saudáveis ou em pacientes com cirrose compensada (pacientes que nunca tiveram ascite), indica que a ativação do SRAA, do SNS e do HAD na cirrose com ascite é uma resposta homeostática que visa à manutenção da pressão arterial em níveis normais ou próximos aos normais. A vasodilatação arterial e a hipotensão arterial secundária são, portanto, estímulos que conduzem à ativação desses sistemas.

As diferentes fases da cirrose que se relacionam com o desenvolvimento de ascite e com as anormalidades da função renal estão em paralelo com a progressão da hipertensão portal e com a vasodilatação arterial esplâncnica (Fig. 2-1). Em pacientes com cirrose existe uma forte e direta relação entre o grau de hipertensão portal, os níveis plasmáticos de renina, aldosterona e noradrenalina e a intensidade de retenção de sódio. A pressão arterial é mais baixa em pacientes com cirrose e ascite do que naqueles com cirrose compensada. Por último, entre os pacientes com ascite, aqueles com SHR apresentam os mais baixos valores de pressão arterial e os mais elevados níveis plasmáticos de renina, noradrenalina e hormônio antidiurético.

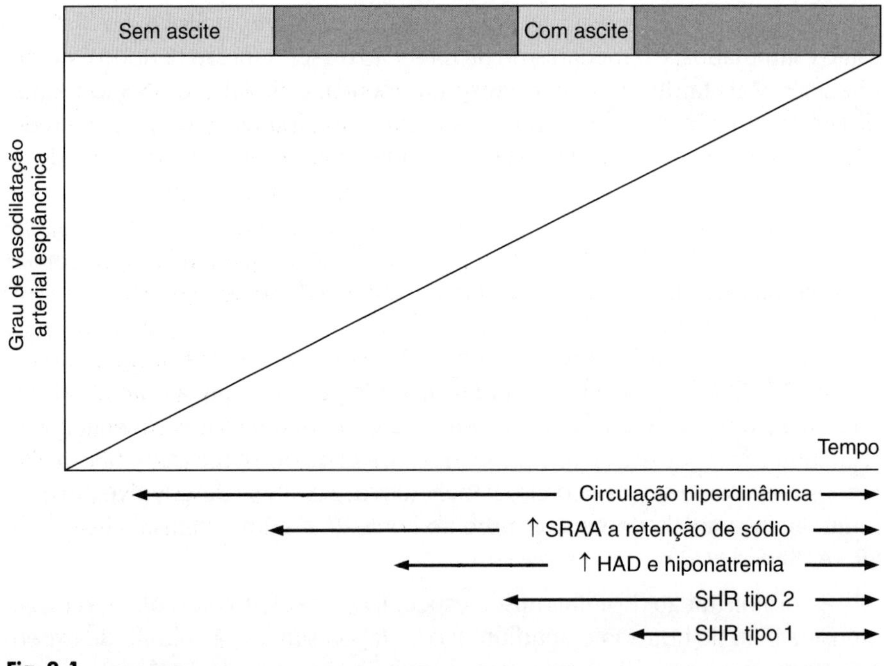

Fig. 2-1

Evolução das anormalidades das funções renal, circulatória e neuro-hormonal na cirrose.

Doenças renais e outras circulações regionais extra-esplâncnicas na cirrose

Estudos clássicos com *clearance* de para-amino-hipurato e recentes investigações com a técnica do eco-Doppler têm demonstrado que a resistência vascular intra-renal está aumentada em pacientes com cirrose e ascite, antes do desenvolvimento de SHR. A SHR é, portanto, a expressão extrema do comprometimento da função circulatória renal que se inicia em fases mais precoces. O fluxo plasmático renal, a resistência vascular intra-renal e a TFG em pacientes com cirrose e ascite estão estreitamente correlacionados com o grau de estimulação do SRAA e do SNS.[33] Pacientes com níveis plasmáticos normais ou levemente aumentados de renina e norepinefrina geralmente têm perfusão renal e TFG normais, enquanto que na SHR essas substâncias estão marcadamente aumentadas. Esses dados tomados em conjunto sugerem que a SHR na cirrose é causada por vasoconstrição renal relacionada com a ativação destes sistemas. No entanto, esta hipótese é muito simplista, e, atualmente, há indícios de que mecanismos intra-renais podem também participar na regulação da perfusão renal.

Os rins sintetizam substâncias vasodilatadoras. As mais importantes são as prostaglandinas, particularmente as prostaglandinas E2, e a prostaciclina. A síntese de prostaglandinas renais aumenta sempre que se verifica um aumento da atividade do SRAA e SNS. As prostaglandinas antagonizam o efeito vasoconstritor da angiotensina II e da noradrenalina e, por este mecanismo, desempenham um papel essencial na manutenção da perfusão renal e da TFG em condições, tais como a cirrose descompensada ou a insuficiência cardíaca congestiva, nas quais exista uma disfunção circulatória. Uma síndrome semelhante à HRS pode ser produzida em pacientes com cirrose e ascite não-azotêmica, pela administração de antiinflamatórios não-esteroidais, que inibem a síntese das prostaglandinas.[33,34] As investigações em animais experimentais com cirrose e ascite têm mostrado que a produção de óxido nítrico renal também participa na manutenção da perfusão renal.[35] Por último, a administração de antagonistas dos receptores vasculares de peptídeos natriuréticos em animais com cirrose e ascite induz uma diminuição da função renal que mimetiza a SHR. Então, substâncias vasodilatadoras intra-renais e circulantes contribuem para a manutenção da perfusão renal na cirrose com ascite. A SHR se desenvolveria quando a produção renal dessas substâncias fosse insuficiente para antagonizar os efeitos renais dos sistemas vasoconstritores endógenos. Isso pode ocorrer quando há um estímulo à produção dos sistemas vasoconstritores, uma redução na síntese dos vasodilatadores, ou ambos.

A síntese de prostaglandinas é iniciada pela transformação de fosfolipídios da membrana em ácido araquidônico, um processo mediado pela fosfolipase A2. Posteriormente esse ácido araquidônico é convertido em prostaglandinas G2 e H2 pela ação da enzima ciclooxigenase. Existem dois tipos de ciclooxigenase: tipo 1 (COX-1), que desempenha um papel importante em muitos processos fisiológicos, incluindo a proteção da mucosa gástrica e na regulação da perfusão renal, e o tipo 2 (COX-2) que está envolvido no processo inflamatório. A aspirina e os antiinflamatórios não-esteroidais tradicionais (indometacina, ibuprofeno, diclofenaco etc.) inibem tanto a COX-1 como a COX-2. Então, além de seus efeitos antiinflamatórios eles podem produzir lesão na mucosa gástrica e insuficiência renal. Recentemente, inibidores específicos da COX-2 foram desenvolvidos. Estudos em animais de experimentação com cirrose e ascite e um estudo recente realizado em pacientes com cirrose, ascite e aumento da atividade do SRAA sugerem que os inibidores da COX-2 não prejudicam a função renal na cirrose descompensada.[36]

O rim produz substâncias vasoconstritoras, tais como angiotensina-II, endotelina e adenosina. A produção dessas substâncias é estimulada em condições de hipoperfusão renal. Por conseguinte, estas substâncias também poderiam participar na patogênese da SHR. De fato, tem sido proposto que quando uma hipoperfusão renal grave se desenvolve em pacientes com cirrose e ascite, poderia haver uma redução da síntese de substâncias vasodilatadoras intra-renais dando lugar à síntese de substâncias vasoconstritoras secundária à isquemia renal, criando, assim, um círculo vicioso que levaria a uma diminuição rápida e progressiva da perfusão renal e da TFG (SHR tipo 1). Isto poderia explicar por que a SHR tipo 1 geralmente ocorre em pacientes com SHR tipo 2, que já têm um equilíbrio precário entre os mecanismos vasoconstritores e vasodilatadores, e seguindo-se a um evento precipitante (paracentese, hemorragia, infecção bacteriana), que geralmente determina piora adicional da função circulatória e da perfusão renal. Uma vez que a SHR tipo 1 se desenvolva, ela progride, determinada pelos mecanismos patogênicos intra-renais, independentemente da correção do evento precipitante. Só a normalização da função circulatória pode inverter esse círculo vicioso intra-renal e melhorar a perfusão renal e a TFG em pacientes com SHR tipo 1.

Estudos com eco-Doppler das artérias braquiais e femorais, cujo suprimento sanguíneo dirige-se principalmente à pele e aos músculos, e da artéria cerebral média, que fornece cerca de 75% do sangue dos hemisférios cerebrais, em pacientes com cirrose e ascite têm demonstrado a presença de vasoconstrição nestes territórios vasculares.[22-24] Em função de a resistência vascular cutânea, muscular e cerebral, em pacientes com cirrose e ascite se correlacionar estreitamente com a resistência vascular renal e com o grau de atividade do SRAA e do SNS (Figs. 2-2 e 2-3), parece claro que essas alterações nas circulações regionais em pacientes com cirrose descompensada representam uma resposta homeostática que visa à manutenção da pressão arterial em valores normais.

Um ponto importante a respeito das alterações hemodinâmicas na cirrose descompensada é que a vasodilatação arterial esplâncnica persiste apesar da

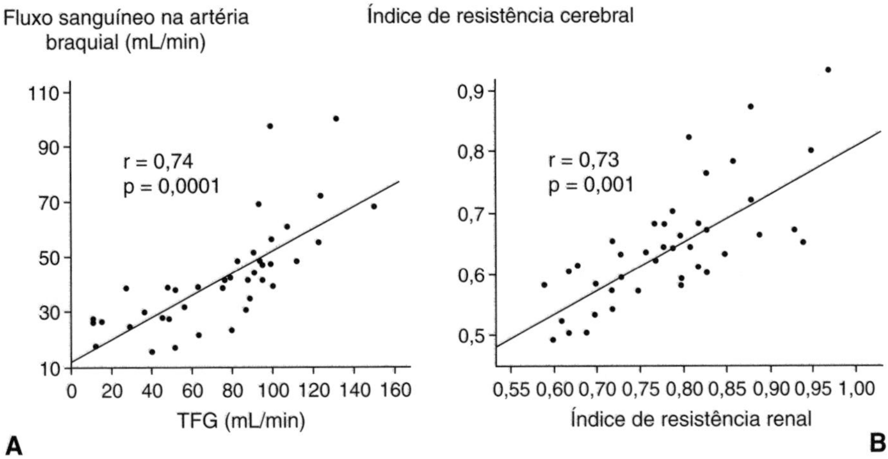

Fig. 2-2

(**A**) Relação entre o fluxo sanguíneo na artéria braquial e a TFG. (**B**) Relação entre o índice de resistência renal e o índice de resistência na artéria cerebral média em pacientes com cirrose. (Reproduzido com permissão de Maroto A. *et al. Hepatology.* 1993;17:788-93 e Guevara *et al. Hepatology.* 1998;28:39-44.)

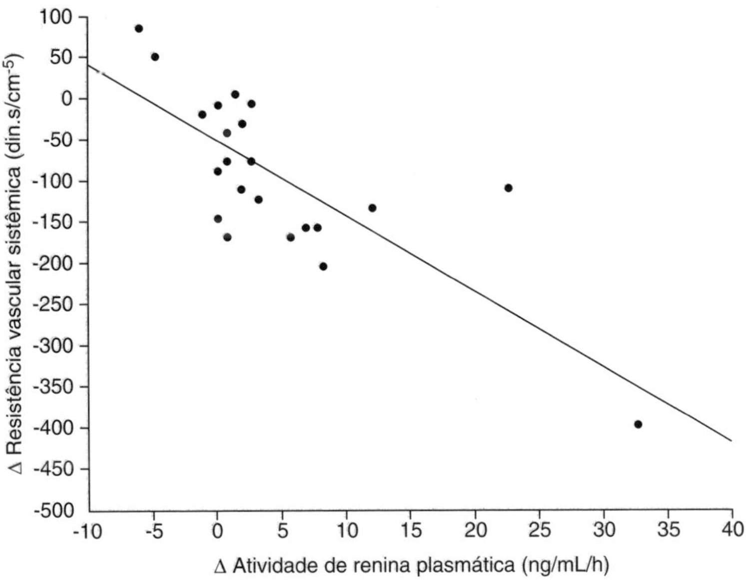

Fig. 2-3

Correlação negativa entre o aumento da atividade de renina plasmática (Δ PRA) e a redução na resistência vascular sistêmica (Δ SVR) após paracentese terapêutica na cirrose. (Reproduzido com permissão de Ruiz-del-Arbol *et al. Gastroenterology,* 1997;113:579-86.)

acentuada estimulação do SRAA, do SNS e da hipersecreção não osmótica de HAD. Este fenômeno é causado pela acentuada resistência das arteríolas esplâncnicas ao efeito vasoconstritor da angiotensina II, noradrenalina e vasopressina. Dados provenientes de estudos de cirrose experimental sugerem que essa resistência seja provocada por um aumento local da síntese de óxido nítrico, uma vez que a inibição da sintase do óxido nítrico normaliza a resposta da circulação esplâncnica a esses vasoconstritores. Portanto, a vasodilatação arterial esplâncnica na cirrose aumenta com o aumento da hipertensão portal, induz uma ativação dos sistemas endógenos vasoconstritores e leva à vasoconstrição de territórios vasculares extra-esplâncnicos. Graças à capacidade muito reduzida da circulação esplâncnica atuar na homeostase da pressão arterial na cirrose (em razão da falta de resposta aos vasoconstritores), de o fluxo sanguíneo muscular e cutâneo ser muito baixo sob condições de repouso e de a circulação cerebral ser regulada por mecanismos muito efetivos, a manutenção da função circulatória na cirrose recai principalmente sobre a circulação renal. Isso explica porque pacientes cirróticos com ascite são altamente propensos à ocorrência de insuficiência renal e SHR em condições associadas à piora da função circulatória, tais como infecções bacterianas, paracentese, hemorragia e uso de diuréticos.

Disfunção cardíaca na cirrose. Um segundo mecanismo importante na disfunção circulatória, renal e na ascite

Por muitos anos as investigações realizadas no campo da disfunção circulatória na cirrose têm estado centradas no estudo da circulação arterial periférica. Estudos recentes, porém, sugerem que na cirrose existe também uma disfunção cardíaca, que poderia ser de grande importância na deterioração da função renal e circulatória e na patogênese da ascite e SHR.[3,5] Tal como referido anteriormente, a vasodilatação arterial na circulação esplâncnica aumenta durante a evolução da doença levando à ativação homeostática do SRAA e SNS, visando à manutenção da pressão arterial. Este decréscimo progressivo na pós-carga cardíaca deve, em condições normais, ser seguido por um aumento do débito cardíaco e da freqüência cardíaca. No entanto, este não é o caso na cirrose. A freqüência cardíaca em pacientes com cirrose sem insuficiência renal, ascite e com uma atividade do SRAA e SNS normal ou levemente aumentada é semelhante à dos pacientes cirróticos sem insuficiência renal com maior atividade destes sistemas ou daqueles com SHR, indicando disfunção cardíaca causada por grave déficit cronotrópico. Por outro lado, o débito cardíaco, embora superior ao normal na maioria dos casos, diminui gradualmente durante o curso da doença. Portanto, os mecanismos da disfunção circulatória na cirrose podem ser mais complexos do que o proposto pela hipótese da vasodilatação arterial periférica. Em pacientes com cirrose compensada, a vasodilatação arterial esplâncnica seria compensada por uma resposta cardíaca apropriada, com aumento da freqüência cardíaca, fração de ejeção sistólica do ventrículo esquerdo e do débito cardíaco. No entanto, com a progressão da insuficiência hepática e da hipertensão portal esses mecanismos compensatórios falham. O aumento da vasodilatação arterial não é seguido por um aumento da freqüência cardíaca. Por outro lado, o débito cardíaco não aumenta, chegando mesmo a se reduzir em alguns casos. A homeostase da pressão arterial é, então, dependente apenas da estimulação dos sistemas vasoconstritores endógenos (SRAA, SNS e HAD), que têm efeitos deletérios sobre a perfusão renal e de outros órgãos e produz retenção de sódio e formação de ascite.

A disfunção cronotrópica na cirrose provavelmente está relacionada com uma baixa regulação dos receptores β-adrenérgicos, em função da sobreatividade do sistema nervoso simpático. A diminuição do débito cardíaco está provavelmente relacionada com uma redução da pré-carga cardíaca.[3] Existe uma cardiomiopatia da cirrose que se caracteriza por uma redução da função diastólica ventricular esquerda e hipertrofia cardíaca.[37,38] No entanto, é pouco provável que ela desempenhe um papel importante na disfunção cardíaca em questão, visto que, na cirrose descompensada, o débito cardíaco aumenta seguindo manobras que expandem o volume sanguíneo central (imersão com a cabeça fora da água, expansão do volume plasmático, paracentese terapêutica e inserção de *shunts* peritônio-venosos ou de um *shunt* transjugular intra-hepático portossistêmico), indicando uma reserva cardíaca preservada. A disfunção cardíaca na cirrose parece, portanto, dever-se a uma perturbação funcional não relacionada com mudanças estruturais no coração.

Patogênese da ascite na cirrose: a teoria anterógrada

Tomando por base os dados apresentados anteriormente, é evidente que os conceitos sobre a formação da ascite estão movendo-se do sistema venoso portal para o compartimento vascular arterial esplâncnico. A formação de ascite na cirrose tradicionalmente foi considerada como uma conseqüência da hipoalbuminemia e a ruptura do equilíbrio de Starling dentro da microcirculação esplâncnica secundária à transmissão retrógrada do aumento da pressão portal e intra-hepática para os capilares esplâncnicos e sinusóides, respectivamente. De acordo com esta tradicional teoria, a disfunção renal seria a conseqüência de uma redução do volume sanguíneo circulante secundário à fuga de fluido intravascular para a cavidade peritoneal. O fato de que o volume plasmático e o débito cardíaco não estejam reduzidos, mas sim aumentados, na maioria dos pacientes com cirrose e ascite, no entanto, invalida essa hipótese. A baixa resistência vascular periférica na cirrose descompensada também fala contra essa teoria, uma vez que os estados de hipovolemia estão associados à vasoconstrição arterial no lugar de vasodilatação.

Mais recentemente foi proposto o conceito de hipovolemia efetiva. Embora o volume plasmático esteja aumentado em pacientes cirróticos com ascite, o volume sanguíneo arterial efetivo (a fração do volume sanguíneo presente em cada instante particular dentro da circulação intratorácica, que é capaz de influenciar barorreceptores de baixa e de alta pressão e, por conseguinte, a atividade do SRAA, do SNS e do HAD) encontra-se reduzido. Isso determina retenção de sódio e água, o que contribui para a formação de ascite. O tempo de trânsito do sangue dentro do compartimento vascular intratorácico é muito curto em pacientes com cirrose e ascite em função da circulação extremamente rápida, como conseqüência da vasodilatação arterial. Por outro lado, o volume sanguíneo intratorácico está reduzido em pacientes com cirrose e ascite, em comparação a pacientes com cirrose compensada ou a pessoas saudáveis. Então, apesar de o volume de sangue circulante por unidade de tempo, ou seja, por minuto, através do compartimento vascular intratorácico estar aumentado em pacientes com ascite, o volume sanguíneo intratorácico presente em cada momento particular é reduzido graças à circulação hiperdinâmica. Portanto, a circulação esplâncnica comporta-se como uma fístula arteriovenosa na cirrose descompensada.[39] Um grande volume de sangue entra e sai do sistema venoso portal muito rapidamente em virtude da redução da resistência vascular esplâncnica e da existência de circulação portocolateral. A circulação hiperdinâmica leva a uma vasodilatação na circulação pulmonar com objetivo de alocar o retorno venoso aumentado, e esse efeito pode estar associado a uma relação ventilação/perfusão anormal e baixa saturação arterial de oxigênio. Por último, o retorno venoso aumentado e a hipotensão arterial sistêmica conduzem a um maior volume sistólico, taquicardia e, conseqüentemente, aumento do débito cardíaco. Esses eventos fecham o círculo da circulação hiperdinâmico na cirrose descompensada.

A recente demonstração de que a circulação hiperdinâmica diminui durante o curso da doença graças a uma diminuição do débito cardíaco acrescenta uma nova dimensão na patogênese da disfunção circulatória e da formação de ascite na cirrose.[3] À medida que a doença progride, a circulação hiperdinâmica, que é muito intensa imediatamente antes e logo após o desenvolvimento de ascite, diminui, contribuindo para o estímulo dos sistemas vasoconstritores endógenos. Essas substâncias vasoconstritoras (angiotensina II, vasopressina e noradrenalina) produzem vasoconstrição significativa em órgãos extra-esplâncnicos, incluindo os rins, mas não na circulação esplâncnica, que é resistente a esses estímulos vasoconstritores em função do aumento da síntese local de vasodilatadores. O perfil circulatório de um paciente com cirrose descompensada consiste, portanto, de uma progressiva diminuição do volume sanguíneo arterial efetivo graças a um aumento na vasodilatação arterial esplâncnica e a uma diminuição do débito cardíaco, uma ativação compensatória progressiva do SRAA, SNS e HAD e a uma progressiva diminuição da perfusão dos órgãos extra-esplâncnicos. Como a vasodilatação arterial esplâncnica é o principal mecanismo que determina o aumento da formação de linfa esplâncnica na cirrose, a patogênese da ascite pode ser explicada de forma satisfatória em função das alterações na circulação arterial induzida pela hipertensão portal. Esta hipótese "anterógrada" considera que o acúmulo de líquido no interior da cavidade peritoneal é a conseqüência da vasodilatação arterial esplâncnica que, simultaneamente, produziria uma redução do volume sanguíneo arterial efetivo e um aumento "anterógrado" da pressão capilar esplâncnica. Em pacientes com cirrose compensada ou com hipertensão portal pré-sinusoidal, o grau de hipertensão portal e o da vasodilatação arterial esplâncnica são moderados, o sistema linfático é capaz de devolver para a circulação sistêmica o excesso de linfa produzida na área hepática e esplâncnica, e o subenchimento vascular arterial é compensado por períodos transitórios de retenção de sódio e água que aumentam o volume plasmático, o índice cardíaco e "preenchem" o leito vascular dilatado. À medida que a cirrose avança, contudo, a hipertensão portal e a vasodilatação arterial esplâncnica secundária ficam progressivamente mais intensas até que seja atingido um ponto crítico, em que as conseqüências da vasodilatação arterial esplâncnica já não podem mais ser compensadas pelo aumento do retorno linfático, do volume plasmático e do débito cardíaco. Os pacientes têm hipovolemia efetiva e retenção de sódio e água, mas essa retenção é ineficaz para compensar a disfunção circulatória, porque esse líquido escapa do compartimento intravascular devido a um desequilíbrio entre a formação e a reabsorção de linfa. A conseqüência final de ambos os distúrbios é a contínua formação de ascite.

Durante as fases iniciais de descompensação da cirrose, a retenção de sódio ocorre apesar dos níveis normais de renina, aldosterona e noradrenalina. Foi sugerido que a retenção de sódio nesse período possa ser causada por mecanismos independentes de uma redução do volume sanguíneo efetivo (redução na metabolização hepática de alguma substância endógena com efeito retentor de sódio ou um reflexo hepatorrenal direto). Isso é altamente improvável, porque estes pacientes têm características hemodinâmicas idênticas às dos pacientes com ascite e níveis elevados de renina. A explicação mais provável é que um mecanismo ainda desconhecido e extremamente sensível às mudanças no volume sanguíneo efetivo induza a retenção de sódio nessas fases iniciais de cirrose descompensada. Este mecanismo poderia ser mais sensível que o SRAA e SNS, conseqüentemente, seria estimulado mais precocemente. A ativação do SRAA e do SNS representa um passo mais adiante, indicando uma disfunção circulatória mais grave como conseqüência da progressão da doença. Por último, o nível plasmático de HAD, cuja secreção é extremamente sensível a pequenas alterações na osmolalidade sérica, mas exige uma alteração maior no volume sanguíneo efetivo, aumenta em fases tardias da doença. Este fenômeno explica porque a hiponatremia dilucional é um evento tardio no curso da cirrose descompensada.

REFERÊNCIAS BIBLIOGRÁFICAS

1. Benoit JN, Granger DN. Splanchnic hemodynamics in chronic portal hypertension. *Semin Liver Dis* 1986;6:287-298.
2. Vorobioff J, Bredfeldt JE, Groszmann RJ. Increased blood flow through the portal system in cirrhotic rats. *Gastroenterology* 1984;87:1120-1126.
3. Ruiz del Arbol L, Monescillo A, Arocena C *et al.* Circulatory function and hepatorenal syndrome in cirrhosis. *Hepatology* 2005;42:439-447.
4. Bataller R, Ginès P, Guevara M *et al.* Hepatorenal syndrome. *Semin Liver Dis* 1997;17:233-248.
5. Ruiz del Arbol L, Urman J, Fernández J *et al.* Systemic, renal and hepatic hemodynamic derangement in cirrhotic patients with spontaneous bacterial peritonitis. *Hepatology* 2003;38:1210-1218.
6. Guevara M, Ginès P, Fernández-Esparrach G *et al.* Reversibility of hepatorenal syndrome by prolonged administration of ornipressin and plasma volume expansion. *Hepatology* 1998;27:35-41.
7. Uriz J, Ginès P, Cárdenas A *et al.* Terlipressin plus albumin infusion: an effective and safe therapy of hepatorenal syndrome. *J Hepatol* 2000;33:43-48.
8. Hoefs JC. Serum protein concentration and portal pressure determine the ascitic fluid concentration in patients with chronic liver disease. *J Lab Clin Med* 1983;102:260-273.
9. Runyon B. Low-protein concentration ascitic fluid is predisposed to spontaneous bacterial peritonitis. *Gastroenterology* 1986;91:1343-1346.
10. Llach J, Rimola A, Navasa M *et al.* Incidence and predictive factors of first episode of spontaneous bacterial peritonitis in cirrhosis with ascites: relevance of ascitic fluid protein concentration. *Hepatology* 1992;16:724-727.
11. Xiol X, Castellví JM, Guardiola J *et al.* Spontaneous bacterial empyema of cirrhotic patients: a prospective study. *Hepatology* 1996;23:719-723.
12. Korthuis RJ, Kinden DA, Bimer GE *et al.* Intestinal capillary filtration in acute and chronic portal hypertension. *Am J Physiol* 1988;254:G339-G345.
13. Benoit JN, Granger DN. Splanchnic hemodynamics in chronic portal hypertension. *Semin Liver Dis* 1986;6:287-298.
14. Huet PM, Goresky CA, Villeneuve JP *et al.* Assesment of liver microcirculation in human cirrhosis. *J Clin Invest* 1983;70:1234-1244.
15. Henriksen JH, Siemssen O, Krintel JJ *et al.* Dynamics of albumin in plasma and ascitic fluid in patients with cirrhosis. *J Hepatol* 2001;34:53-60.
16. Witte MH, Witte CL, Dumont AE. Estimated net transcapillary water and protein flux in the liver and intestine of patients with portal hypertension from hepatic cirrhosis. *Gastroenterology* 1981;80:265-272.
17. Leak LV, Rahil K. Permeability of the diaphragmatic mesothelium: the ultrastructural basis for "stomata". *Am J Anat* 1978;151:557-594.
18. Tsilibary AC, Wissing SL. Absorption from the peritoneal cavity: SEM study of the mesothelium covering the peritoneal surface of the muscular portion of the diaphragm. *Am J Anat* 1977;149:127-141.
19. French JE, Florey HW, Morris B. The absorption of particles by the lymphatics of the diaphragm. *Q J Exp Physiol* 1960;45:88-98.
20. Bosch J, Arroyo V, Betriu A *et al.* Hepatic hemodynamics and the rennin-angiotensin-aldosteron system in cirrhosis. *Gastroenterology* 1980;78:92-99.
21. Abelman WH. Hyperdynamic circulation in cirrhosis: a historial perspective. *Hepatology* 1994;20:1356-1358.

22. Fernández-Seara J, Prieto J, Quiroga J *et al.* Systemic and regional hemodynamics in patients with liver cirrhosis and ascites with and without functional renal failure. *Gastroenterology* 1988;97:1304-1312.
23. Maroto A, Ginès P, Arroyo V *et al.* Brachial and femoral artery blood flow in cirrhosis: relationship to kidney dysfunction. *Hepatology* 1993;17:788-793.
24. Guevara M, Bru C, Ginès P *et al.* Increased cerebrovascular resistance in cirrhotic patients with ascites. *Hepatology* 1998;28:39-44.
25. Wiest R, Das S, Cadelina G *et al.* Bacterial translocation in cirrhotic rats stimulates e NOS-derived NO production and impairs mesenteric vascular contractility. *J Clin Invest* 1999;104:1223-1233.
26. Xu L, Carter EP, Ohara M *et al.* Neuronal nitric oxide synthase and systemic vasodilatation in rats with cirrhosis. *Am J Physiol* 2000;279:F1110-F1115.
27. Martin PY, Ohara M, Ginès P *et al.* Nitric oxide synthase (NOS) inhibition for one week improves renal sodium and water excretion in cirrhotic rats with ascites. *J Clin Invest* 1998;101:235-242.
28. Wiest R, Groszmann RJ. The paradox of nitric oxide in cirrhosis and portal hypertension: too much, not enough. *Hepatology* 2002;35:478-491.
29. Li Y, Song D, Zhang Y, Lee SS. Effect of neonatal capsaicin treatment on haemodynamics and renal function in cirrhotic rats. *Gut* 203;52:293-299.
30. Gupta S, Morgan TR, Gordan GS. Calcitonin gene-related peptide in hepatorenal syndrome. *J Clin Gastroenterol* 1992;14:122-126.
31. Fernández-Rodríguez CM, Prieto J *et al.* Plasma levels of substance P in liver cirrhosis: relationship to the activation of vasopressor systems and urinary sodium excretion. *Hepatology* 1995;21:35-40.
32. Chang C-S, Chen G-H, Lien H-C *et al.* Small intestine dysmotility and bacterial overgsowth in cirrhotic patients with spontaneous bacterial peritonitis. *Hepatology* 1998;28:1187-1190.
33. Arroyo V, Planas R, Gaya J *et al.* Sympathetic nervous activity, rennin-angiotensin system and excretion of prostaglandin E2 in cirrhosis. Relationship to functional renal failure and sodium and water excretion. *Eur J Clin Invest* 1983;13:271-278.
34. Boyer TD, Zia P, Reynolds TB. Effects of indomethacin and prostaglandin A1 on renal function and plasma renin activity in alcoholic liver disease. *Gastroenterology* 1979;77:215-222.
35. Clária J, Ros J, Jiménez W *et al.* Role of nitric oxide and prostacyclin in the control of renal perfusion in experimental cirrhosis. *Hepatology* 1995;22:915-920.
36. Clària J, Kent JD, López-Parra M *et al.* Effects of celecoxib and naproxen on renal function in nonazotemic patients with cirrhosis and ascites. *Hepatology* 2005;54:522-527.
37. Moller S, Henriksen JH. Cirhotic cardiomyopathy: a pathophysiological review of circulatory dysfunction in liver disease. *Heart* 2002;87:9-15.
38. Pozzi M, Redaelli E, Ratti L *et al.* Time-course of diastolic dysfunction in different stages of chronic HCV related liver diseases. *Minerva Gastroenterol Dietol* 2005;51:179-186.
39. Kotelanski B, Groszmann RJ, Cohn JN. Circulation times in the splanchnic and hepatic beds in cirrhosis. *Gastroenterology* 1972;63:102-111.

[illegible]

Sociedade Brasileira de Hepatologia

3

PATOGÊNESE DA PERITONITE BACTERIANA ESPONTÂNEA

Edna Strauss
Wanda Regina Caly

INTRODUÇÃO

As infecções bacterianas são complicações freqüentes no curso clínico da cirrose hepática, acometendo principalmente pacientes com doença mais avançada, com maior comprometimento nutricional e hospitalizados. A incidência de infecções bacterianas em cirróticos de qualquer etiologia tem variado entre 32 a 66%,[1,2] sensivelmente superior àquela da população de pacientes internados por outras causas, que varia de 5 a 10%.[3] Alguns parâmetros como hipoalbuminemia, Child C e hemorragia digestiva são fatores preditivos independentes de infecções bacterianas em cirróticos, responsáveis pelas maiores prevalências (47 a 66%).[4-6] Entre as infecções mais freqüentes que acometem os pacientes cirróticos, temos a peritonite bacteriana espontânea, infecções do trato urinário, infecções respiratórias e infecções dermatológicas, com prevalências de aproximadamente 30, 25, 20 e 10%, respectivamente.[4] Entre as bactérias causadoras de infecções na cirrose, as gram-negativas entéricas são as mais comuns, particularmente na peritonite bacteriana espontânea (PBE) e nas do trato urinário. As bactérias gram-positivas costumam ser o agente causal das pneumonias e outras infecções relacionadas com procedimentos invasivos. A importância dessas bactérias gram-positivas tem crescido ultimamente após o advento do tratamento profilático prolongado com norfloxacino. Entretanto, as bactérias intestinais gram-negativas continuam tendo papel fundamental na gênese de infecções bacterianas, contribuindo também para os distúrbios hemodinâmicos da cirrose nos infectados.[2,7]

Dentre todas as infecções que ocorrem em pacientes com cirrose, a PBE é considerada uma das mais prevalentes. Sua taxa de mortalidade vem decrescendo nas últimas décadas (Fig. 3-1), graças à maior rapidez do diagnóstico e uso precoce de antibióticos mais eficazes. No entanto, a PBE continua sendo a responsável direta ou indireta pelo óbito em cerca de 20% dos pacientes.[8,9]

Mecanismos patogênicos

A elucidação dos mecanismos patogênicos da PBE teve seus primórdios em 1964 com os trabalhos de Harold Conn,[10] que demonstrou ser a via hematogênica a principal rota de infecção do líquido ascítico (LA). Atualmente está bem estabelecido que o principal mecanismo patogênico para o desenvolvimento da PBE se faz por meio da translocação bacteriana, isto é, da passagem de bactérias da flora intestinal para os linfonodos extra-intestinais e daí para a corrente

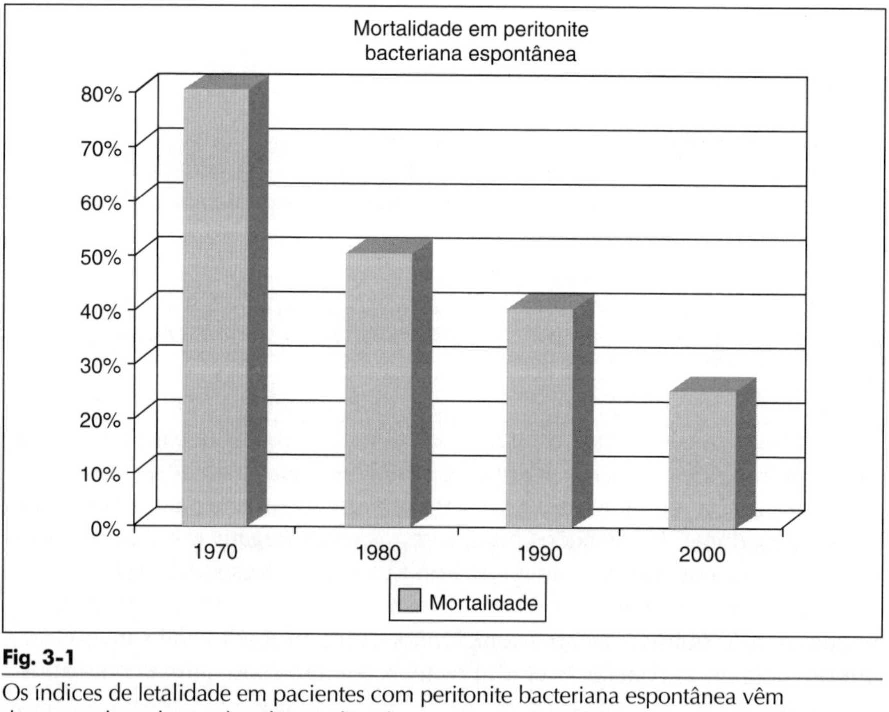

Fig. 3-1

Os índices de letalidade em pacientes com peritonite bacteriana espontânea vêm decrescendo ao longo das últimas décadas, graças ao diagnóstico precoce e ao tratamento antibiótico adequado e imediato.

sanguínea.[11] Entretanto, para que a infecção do LA se estabeleça pela translocação bacteriana são necessárias alterações dos mecanismos de defesa, além de supercrescimento bacteriano com aumento da permeabilidade da barreira intestinal e diminuição do fluxo sanguíneo local.[12] O Quadro 3-1 resume os principais fatores favorecedores de infecção e suas conseqüências. Entretanto, na cirrose hepática, fatores circunstanciais também ganham importância como coadjuvantes para o surgimento de infecções bacterianas. Entre eles é fundamental ressaltarmos o alcoolismo e a desnutrição por induzirem depressão do sistema imunológico, tanto humoral como celular.[13,14] Além desses, a estase portal e a hemorragia digestiva facilitam a translocação bacteriana. Finalmente a ruptura de barreiras mucosas, que ocorre com procedimentos invasivos tanto diagnósticos como terapêuticos, contribui para o surgimento de infecções nesses pacientes. O Quadro 3-2 resume os principais fatores circunstanciais e suas conseqüências.

A PBE pode ainda ser causada por bactérias que não fazem parte da flora intestinal. Dessa forma, é razoável supor que essas bactérias ganhem a circulação sistêmica através de lesões da pele, do trato urinário ou respiratório, por meio de soluções de continuidade, na maioria das vezes, após manipulações invasivas, diagnósticas ou terapêuticas.

Quadro 3-1. Fatores intrínsecos favorecedores das infecções bacterianas em cirróticos

Fatores intrínsecos	**Conseqüências**
Supercrescimento bacteriano/translocação bacteriana	Endotoxemia e disfunção das células de Küpffer/SER
Alteração da função dos neutrófilos	Diminuição da quimiotaxia
Alterações da imunidade humoral	Hiperglobulinemia
	Diminuição dos níveis séricos e peritoneais do complemento
Alterações da imunidade celular	Diminuição da hipersensibilidade tardia
	Diminuição dos linfócitos T circulantes
	Diminuição da resposta linfoproliferativa a antígenos
	Aumento da produção de Interleucinas 1,6,8 e α-TNF

Quadro 3-2. Fatores circunstanciais favorecedores das infecções bacterianas em cirróticos

Fatores circunstanciais	Conseqüências
Alcoolismo	Granulocitopenia – supressão imune Desnutrição calórico-protéica
Desnutrição	Diminuição de: fagocitose/resposta humoral e celular/fatores do complemento
Estase portal	Alterações da permeabilidade da mucosa intestinal Translocação bacteriana
Ruptura das barreiras mucosas	Procedimentos diagnósticos: endoscópicos e/ou terapêuticos: sondas, cateteres urinário, vesical/Balão Sangstaken-Blackmore
Hemorragia digestiva	Aumento da permeabilidade da mucosa/translocação bacteriana

Disfunção imune

A disfunção imune no cirrótico é multifatorial. Além da diminuição da atividade bactericida das células fagocitárias, os níveis de complemento encontram-se diminuídos. O principal sistema defensivo do nosso organismo quando a infecção é adquirida por via hematogênica é o sistema retículo-endotelial (SRE), que se encontra alterado. As células de Küpffer, que são os macrófagos tissulares do fígado, têm sua atividade fagocitária diminuída. Além disso, a circulação colateral, tanto intrínseca como extrínseca, promovendo o desvio do sangue portal para a circulação sistêmica sem contato direto com os sinusóides hepáticos, impede a ação fagocitária do SRE. Este mesmo mecanismo, além de impedir o clareamento de bactérias, permite a passagem para a circulação sistêmica de outros produtos bacterianos, como as endotoxinas e citocinas.[15,16]

Supercrescimento bacteriano

Considera-se atualmente que um fator de primordial importância na translocação bacteriana esteja relacionado com o supercrescimento bacteriano intestinal. Isto fica bem mais evidente após estudos realizados em ratos, quando se verificou que a inibição da flora intestinal gram-negativa aeróbica, pela administração de antibióticos por via oral, não somente inibia o supercrescimento bacteriano intestinal, como também a translocação bacteriana e a incidência de PBE.[17,18] Estudos clínicos com testes respiratórios demonstram que o supercrescimento bacteriano é mais comum nos cirróticos do que nos controles, principalmente naqueles com Child B e C e história prévia de PBE.[19] Apesar de o supercrescimento de bactérias intestinais facilitar a translocação bacteriana, esta poderá não ocorrer, sugerindo que outros mecanismos sejam necessários na sua patogênese.[20]

Sugere-se que o supercrescimento bacteriano intestinal nos pacientes cirróticos ocorra em virtude da hipomotilidade intestinal, de características ainda não bem esclarecidas. Foi demonstrado que o bloqueio β-adrenérgico com o uso de propranolol acelera o trânsito intestinal, diminuindo o supercrescimento bacteriano e a translocação bacteriana em ratos cirróticos com ascite.[21] Em estudos clínicos a lentificação do trânsito do intestino delgado é mais comum nos pacientes com cirrose comparados aos controles e melhora após o transplante hepático.[22] Entre os cirróticos esta lentificação é mais comum nos Child B e C quando comparados aos de Child A.[23]

Translocação bacteriana

A passagem de bactérias comensais para linfonodos mesentéricos é um processo normal que resulta na destruição bacteriana. A translocação bacteriana pode se tornar patogênica com significância clínica quando mecanismos de defesa sistêmicos ou locais se tornam deficientes, como ocorre na cirrose (Fig. 3-2). A translocação bacteriana para linfonodos ocorre em cerca de 50% dos ratos cirróticos com ascite, não sendo verificada em animais cirróticos sem ascite.[11] A estase venosa decorrente da hipertensão portal leva a um aumento da permeabilidade intestinal às enterobactérias. Além disso, nessas ocasiões, tem sido relatado que o estresse oxidativo, decorrente de hipoxia local da mucosa intestinal graças à hipertensão portal, pode alterar a permeabilidade intestinal, facilitando a translocação bacteriana.[24]

Mesmo na ausência de infecção a simples translocação bacteriana tem sido implicada na exacerbação da circulação hiperdinâmica resultante da hipertensão portal do cirrótico.[25] A circulação hiperdinâmica da cirrose é caracterizada por vasodilatação esplâncnica e sistêmica, aumento do débito cardíaco e diminuição da pressão arterial média. As principais conseqüências clínicas da exacerbação da circulação hiperdinâmica são o crescimento das varizes esofágicas, surgimento de ascite e síndrome hepatorrenal. O mecanismo pelo qual a translocação bacteriana leva à circulação hiperdinâmica tem sido assim explicado: bactérias e seus produtos induzem a ativação de monócitos e linfócitos, com aumento dos níveis de citocinas pró-inflamatórias, tais como o fator de necrose tumoral alfa (TNF-α), com subseqüente ativação do óxido nítrico na circulação esplâncnica e sistêmica, o qual promove a vasodilatação.[20] Estudos clínicos demonstram que este ciclo vicioso, em que as infecções pioram a hipertensão portal e esta induz ao surgimento ou agravamento das infecções, costuma ser interrompido como é demonstrado pela melhora da circulação hiperdinâmica com o uso de antibióticos pouco absorvíveis que promovem a descontaminação intestinal seletiva.[26]

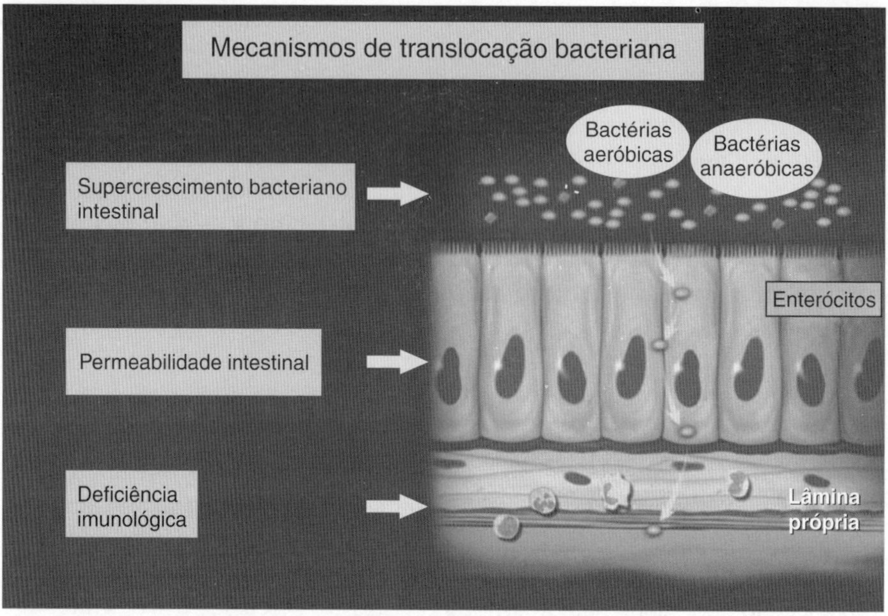

Fig. 3-2

A infecção do líquido ascítico se faz por meio da translocação bacteriana que tem como facilitadores o supercrescimento bacteriano, o aumento da permeabilidade intestinal e as alterações do sistema imunológico. (Ver *Prancha* em *Cores*.)

Mecanismos defensivos do líquido ascítico

Uma vez que o microrganismo alcance o LA, por translocação bacteriana ou por bacteremia, ainda assim o desenvolvimento da PBE vai depender da capacidade do LA de opsonizar a bactéria que ali se encontra e eliminá-la ou, por incapacidade dos mecanismos defensivos locais, proporcionar meios para o desenvolvimento da PBE (Fig. 3-3).[27]

Na cirrose, essa capacidade de opsonização bacteriana está diretamente correlacionada com as concentrações de certas substâncias, como as imunoglobulinas, frações do complemento e fibronectina, além da concentração da proteína total no LA.[28,29] Runyon mostrou que pacientes cirróticos com ascite com dosagem de proteína total no LA menor que 1,0 g/dL apresentavam uma freqüência significativamente maior de PBE que os cirróticos internados com ascite e nível de proteína no LA maior que 1,0 g/dL (15 *versus* 2%, respectivamente). Em outro estudo os autores verificaram que, no acompanhamento de um ano dos pacientes cirróticos com ascite e dosagem de proteína total no LA menor que 1,0 g/dL, a probabilidade cumulativa do desenvolvimento de PBE foi significativamente maior que os cirróticos por controle, com proteína total acima de 1,0 g/dL (20 *versus* 2%, respectivamente).[29]

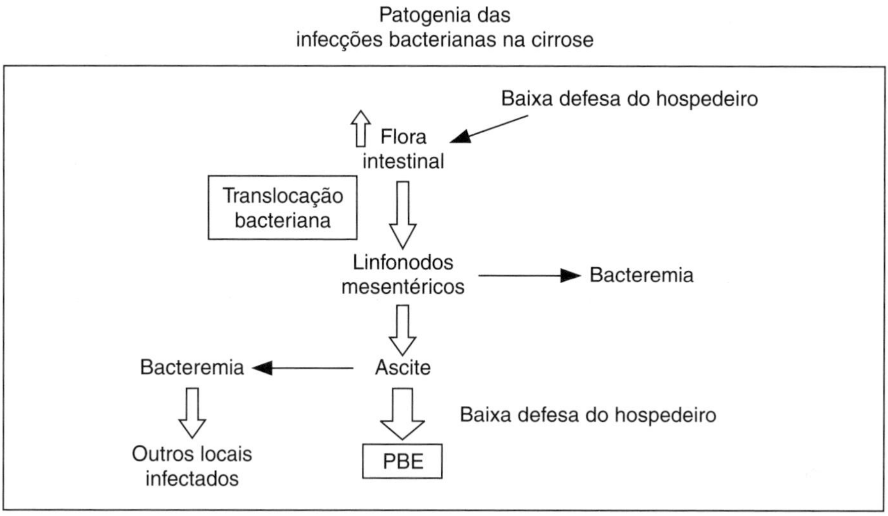

Fig. 3-3

As bactérias atingem o líquido ascítico por translocação bacteriana ou por bacteremia. Mecanismos locais, como falta de opsonização e deficiências imunológicas, são fundamentais para sua proliferação e conseqüente peritonite.

Marcadores de translocação bacteriana

Recentemente, marcadores de translocação bacteriana têm sido propostos, entre eles a proteína que se liga aos lipopolissacarídeos séricos (LPS), sintetizada no fígado em resposta à endotoxemia ou bacteremia. Pacientes com níveis elevados de LPS têm menores níveis de pressão arterial, menor resistência vascular sistêmica e importante ativação de hormônios compensatórios, como a renina e a aldosterona. Além desses, encontram-se também aumentados o óxido nítrico e as citocinas pró-inflamatórias, TNF-α e interleucina 6.[31] Nestes casos, a probabilidade de desenvolvimento de infecção bacteriana é quatro vezes maior do que nos indivíduos com níveis normais de LPS.[32]

Outro marcador que tem sido estudado é o DNA bacteriano (bDNA), encontrado nos fluidos biológicos, como no soro, ascite e líquido pleural, assim como, paralelamente, nos linfonodos mesentéricos. Em estudo experimental, sua presença relaciona-se com níveis séricos elevados das citocinas pró-inflamatórias.[33] Além disso, em trabalho realizado em pacientes cirróticos portadores de ascite, verificou-se a presença de níveis elevados desse marcador em um terço daqueles com ascite neutrocítica cultura negativa-relacionado, provavelmente, com maiores alterações hemodinâmicas.[34,35]

Finalmente, o entendimento dos fatores implicados na patogênese da PBE tem possibilitado a adoção de atitudes terapêuticas adequadas. Alguns pontos permanecem obscuros, e novas pesquisas deverão possibilitar avanços futuros.

REFERÊNCIAS BIBLIOGRÁFICAS

1. Blaise M, Pateron D, Trinchet JC *et al.* Systemic antibiotic therapy prevents bacterial infection in cirrhotic patients with gastrointestinal hemorrhage. *Hepatology* 1994;20:34-38.
2. Fernandez J, Navasa M, Gomez J *et al.* Bacterial infections in cirrhosis: epidemiological changes with invasive procedures and norfloxacin prophylaxis. *Hepatology* 2002;35:140-148.
3. Navasa M, Rodes J. Bacterial infections in cirrhosis. *Liver Int* 2004;24:277-280.
4. Caly WR, Strauss E. A prospective study of bacterial infections in patients with cirrhosis. *J Hepatol* 1993;18:353-358.
5. Bernard B, Grange JD, Khac EN *et al.* Antibiotic prophylaxis for the prevention of bacterial infections in cirrhotic patients with gastrointestinal bleeding: a meta-analysis. *Hepatology* 1999;29:1655-1661.
6. Deschenes M, Villeneuve JP. Risk factors for the development of bacterial infections in hospitalized patients with cirrhosis. *Am J Gastroenterol* 1999;94:2193-2197.
7. Garcia-Tsao G. Portal hypertension. *Curr Opin Gastroenterol* 2005;21:313-322.
8. Strauss E, Caly WR. Spontaneous bacterial peritonitis: a therapeutic update. *Expert Rev Anti Infect Ther* 2006;4:249-260.
9. Ghassemi S, Garcia-Tsao G. Prevention and treatment of infections in patients with cirrhosis. *Best Pract Res Clin Gastroenterol* 2007;21:77-93.
10. Conn HO. Spontaneous peritonitis and bacteremia in Laennec's cirrhosis caused by enteric organisms. A relatively common but rarely recognized syndrome. *Ann Intern Med* 1964;60:568-580.
11. Garcia-Tsao G, Lee FY, Barden GE *et al.* Bacterial translocation to mesenteric lymph nodes is increased in cirrhotic rats with ascites. *Gastroenterology* 1995;108:1835-1841.
12. Guarner C, Soriano G. Spontaneous bacterial peritonitis. *Semin Liver Dis* 1997;17:203-217.
13. Caly WR, Strauss E, Carrilho F *et al.* Different degrees of malnutrition and immunological alterations according to the etiology of cirrhosis. A prospective and sequential study. *Nutrition Journal* 2003;2:10-17.
14. Sarin SK, Dhingra N, Bansal A *et al.* Dietary and nutritional abnormalities in alcoholic liver disease: a comparison with chronic alcoholics without liver disease. *Am J Gastroenterol* 1997;92:777-783.
15. Rimola A, Soto R, Bory F *et al.* Reticuloendothelial system phagocytic activity in cirrhosis and its relation to bacterial infections and prognosis. *Hepatology* 1984;4:53-58.
16. Altura BM, Hershey SG. Sequential changes in reticuloendothelial system function after acute hemorrhage. *Proc Soc Exp Biol Med* 1972;139:935-939.
17. Llovet JM, Bartoli R, Planas R *et al.* Selective intestinal decontamination with norfloxacin reduces bacterial translocation in ascitic cirrhotic rats exposed to hemorrhagic shock. *Hepatology* 1996;23:781-787.
18. Guarner C, Runyon BA, Heck M *et al.* Effect of long-term trimethoprim-sulfamethoxazole prophylaxis on ascites formation, bacterial translocation, spontaneous bacterial peritonitis, and survival in cirrhotic rats. *Dig Dis Sci* 1999;44:1957-1962.

19. Yang CY, Chang CS, Chen GH. Small-intestinal bacterial overgrowth in patients with liver cirrhosis, diagnosed with glucose H2 or CH4 breath tests. *Scand J Gastroenterol* 1998;33:867-871.
20. Tandon P, Garcia-Tsao G. Bacterial infections, sepsis, and multiorgan failure in cirrhosis. *Semin Liver Dis* 2008;28:26-42.
21. Perez-Paramo M, Munoz J, Albillos A *et al.* Effect of propranolol on the factors promoting bacterial translocation in cirrhotic rats with ascites. *Hepatology* 2000;31:43-48.
22. Madrid AM, Brahm J, Buckel E *et al.* Orthotopic liver transplantation improves small bowel motility disorders in cirrhotic patients. *Am J Gastroenterol* 1997;92:1044-1045.
23. Madrid AM, Cumsille F, Defilippi C. Altered small bowel motility in patients with liver cirrhosis depends on severity of liver disease. *Dig Dis Sci* 1997;42:738-742.
24. Chiva M, Guarner C, Peralta C *et al.* Intestinal mucosal oxidative damage and bacterial translocation in cirrhotic rats. *Eur J Gastroenterol Hepatol* 2003;15:145-150.
25. Garcia-Tsao G. Spontaneous bacterial peritonitis: a historical perspective. *J Hepatol* 2004;41:522-527.
26. Chin-Dusting JP, Rasaratnam B, Jennings GL *et al.* Effect of fluoroquinolone on the enhanced nitric oxide-induced peripheral vasodilation seen in cirrhosis. *Ann Intern Med* 1997;127:985-988.
27. Navasa M, Rimola A, Rodes J. Bacterial Infections in Liver Disease. *Seminars in Liver Disease* 1997;29:1655-1661.
28. Runyon BA. Patients with deficient ascitic fluid opsonic activity are predisposed to spontaneous bacterial peritonitis. *Hepatology* 1988;8:632-635.
29. Llach J, Rimola A, Navasa M *et al.* Incidence and predictive factors of first episode of spontaneous bacterial peritonitis in cirrhosis with ascites: relevance of ascitic fluid protein concentration. *Hepatology* 1992;16:724-727.
30. Runyon BA. Low-protein-concentration ascitic fluid is predisposed to spontaneous bacterial peritonitis. *Gastroenterology* 1986;91:1343-1346.
31. Albillos A, de la Hera A, Gonzalez M *et al.* Increased lipopolysaccharide binding protein in cirrhotic patients with marked immune and hemodynamic derangement. *Hepatology* 2003;37:208-217.
32. Albillos A, de-la-Hera A, Alvarez-Mon M. Serum lipopolysaccharide-binding protein prediction of severe bacterial infection in cirrhotic patients with ascites. *Lancet* 2004;363:1608-1610.
33. Guarner C, Gonzalez-Navajas JM, Sanchez E *et al.* The detection of bacterial DNA in blood of rats with CCl4-induced cirrhosis with ascites represents episodes of bacterial translocation. *Hepatology* 2006;44:633-639.
34. Such J, Frances R, Munoz C *et al.* Detection and identification of bacterial DNA in patients with cirrhosis and culture-negative, nonneutrocytic ascites. *Hepatology* 2002;36:135-141.
35. Frances R, Zapater P, Gonzalez-Navajas JM *et al.* Bacterial DNA in patients with cirrhosis and noninfected ascites mimics the soluble immune response established in patients with spontaneous bacterial peritonitis. *Hepatology* 2008;47:978-985.

PATOGÊNESE DA DISFUNÇÃO CARDÍACA NA CIRROSE HEPÁTICA

João Galizzi Filho

INTRODUÇÃO

As complexas alterações hemodinâmicas descritas no paciente cirrótico associam-se a fenômenos mecânicos, humorais e neurovegetativos que repercutem nas circulações central, esplâncnica e periférica, num inter-relacionamento cuja exata compreensão cronológica e quantitativa ainda requer maiores conhecimentos. As disfunções cardíacas descritas há vários anos em pacientes cirróticos foram classicamente atribuídas aos efeitos do uso crônico de bebidas alcoólicas sobre o músculo cardíaco, sob a denominação de "miocardiopatia alcoólica" ou "doença muscular cardíaca alcoólica". Sabe-se hoje, no entanto, que a disfunção cardíaca do paciente cirrótico pode ocorrer independentemente do uso do álcool. Sua gravidade tende a se correlacionar com o grau de insuficiência hepática, e seu prognóstico é ainda mal conhecido. Pode ser reversível por intervenção medicamentosa ou pelo transplante hepático, mas sua abordagem clínica é ainda empírica, baseando-se em medidas inespecíficas e de suporte, além do uso cauteloso de diuréticos.

DESEQUILÍBRIO HEMODINÂMICO NA CIRROSE HEPÁTICA

A descrição clássica da "síndrome hiperdinâmica" da cirrose inclui o aumento da freqüência e do débito cardíacos em repouso e a expansão do volume plasmático, acompanhados por diminuição da resistência vascular periférica e da pressão arterial.[1-3] Por sua vez, o aumento do débito cardíaco nestas circunstâncias pode ser explicado por alguns fenômenos observados na cirrose avançada, como o aumento do retorno venoso, da freqüência cardíaca e da contratilidade do miocárdio, a diminuição da resistência vascular periférica, os *shunts* arteriovenosos, a expansão da volemia e a hipertonia simpática.[4] O exame clínico de tais pacientes mostra pele avermelhada e extremidades "quentes", com sinais de perfusão capilar preservada, eritema palmar, pulso tendendo a cheio e célere e pressão arterial sistêmica mais baixa, refletindo a vasodilatação. Tais alterações hemodinâmicas foram também descritas, em graus diversos, em outros modelos de hepatopatia crônica fibrosante com hipertensão portal. Com efeito, estudos pré-operatórios em 36 pacientes com esquistossomose mansoni hepatoesplênica e hipertensão portal mostraram significativos aumentos do índice cardíaco, da pressão média em artéria pulmonar e da pressão em átrio direito, concomitantes a reduções nos índices de resistência vascular periférica e de resistência vascular pulmonar.[5] As alterações observadas foram precocemente corrigidas por devascularização esofagogástrica com esplenectomia, mas não por anastomose esplenorrenal distal.

A redistribuição volumétrica observada na cirrose caracteriza-se por diminuição do volume sanguíneo no compartimento central, constituído pelo sistema cardiopulmonar e pelas artérias centrais[2,6] e aumento na área esplâncnica, com diminuição do volume arterial efetivo e do tempo de circulação central, definido como o volume sanguíneo central relativo ao débito cardíaco.

Há evidências de que a complacência vascular total, assim como a arterial, esta vista como a expansão no volume intravascular relativo à elevação na pressão sanguínea transmural, aumentam com o grau de descompensação da cirrose, sendo também relevantes no rearranjo do volume intravascular.[7] O aumento da complacência arterial relaciona-se com a gravidade da cirrose, o distúrbio hiperdinâmico e o volume de distribuição anormal, embora sua importância clínica não esteja ainda bem estabelecida.[2]

Alterações circulatórias pulmonares são também freqüentes em pacientes com cirrose avançada, destacando-se a "síndrome hepatopulmonar", caracterizada pela presença de dilatações vasculares e *shunts* arteriovenosos intrapulmonares, associados a disfunções ventilatórias e de difusão, assim como à redução do fator de transferência e da saturação de oxigênio arterial. A resistência vascular pulmonar está em geral diminuída.[2,8]

As conseqüências do desequilíbrio hemodinâmico da cirrose podem se manifestar, como se sabe, nas hemorragias digestivas e na piora da função hepática, nas alterações pulmonares, na disfunção renal e na síndrome hepatorrenal, na endotoxemia e na peritonite bacteriana espontânea, na encefalopatia hepática, nas alterações tegumentares e outras.

MIOCARDIOPATIA DA CIRROSE HEPÁTICA (MCC)

Evidências clínicas e experimentais têm revelado, em alguns pacientes cirróticos, a ocorrência de disfunção cardíaca cuja exata dimensão ainda requer mais conhecimentos. Tais alterações, sob a denominação de "miocardiopatia da cirrose", têm sido observadas sobretudo em indivíduos com cirrose mais avançada e em posição supina[8] ou submetidos a situações de sobrecarga cardíaca, como exercícios físicos, expansão de volume ou estresse induzido por medicamentos vasoconstritores.[2,9,10] Assim sendo, podem estar ausentes ou ter caráter latente, passando despercebidas em cirróticos com moléstia em fase mais precoce, em repouso ou não submetidos a maiores esforços. Com efeito, em vista da pós-carga e da resistência vascular periférica diminuídas, a disfunção ventricular esquerda pode não se manifestar claramente em tais pacientes.[2,12]

Tal como descrita anteriormente, a MCC caracteriza-se, pois, por comprometimento crônico da função cardíaca em pacientes cirróticos sem evidências de outro tipo de cardiopatia, com disfunção contrátil e do relaxamento diastólico, associados a alterações eletrofisiológicas e anatômicas, como intervalo QT prolongado e outras.[2,11,12]

A contratilidade da célula cardíaca depende da atividade simpática, regulada sobretudo pelo sistema receptor β-adrenérgico que, estimulado por catecolaminas, como a noradrenalina, liga-se à proteína G, com estimulação da adenilciclase da membrana, ativação da fosfoquinase A cAMP-dependente e fosforilação de canais de cálcio, com aumento intracelular do mesmo. A ação do cálcio livre sobre a actinamiosina miofibrilar desencadeia a contração da célula cardíaca (Fig. 4-1).[3,13]

Pacientes cirróticos apresentam vários distúrbios em tais elementos e etapas, que comprometem a função muscular cardíaca. Há alterações na composição lipídica da membrana plasmática da célula cardíaca, com aumento do conteúdo de colesterol e da relação colesterol/fosfolipídio, acarretando menor mobilidade molecular de lipídios e de outros componentes de membrana, com prejuízo da função dos receptores de proteínas da mesma.[2,3,14] Outros fatores são a atenuação da atividade beta-adrenérgica e a estimulação de sistemas inibidores cardíacos, como os canabinóides endógenos, os gases óxido nítrico (NO) e monóxido de carbono (CO), a combinação de proteínas cardíacas com ácido nítrico, endotoxinas, ácidos biliares e outros.[2] Os endocanabinóides, hoje mais bem conhecidos, são ligandinas endógenas produzidas pelo músculo cardíaco em resposta à taquicardia ou sobrecarga, ligando-se a recep-

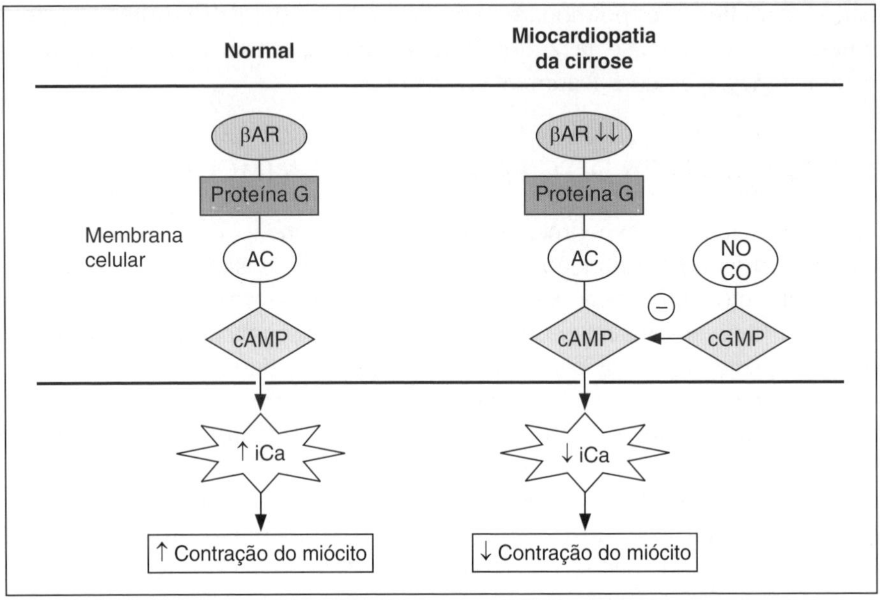

Fig. 4-1

Regulação da contratilidade do cardiomiócito. βAR = receptor beta-adrenégico; AC = adenilciclase; NO = óxido nítrico; CO = monóxido de carbono; iCa = cálcio intracelular livre; (-) = influência estimuladora inibidora.[13]

tores específicos CB-1 e CB-2. Níveis elevados foram registrados em pacientes cirróticos, exercendo efeitos inotrópicos negativos por meio do subtipo miocárdico CB-1.[15-17] Sabe-se que o NO e o CO são produzidos no miocárdio mediante atividade enzimática da NO sintetase indutível (ONSi) e da enzima heme-oxigenase-1,[18-20] que parece, assim, ter importância na patogênese da MCC (Quadro 4-1).

Quadro 4-1. Aspectos principais da miocardiopatia da cirrose
• Presente com circulação hipercinética, disfunção combinada sistólica e diastólica e anormalidades eletrofisiológicas
• Diferente da doença cardíaca muscular alcoólica
• Disfunção sistólica revelada por estresse físico ou farmacológico
• Disfunção diastólica detectada por determinação ecocardiográfica da relação E/A
• Prolongamento do intervalo QT avaliado por ECG e adequadamente ajustado
• Tratamento não específico e dirigido à falência cardíaca ventricular esquerda

Moller S, Henriksen JH.[2]

ALTERAÇÕES DO CICLO CARDÍACO NA CIRROSE

Pacientes cirróticos apresentam alterações no círculo cardíaco normal que variam com o estágio de evolução da hepatopatia e o grau de disfunção hepatocelular (Fig. 4-2).

■ Alterações da contratilidade e da função sistólica

Os pacientes com MCC apresentam sinais de comprometimento da reserva ventricular ao aumento da pressão de enchimento do ventrículo, sendo que, quando a pressão diastólica final se eleva em resposta ao esforço, os aumentos do índice sistólico e da fração de ejeção do ventrículo esquerdo (FEVE) são muito inferiores aos observados em situações normais.[21] Tais fenômenos são observados, por exemplo, após infusão de expansores plasmáticos ou colocação de *shunt* portossistêmico transjugular intra-hepático (TIPS), quando alguns pacientes podem desenvolver insuficiência cardíaca.[22] Da mesma forma, a infusão do vasoconstritor angiotensina em pacientes cirróticos revela resposta ventricular comprometida, com significativo aumento da pressão de enchimento diastólico do ventrículo esquerdo, mas sem aumento do débito cardíaco.[3,23] Estudos em indivíduos cirróticos submetidos a exercício físico demonstraram que a contratilidade cardíaca e a fração de ejeção do ventrículo esquerdo (FEVE) ficam mais comprometidas em cirróticos com ascite que em compensados, sugerindo correlação entre gravidade da MCC e grau de disfunção hepatocelular (Fig. 4-3).[2,21,24]

■ Alterações da função diastólica

Os pacientes cirróticos podem apresentar graus variados de alterações da função diastólica, muitas vezes subclínicas, mas certamente presentes na maioria dos casos.[3,25] Sua exata importância clínica não está bem estabelecida, já que o surgimento de insuficiência cardíaca plenamente manifesta não é freqüente em cirróticos. No entanto, várias investigações sugerem uma relação direta entre a gravidade da disfunção hepática e a intensidade da MCC. O registro de casos de óbitos por insuficiência cardíaca em pacientes cirróticos após colocação de TIPS, transplante cardíaco ou anastomoses portocava cirúrgicas, situações que levam a um rápido aumento do retorno venoso ao coração, enfatiza a importância clínica das alterações diastólicas em tais circunstâncias.[2,26,27] A relação entre as velocidades das ondas de enchimento diastólico precoce (E) e tardio (atrial, A), normalmente maior que 1, pode ter valor prognóstico, pois pacientes cirróticos com relação E/A menor que 1 apresentam menor taxa de sobrevida.[28] Tais resultados, no entanto, variam de acordo com a metodologia utilizada.[3] O grau de disfunção diastólica em repouso e após exercício parece ser maior em cirróticos

Estrutura \ Fase	Sístole atrial	Sístole ventricular precoce ↔ Sístole ventricular tardia	Diástole ventricular precoce ↔ Diástole ventricular tardia
Átrios	Contraídos	Relaxados	Relaxados
Ventrículos	Relaxados	Contraídos	Relaxados
Valvas AV	Abertas	Fechadas	Abertas
Valvas semilunares	Fechadas	Abertas	Fechadas

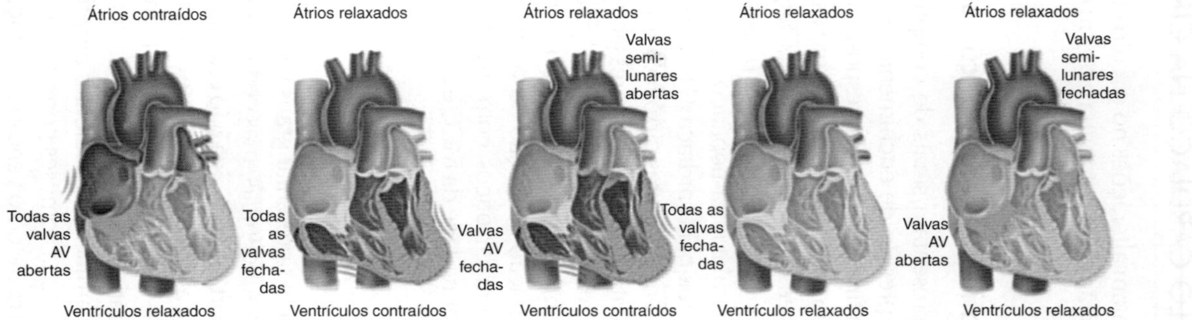

1. **Sístole atrial**
   Átrios contraídos
   Valvas AV abertas
   Valvas semilunares fechadas
2. **Sístole ventricular precoce**
   Átrios relaxados
   Valvas fechadas
3. **Sístole ventricular tardia**
   Átrios relaxados
   Ventrículos contraídos
   Valvas AV ainda fechadas
   Valvas semilunares afetadas fechadas
4. **Diástole ventricular precoce**
   Átrios e ventrículos relaxados
   Valvas AV e valvas semilunares fechadas
   Átrios começam a encher-se passivamente de sangue
5. **Diástole ventricular tardia**
   Átrios e ventrículos relaxados
   Átrios se enchem passivamente de sangue enquanto valvas AV se abrem

Fig. 4-2

O ciclo cardíaco normal. (®McGraw-Hill Companies, Inc. Permission required for reproduction or display.)

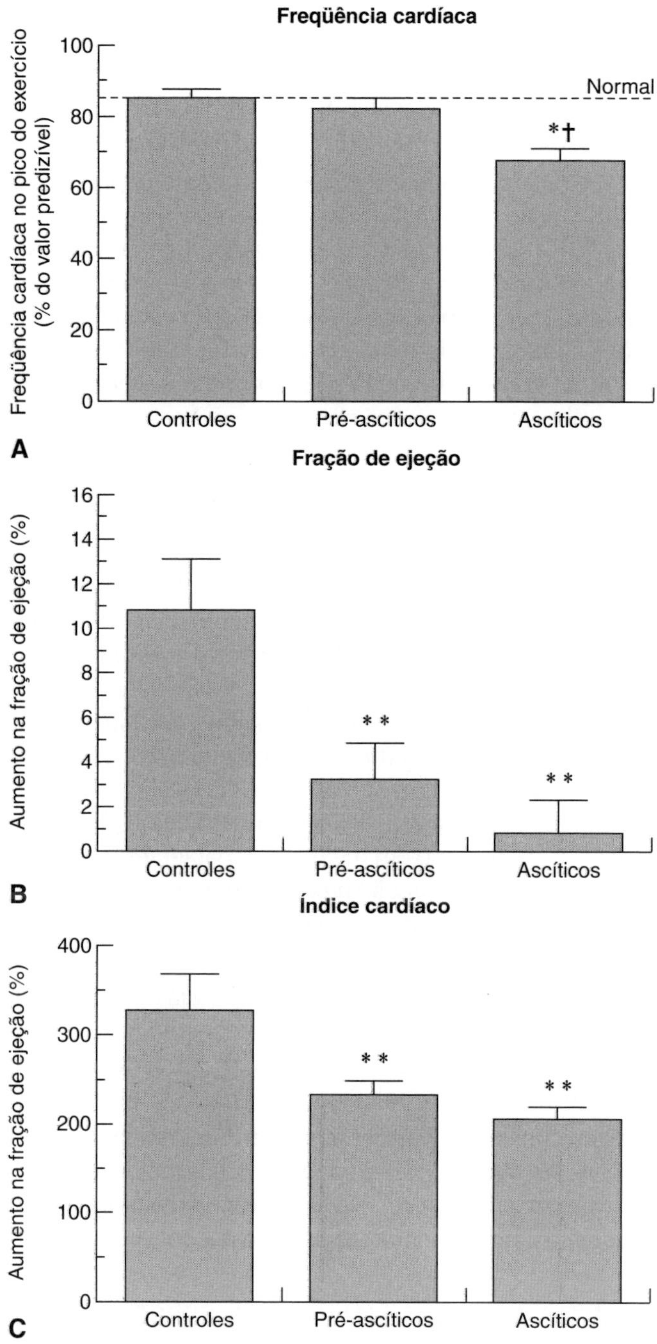

Fig. 4-3

Aumento em (**A**) freqüência cardíaca, (**B**) fração de ejeção e (**C**) índice cardíaco ao exercício máximo em controles saudáveis, pacientes pré-ascíticos e pacientes ascíticos.[21] Os valores são médios (SEM). (*p < 0,05, **p < 0,01 = comparados aos controles; †p < 0,05 = pacientes pré-ascíticos comparados aos ascíticos.)

com ascite tensa que em pacientes sem ascite, pelo menos em parte pelo aumento da pressão intratorácica interferindo com a expansão diastólica.[24]

Observações recentes sugerem que o transplante hepático possa reverter as alterações da função diastólica.[29] Da mesma forma, a inibição da secreção de aldosterona poderia beneficiar a *performance* cardíaca, atuando sobre a fibrose do órgão induzida por catecolaminas e possibilitando, talvez, redução da espessura da parede e do volume do ventrículo esquerdo.[2,30,31] Por outro lado, alterações da função diastólica do ventrículo direito foram descritas em pacientes cirróticos com síndrome hepatopulmonar, sugerindo relevância das disfunções de ambos os ventrículos no complexo patogenético da MCC.[32]

CARACTERÍSTICAS ELETROFISIOLÓGICAS, ESTRUTURAIS E BIOQUÍMICAS

Investigações clínicas e em animais demonstram prolongamento significativo e freqüente do intervalo QTi, refletindo retardamento da repolarização ventricular, além de dissincronia temporal eletromecânica e disfunção cronotrópica, isto é, dificuldade do coração em aumentar a freqüência em resposta a estímulo.[2,33,34] As alterações patogenéticas da contração muscular cardíaca descritas anteriormente explicariam os distúrbios eletromecânicos, como QTi prolongado e o possível surgimento de arritmias ventriculares.[2,33,34] Assim sendo, um QTi prolongado, corrigido para a freqüência cardíaca (QTc), tem significado importante na MCC, ocorrendo em metade dos pacientes cirróticos, acentuando-se com a progressão da disfunção hepatocelular e podendo, talvez, ser utilizado na prática clínica para identificar pacientes em risco de insuficiência ventricular.[2,3,33]

Estudos ecocardiográficos e dados de necropsias de pacientes cirróticos revelam freqüentes modificações anatômicas e histológicas, como hipertrofia do ventrículo esquerdo e do septo interventricular, edema muscular e subendocárdico, fibrose irregular, vacuolização nuclear e pigmentação anormal.[3,35]

Os pacientes com MCC apresentam com freqüência, também, aumento dos níveis séricos de troponina I e de peptídeos natriuréticos atrial (PNA) e cerebral (PNC), que podem estar relacionados com a disfunção cardíaca *per se* ou com as alterações hemodinâmicas da cirrose (Quadro 4-2).[36]

RELEVÂNCIA DA MCC EM SITUAÇÕES ESPECIAIS

Situações clínicas que envolvem significativo esforço cardíaco, como sepse, cirurgias ou inserção de TIPS, podem precipitar descompensação até então latente. Por outro lado, a disfunção cardíaca em cirróticos com ascite pode se atenuar após paracentese de grande volume com infusão de albumina.[2,3,13]

Quadro 4-2. Proposta de critérios diagnósticos para miocardiopatia da cirrose

Critérios diagnósticos

Disfunção sistólica

- Aumento deficiente do débito cardíaco ante exercício, expansão de volume ou estímulo farmacológico
- Fração de ejeção em repouso < 55%

Disfunção diastólica

- Relação E/A < 1 (corrigida para a idade)
- Tempo de desaceleração prolongado (> 200 ms)
- Tempo de relaxamento isovolumétrico prolongado (> 80 ms)

Critérios auxiliares

- Anormalidades eletrofisiológicas
- Resposta cronotrópica anormal
- Dissincronia eletromecânica
- Intervalo QTc prolongado
- Átrio esquerdo aumentado
- Massa miocárdiaca aumentada
- PNC e pro-PNC aumentados
- Troponina I aumentada

PNC = peptídeo natriurético cerebral; relação E/A = relação entre as fases precoce e tardia (atrial) de enchimento ventricular (Møller S, Henriksen JH).[2]

A síndrome hepatorrenal (SHR) ocorre em pacientes cirróticos descompensados, com evidências de ativação do sistema renina-angiotensina-aldosterona (SRAA), diminuição do débito cardíaco e função renal reduzida.[37] Entre pacientes com peritonite bacteriana espontânea (PBE); reconhecido fator de risco para a SHR, observa-se, após o tratamento da mesma, supressão da função sistólica mais significativa nos que desenvolveram disfunção renal.[38] É possível, portanto, que a MCC participe da patogenia da SHR em pacientes com PBE, havendo evidências de que a disfunção contrátil, comprometendo a perfusão renal, contribua para o surgimento do quadro (Quadro 4-3).

A inserção de TIPS em indivíduos cirróticos pode acompanhar-se de insuficiência cardíaca, edema pulmonar agudo, isquemia do miocárdio, arritmias e morte inesperada, em função das alterações hemodinâmicas decorrentes.[22,28] Um décimo de 35 pacientes cirróticos com ascite refratária randomizados para receber TIPS apresentou insuficiência cardíaca, fato não observado entre os submetidos a paracenteses de grande volume com infusão de albumina.[22] Tal complicação, no entanto, não foi registrada por outros autores.[3,39] Por outro lado, uma relação E/A </= 1 determinada 1 mês após a inserção de TIPS em 31

Quadro 4-3. Conseqüências clínicas da miocardiopatia da cirrose

Órgão/fator desencadeante	Manifestações clínicas	Mecanismos	Referências
Ritmo cardíaco	Intervalo QT prolongado. Conexão eletromecânica anormal e incompetência cronotrópica	Função de canal de potássio anormal; disfunção de sinalização beta-adrenérgica	Bernardi *et al.*, 1998; Henriksen *et al.*, 2002; Ward *et al.*, 1997; Ma *et al.*, 1994
Pós-transplante hepático	Insuficiência cardíaca/edema pulmonar manifestos	Sobrecarga de volume, anormalidades metabólicas, estresse cirúrgico	Donovan *et al.*, 1996; Sampathkumar *et al.*, 1998
Pós-TIPS	Insuficiência cardíaca	Aumento súbito da pré-carga	Lotterer *et al.*, 1999; Braverman *et al.*, 1995; Huonker *et al.*, 1999
Rins	Retenção de sódio e líquidos? Desenvolvimento de síndrome hepatorrenal após PBE	Perfusão renal diminuída	Wong *et al.*, 1999; Ruiz-Del-Arbor *et al.*, 2003

Alqahtani AS *et al.*[3]

indivíduos cirróticos submetidos à análise multivariada foi o único preditor independente de mortalidade em 1 ano, tendo mais da metade dos pacientes com relação < 1 falecido nos primeiros 12 meses.[28]

Durante o transplante hepático há significativa diminuição do débito cardíaco, graças à pré-carga diminuída e provável comprometimento da contratilidade, além de eventos como desidratação, seqüestração líquida no terceiro espaço ou sangramento acentuado. Por outro lado, reposição líquida exagerada ou transfusões sanguíneas podem causar edema agudo de pulmão, em vista da incapacidade do coração em mobilizar a sobrecarga de volume. A vasodilatação sistêmica e a síndrome hiperdinâmica podem regredir após o transplante hepático, assim como a MCC.[29] No entanto, há registros de piora da função diastólica, de explicação ainda obscura.[3] As complicações cardiocirculatórias no pós-operatório se associam à baixa reserva cardíaca antes da cirurgia.[3,40] Uma importante dificuldade pós-operatória é a "síndrome pós-reperfusão", cuja causa não é ainda bem conhecida, ocorrendo em cerca de um terço dos pacientes e podendo levar ao óbito. É possível que seja decorrente de acidose, hipercalemia ou ação de citocinas depressoras como o fator de necrose tumoral alfa (TNF-α). A ocorrência de edema pulmonar tem sido registrada em até mais da metade dos pacientes operados, sendo pouco intenso na maioria dos casos e reforçando a necessidade de muita cautela na reposição hídrica de tais indivíduos.[3]

REFERÊNCIAS BIBLIOGRÁFICAS

1. Murray JF, Dawson AM, Sherlock S. Circulatory changes in chronic liver disease. *Am J Med* 1958;24:358-367.
2. Møller S, Henriksen JH. Cardiovascular complications of cirrhosis. *Gut* 2008;57(2):268-278.
3. Alqahtani SA, Fouad TR, Lee SS. Cirrhotic cardiomyopathy. *Semin Liver Dis* 2008;28(1):59-69.
4. Iwakiri Y, Groszmann RJ. The hyperdynamic circulation of chronic liver diseases: from the patient to the molecule. *Hepatology* 2006;43:S121-131.
5. de Cleva R, Herman P, D'albuquerque LA *et al.* Pre- and postoperative systemic hemodynamic evaluation in patients subjected to esophagogastric devascularization plus splenectomy and distal splenorenal shunt: a comparative study in schistomomal portal hypertension. *World J Gastroenterol* 2007;13(41):5471-5475.
6. Brinch K, Møller S, Bendtsen F *et al.* Plasma volume expansion by albumin in cirrhosis. Relation to blood volume distribution, arterial compliance and severity of disease. *J Hepatol* 2003;39:24-31.
7. Henriksen JH, Fuglsang S, Bendtsen F *et al.* Arterial compliance in patients with cirrhosis. High stroke volume/pulse pressure ratio as an index of elevated arterial compliance. *Am J Physiol* 2001;280:G584-94.
8. Møller S, Nørgaard A, Henriksen JH *et al.* Effects of tilting on central hemodynamics and homeostatic mechanisms in cirrhosis. *Hepatology* 2004;40:811-819.
9. Ma Z, Lee SS. Cirrhotic cardiomyopathy: getting to the heart of the matter. *Hepatology* 1996;24:451-459.
10. Blendis L, Wong F. Is there a cirrhotic cardiomyopathy? *Am J Gastroenterol* 2000;95:3026-3028.
11. Liu H, Gaskari SA, Lee SS. Cardiac and vascular changes in cirrhosis: pathogenic mechanisms. *World J Gastroenterol* 2006;12:837-842.
12. Møller S, Henriksen JH. Cirrhotic cardiomyopathy: a pathophysiological review of circulatory dysfunction in liver disease. *Heart* 2002;87:9-15.
13. Baik SK, Lee SS. Cirrhotic cardiomyopathy: causes and consequences. *J Gastroenterol Hepatol* 2004;19(Suppl 1):S185-S190.
14. Ma Z, Miyamoto A, Lee SS. Role of altered betaadrenoceptor signal transduction in the pathogenesis of cirrhotic cardiomyopathy in rats. *Gastroenterology* 1996;110:1191-1198.
15. Fernández-Rodriguez CM, Romero J, Petros TJ *et al.* Circulating endogenous cannabinoid anandamide and portal, systemic and renal hemodynamics in cirrhosis. *Liver Int* 2004;24:477-483.
16. Bátkai S, Mukhopadhyay P, Harvey-White J *et al.* Endocannabinoids acting at CB1 receptors mediate the cardiac contractile dysfunction *in vivo* in cirrhotic rats. *Am J Physiol Heart Circ Physiol* 2007;293(3):H1689-1695.

17. Bonz A, Laser M, Kullmer S *et al.* Cannabinoids acting on CB1 receptors decrease contractile *performance* in human atrial muscle. *J Cardiovasc Pharmacol* 2003;41:657-664.
18. Liu H, Ma Z, Lee SS. Contribution of nitric oxide to the pathogenesis of cirrhotic cardiomyopathy in bile ductligated rats. *Gastroenterology* 2000;118:937-944.
19. Liu H, Song D, Lee SS. Role of heme oxygenase-carbon monoxide pathway in pathogenesis of cirrhotic cardiomyopathy in the rat. *Am J Physiol Gastrointest Liver Physiol* 2001;280:G68-G74.
20. Liu H, Lee SS. Nuclear factor-kappaB inhibition improves myocardial contractility in rats with cirrhotic cardiomyopathy. *Liver Int* 2008;28(5):640-648.
21. Wong F, Girgrah N, Graba J *et al.* The cardiac response to exercise in cirrhosis. *Gut* 2001;49:268-275.
22. Gines P, Uriz J, Calahorra B *et al.* Transjugular intrahepaticportosystemic shunting *versus* paracentesis plus albumin forrefractory ascites in cirrhosis. *Gastroenterology* 2002;123:1839-1847.
23. Ramond MJ, Comoy E, Lebrec D. Alterations in isoprenaline sensitivity in patients with cirrhosis: evidence of abnormality of the sympathetic nervous activity. *Br J Clin Pharmacol* 1986;21:191-196.
24. Pozzi M, Carugo S, Boari G *et al.* Evidence of functional and structural cardiac abnormalities in cirrhotic patients with and without ascites. *Hepatology* 1997;26:1131-1137.
25. Finucci G, Desideri A, Sacerdoti D *et al.* Left ventricular diastolic function in liver cirrhosis. *Scand J Gastroenterol* 1996;31:279-284.
26. Merli M, Valeriano V, Funaro S *et al.* Modifications of cardiac function in cirrhotic patients treated with transjugular intrahepatic portosystemic shunt (TIPS). *Am J Gastroenterol* 2002;97:142-148.
27. Myers RP, Lee SS. Cirrhotic cardiomyopathy and liver transplantation. *Liver Transpl* 2000;6:S44-52.
28. Cazzaniga M, Salerno F, Pagnozzi G *et al.* Diastolic dysfunction is associated with poor survival in cirrhotic patients with transjugular intrahepatic portosystemic shunt. *Gut* 2007;56:869-875.
29. Torregrosa M, Aguade S, Dos L *et al.* Cardiac alterations in cirrhosis: reversibility after liver transplantation. *J Hepatol* 2005;42:68-74.
30. Pozzi M, Grassi G, Ratti L *et al.* Cardiac, neuroadrenergic, and portal hemodynamic effects of prolonged aldosterone blockade in postviral child A cirrhosis. *Am J Gastroenterol* 2005;100:1110-1116.
31. Bos R, Mougenot N, Findji L *et al.* Inhibition of catecholamine-induced cardiac fibrosis by an aldosterone antagonist. *J Cardiovasc Pharmacol* 2005;45:8-13.
32. Karabulut A, Iltumur K, Yalcin K *et al.* Hepatopulmonary syndrome and right ventricular diastolic functions: an echocardiographic examination. *Echocardiography* 2006;23:271-278.
33. Zambruni A, Trevisani F, Caraceni P *et al.* Cardiac electrophysiological abnormalities in patients with cirrhosis. *J Hepatol* 2006;44:994-1002.
34. Henriksen JH, Bendtsen F, Hansen EF, Møller S. Acute nonselective beta-adrenergic blockade reduces prolonged freqüency-adjusted Q-T interval (QTc) in patients with cirrhosis. *J Hepatol* 2004;40:239-246.
35. Ocel JJ, Edwards WD, Tazelaar HD *et al.* Heart and liver disease in 32 patients undergoing biopsy of both organs, with implications for heart or liver transplantation. *Mayo Clin Proc* 2004;79:492-501.

36. Henriksen JH, Gotze JP, Fuglsang S *et al.* Increased circulating pro-brain natriuretic peptide (proBNP) and brain natriuretic peptide (BNP) in patients with cirrhosis: relation to cardiovascular dysfunction and severity of disease. *Gut* 2003;52:1511-1517.
37. Ruiz-Del-Arbol L, Monescillo A, Arocena C *et al.* Circulatory function and hepatorenal syndrome in cirrhosis. *Hepatology* 2005;42:439-447.
38. Ruiz-del-Arbol L, Urman J, Fernandez J *et al.* Systemic, renal, and hepatic hemodynamic derangement in cirrhotic patients with spontaneous bacterial peritonitis. *Hepatology* 2003;38:1210-1218.
39. Salerno F, Merli M, Riggio O *et al.* Randomized controlled study of TIPS *versus* paracentesis plus albumin in cirrhosis with severe ascites. *Hepatology* 2004;40:629-635.
40. Mandell MS, Lindenfeld J, Tsou MY *et al.* Cardiac evaluation of liver transplant candidates. *World J Gastroenterol* 2008;14(22):3445-3451.

5

PATOGÊNESE DA SÍNDROME HEPATORRENAL

Mónica Guevara
María Eugenia Baccaro

INTRODUÇÃO

A síndrome hepatorrenal é uma complicação freqüente dos pacientes com ascite e cirrose avançada.[1,2] Habitualmente está associada a um mau prognóstico em razão da concomitância das insuficiências renal e hepática. A SHR se caracteriza por anormalidades importantes na função circulatória que determinam vasoconstrição da circulação renal, gerando uma redução da taxa de filtração glomerular (TFG).[1-5] Além disso, em publicações recentes se sugeriu que uma redução do débito cardíaco teria um papel fisiopatogênico relevante no desenvolvimento da SHR. Essa insuficiência renal é funcional e, portanto, é potencialmente reversível, já que não existe dano estrutural do parênquima renal.[6,7] A presença de ascite é universal em pacientes com SHR e a sua ausência em pacientes com cirrose e insuficiência renal aguda obriga a buscar outras causas de insuficiência renal distintas da SHR, especialmente as de origem pré-renal devidas à depleção de volume. Na prática clínica, se deve distinguir a SHR de outras causas de insuficiência renal que também podem ocorrer em pacientes com cirrose. Dada a ausência de provas diagnósticas específicas, o diagnóstico diferencial entre a SHR e outras causas de insuficiência renal deve ser feito por exclusão e o cumprimento dos critérios diagnósticos de SHR. Esses critérios foram revisados recentemente e serão tratados nessa obra em capítulo correspondente (Capítulo 22).[8] A incidência anual de SHR em pacientes com cirrose e ascite é de 8%, aproximadamente.[9]

DEFINIÇÃO

A síndrome hepatorrenal é um tipo de insuficiência renal funcional que ocorre em pacientes com cirrose avançada e hipertensão portal.[10]

FISIOPATOGENIA

O fator-chave no desenvolvimento da SHR é a vasoconstrição da circulação renal.[1,2,4,10,11-16] Não se conhece completamente o mecanismo que produz essa vasoconstrição, sendo provável que se deva a vários fatores, entre eles os distúrbios da função circulatória e da atividade dos mecanismos vasoativos renais e sistêmicos. Ao nível da circulação sistêmica ocorre uma hipovolemia arterial efetiva causada por vasodilatação da circulação esplâncnica, determinada pela hipertensão portal. Ao nível renal, entretanto, existe uma marcada vasoconstrição.

A teoria da vasodilatação arterial é a teoria que melhor explica as alterações hemodinâmicas e da função renal que se produzem nos pacientes com cirrose e ascite. Essa teoria propõe que a retenção renal de sódio e água nos pacientes com cirrose é um evento secundário à diminuição do volume sanguíneo arterial efetivo, provocado por um desproporcional aumento do leito arterial secundário a uma intensa vasodilatação. Essa hipovolemia relativa é detectada por barorreceptores presentes na aorta e no seio carotídeo que estimulam reflexamente o sistema renina-angiotensina-aldosterona (SRAA), sistema nervoso simpático (SNS) e a liberação não-osmótica de arginina-vasopressina (AVP). A conseqüência final é a retenção tubular de sódio e água como forma de compensar a hipovolemia relativa. À medida que a doença hepática progride, a vasodilatação arterial esplâncnica aumenta, acentuando a hipovolemia relativa e gerando maior retenção renal de sódio e água. Essa retenção compensatória de sódio e água não é eficaz, entretanto, para manter o volume sanguíneo arterial efetivo, já que o líquido retido passa da circulação esplâncnica à cavidade peritoneal em forma de ascite e/ou da circulação sistêmica ao tecido intersticial em forma de edemas. Além disso, na tentativa de manter o volume sanguíneo arterial efetivo se produz um persistente estímulo dos sistemas antinatriuréticos-vasoconstritores.[10,16-18] Como resultado do aumento da atividade dos sistemas vasoconstritores, há uma redução da perfusão renal e da taxa de filtração glomerular (TFG), com função tubular preservada. A hipovolemia arterial efetiva que ocorre nos pacientes com cirrose é devida à vasodilatação esplâncnica e se relaciona com uma produção aumentada de substâncias vasodilatadoras a esse nível, especialmente o óxido nítrico.[19,20]

Em fases precoces da doença hepática a perfusão renal se mantém dentro da normalidade graças ao aumento na síntese de substâncias vasodilatadoras renais (principalmente prostaglandinas – PG). De fato, a administração de inibidores da ciclooxigenase (que é uma via enzimática responsável pela produção de PGs) a pacientes com cirrose e ascite produz um quadro indistinguível da SHR, evidenciando, dessa maneira, o papel vasodilatador das PGs em manter a TFG.[21] Nas fases mais avançadas da doença, entretanto, a hipovolemia arterial efetiva é tão intensa que determina uma ativação máxima dos sistemas vasoconstritores e/ou uma diminuição na produção de fatores vasodilatadores renais, dando lugar à vasoconstrição renal e ao desenvolvimento de SHR. Essa ativação dos sistemas vasoconstritores provoca também vasoconstrição nas extremidades e no cérebro (Fig. 5-1).[22-25] Na circulação esplâncnica não se produz vasoconstrição provavelmente porque a produção de substâncias vasodilatadoras locais é muito intensa. A melhoria dos parâmetros hemodinâmicos e neuro-humorais bem como a resolução da SHR com a administração de vasoconstritores (ver Capítulo de Tratamento da SHR) reforçam o papel da vasodilatação esplâncnica na hipoperfusão renal na fisiopatogenia da SHR.

Estudos recentes sugerem que a miocardiopatia cirrótica contribui para a deterioração circulatória e para a hipoperfusão renal nos pacientes com

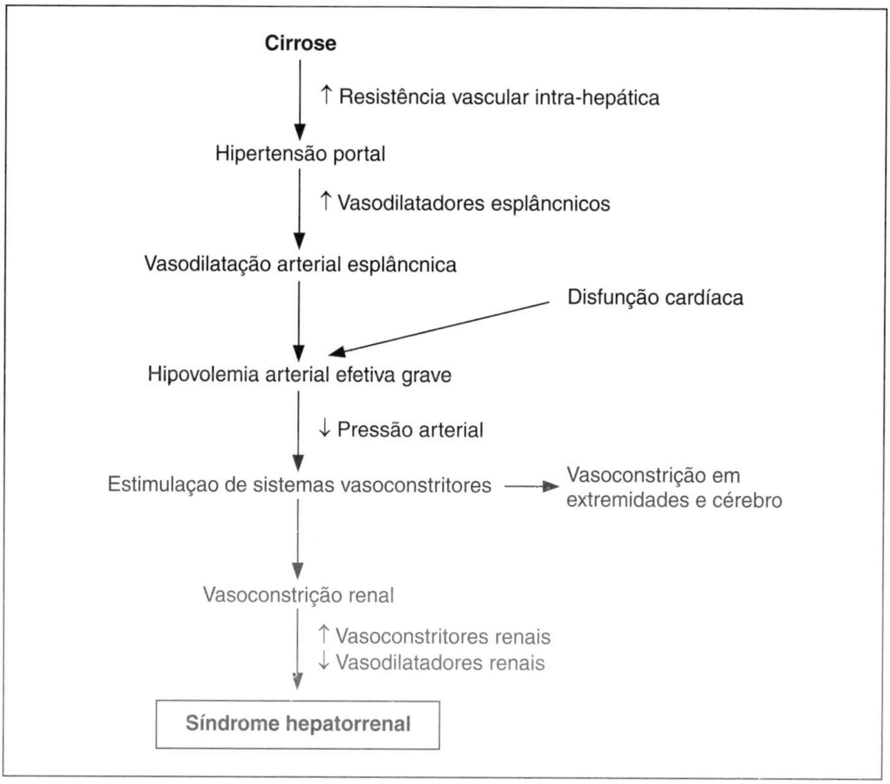

Fig. 5-1
Patogênese da SHR.

SHR.[26-29] Por um lado se demonstrou uma redução do débito cardíaco sem modificações na resistência vascular sistêmica em pacientes com peritonite bacteriana espontânea (PBE) que posteriormente desenvolveram SHR.[28] Por outro, se observou que os pacientes que desenvolvem SHR têm, em condições basais, a pressão arterial média e o débito cardíaco significativamente menor e a ativação do SRAA e SNS significativamente maior em comparação aos cirróticos que não desenvolvem SHR.[29] Esses achados sugerem que a redução do débito cardíaco identifica um grupo de pacientes com cirrose com alto risco de desenvolvimento de SHR. Entretanto, é necessário que se desenhem e se realizem estudos que avaliem especificamente a contribuição da disfunção cardíaca na patogênese da SHR.

FATORES PRECIPITANTES

A SHR pode desenvolver-se, com certa freqüência, de forma espontânea sem nenhum evento desencadeante evidente ou, por outro lado, ocorrer cronologicamente relacionada com algum fator precipitante que promova uma piora da disfunção circulatória característica desses pacientes.[1,3,16,30,31] O fator precipitante mais freqüente são as infecções bacterianas, particularmente a PBE, embora a freqüência de SHR após um episódio de PBE tenha diminuído de maneira importante (de 33 para 10%) desde a introdução da albumina no tratamento de pacientes com PBE.[32,33] Provavelmente, nesses pacientes a produção de citocinas piora a disfunção circulatória já existente.[34] Outro fator precipitante de SHR é a realização de paracentese de grande volume (mais que 5 litros) sem expansão plasmática.[35] Por último, cerca de 10% dos pacientes com cirrose e hemorragia digestiva podem desenvolver SHR.[36,37] É importante recordar que uma proporção importante de episódios de insuficiência renal após uma hemorragia digestiva pode resultar de necrose tubular aguda e não tratar-se de SHR.[37]

FORMAS CLÍNICAS

A SHR pode ser classificada em dois tipos segundo a forma de apresentação clínica: SHR tipo 1 e SHR tipo 2.[10] A SHR tipo 1 se caracteriza por uma deterioração marcada e rapidamente progressiva da função renal. Para definir a SHR tipo 1 é necessário um aumento de 100% da creatinina sérica inicial em prazo inferior a 2 semanas, sempre que o valor final seja superior a 2,5 mg/dL (221 μmol/L).[10] Considera-se que os pacientes que não cumprem esses critérios têm SHR tipo 2. Os pacientes com SHR tipo 2 podem, eventualmente, sofrer uma progressão rápida da insuficiência renal e desenvolver SHR tipo 1. Em pacientes com SHR tipo 1 a TFG é muito baixa, geralmente inferior a 20 mL/min, e os níveis de creatinina sérica muito elevados, podendo ultrapassar 4 mg/dL (356 μmol/L). De maneira diferente, pacientes com SHR tipo 2 têm a TFG menos alterada, e a creatinina sérica não costuma superar 2 mg/dL (178 μmol/L).[38] Nos pacientes com SHR tipo 1 o quadro clínico predominante é o de uma insuficiência renal grave, enquanto nos pacientes com SHR tipo 2 predomina o quadro de ascite refratária, devida à escassa resposta ao tratamento diurético causado por uma combinação de TFG reduzida e importante ativação dos sistemas antinatriuréticos.[10,38]

DIAGNÓSTICO

Em primeiro lugar deve-se demonstrar a presença da insuficiência renal. A concentração sérica de creatinina é habitualmente utilizada como marcador da TFG, ainda que não seja o método ideal já que os pacientes com cirrose têm uma produção endógena de creatinina muito diminuída graças a uma importante redução da massa muscular, achado freqüente nesses pacientes.[39,40] Além disso, as técnicas mais sensíveis de determinação da TFG têm custo elevado e não estão disponíveis em todos os centros.[10] Uma reunião de consenso estabeleceu o diagnóstico de SHR quando os níveis de creatinina sérica forem superiores a 1,5 mg/dL (133 μmol/L), que corresponde aproximadamente a uma TFG de 30 mL/min.[10,31] Em pacientes que recebem diuréticos a concentração sérica de creatinina deve ser repetida após a suspensão do tratamento diurético já que esses fármacos podem aumentar os níveis de creatinina.

Em pacientes com cirrose o diagnóstico de SHR deve ser feito após a exclusão de outras causas de insuficiência renal.[10] Nos casos de insuficiência renal secundária à hipovolemia real (vômitos, diarréia, diurese excessiva por diuréticos, hemorragia gastrointestinal), a função renal melhora rapidamente após a reposição de volume. Pacientes com cirrose têm alto risco de desenvolver insuficiência renal após a ingestão de antiinflamatórios e/ou aminoglicosídeos,[41] portanto deve-se excluir essa possibilidade antes de se optar pelo diagnóstico de SHR. A insuficiência renal por contrastes radiológicos é infreqüente.[42] Por último, os pacientes com cirrose podem desenvolver insuficiência renal devida a enfermidades renais intrínsecas, principalmente as glomerulonefrites.[43,44] Essa possibilidade pode ser suspeitada a partir do encontro de proteinúria/hematúria no exame de urina, e a confirmação, algumas vezes, requer a biópsia renal.

Recentemente os critérios diagnósticos da SHR foram revisados, e os novos critérios encontram-se enumerados no Quadro 5-1.[8] Esses critérios, propostos pelo Clube Internacional de Ascite, são similares aos publicados em 1996,[10] exceto pelo fato de que a infusão de albumina substitui a solução salina como expansor plasmático para descartar a hipovolemia como causa de insuficiência renal, e que a SHR pode ser diagnosticada em pacientes com infecções bacterianas na ausência de choque séptico.

Quadro 5-1. Novos critérios diagnósticos atualizados de SHR[8]

1. Presença de cirrose e ascite
2. Concentração de creatinina sérica > 1,5 mg/dL (133 μmol/dL)
3. Ausência de melhora da concentração de creatinina sérica (diminuição para 1,5 mg/dL ou menos) após 2 dias de suspensão do tratamento diurético e de expansão da volemia com albumina. A dose recomendada de albumina é de 1 g/kg de peso corporal/dia até o máximo de 100 g/dia
4. Ausência de choque
5. Ausência de tratamento com fármacos nefrotóxicos
6. Ausência de doença parenquimatosa renal evidenciada por proteinúria > 500 mg/dia, microematúria (> 50 hemácias/campo de grande aumento), e/ou ultra-sonografia renal anormal

REFERÊNCIAS BIBLIOGRÁFICAS

1. Papper S. Hepatorenal syndrome. In: Epstein M. (Ed.). *The kidney in liver disease.* New York: Elsevier Biomedical, 1978. p. 91-112.
2. Ginès P, Rodés J. Clinical disorders of renal function in cirrhosis with ascites. In: Arroyo V, Ginès P, Rodés J *et al.* (Eds.). *Ascites and renal dysfunction in liver disease, pathogenesis, diagnosis and treatment.* Malden: Blackwell Science, 1999. p. 36-62.
3. Hecker R, Sherlock S. Electrolyte and circulatory changes in terminal liver failure. *Lancet* 1956;271(6953):1121-1125.
4. Epstein M, Berk DP, Hollenberg NK *et al.* Renal failure in the patient with cirrhosis. The role of active vasoconstriction. *Am J Med* 1970;49(2):175-185.
5. Arroyo V, Hecker R, Sherlock S. Electrolyte and circulatory changes in terminal liver failure. [Lancet 1956;2:1221-1225]. *J Hepatol* 2002;36(3):315-320.
6. Köppel MH, Coburn JW, Mims MM *et al.* Transplantation of cadaveric kidneys from patients with hepatorenal syndrome. Evidence for the functional nature of renal failure in advanced liver disease. *N Engl J Med* 1969;280:1367-1371.
7. Iwatsuki S, Popovtzer MM, Corman JL *et al.* Recovery from "hepatorenal syndrome" after orthotopic liver transplantation. *N Engl J Med* 1973;289:1155-1159.
8. Salerno F, Gerbes A, Ginès P *et al.* Diagnosis, prevention and treatment of the hepatorenal syndrome in cirrhosis. A consensus workshop of the international ascites club. *Gut* 2007;56(9):1310-1318.
9. Ginés A, Escorsell A, Ginès P *et al.* Incidence, predictive factors, and prognosis of the hepatorenal syndrome in cirrhosis with ascites. *Gastroenterology* 1993;105:229-236.
10. Arroyo V, Ginès P, Gerbes AL *et al.* Definition and diagnostic criteria of refractory ascites and hepatorenal syndrome in cirrhosis. International Ascites Club. *Hepatology* 1996;23(1):164-176.
11. Schroeder ET, Shear L, Sancetta SM *et al.* Renal failure in patients with cirrhosis of the liver. Evaluation of intrarenal blood flow by para-aminohippurate extraction and response to angiotensin. *Am J Med* 1967;43(6):887-896.
12. Kew MC, Brunt PW, Varma RR *et al.* Renal and intrarenal blood-flow in cirrhosis of the liver. *Lancet* 1971;2(7723):504-510.
13. Ring-Larsen H. Renal blood flow in cirrhosis: relation to systemic and portal haemodynamics and liver function. *Scand J Clin Lab Invest* 1977;37(7):635-642.

14. Platt JF, Marn CS, Baliga PK *et al.* Renal dysfunction in hepatic disease: early identification with renal duplex Doppler US in patients who undergo liver transplantation. *Radiology* 1992;183(3):801-806.
15. Dagher L, Moore K. The hepatorenal syndrome. *Gut* 2001;49(5):729-737.
16. Arroyo V, Guevara M, Ginès P. Hepatorenal syndrome in cirrhosis: pathogenesis and treatment. *Gastroenterology* 2002;122(6):1658-1676.
17. Schrier RW, Arroyo V, Bernardi M *et al.* Peripheral arterial vasodilation hypothesis: a proposal for the initiation of renal sodium and water retention in cirrhosis. *Hepatology* 1988;8(5):1151-1157.
18. Schrier RW, Niederberger M, Weigert A *et al.* Peripheral arterial vasodilatation: determinant of functional spectrum of cirrhosis. *Semin Liver Dis* 1994;14(1):14-22.
19. Martin PY, Ginès P, Schrier RW. Nitric oxide as a mediator of hemodynamic abnormalities and sodium and water retention in cirrhosis. *N Engl J Med* 1998;339(8):533-541.
20. Wiest R, Groszmann RJ. Nitric oxide and portal hypertension: its role in the regulation of intrahepatic and splanchnic vascular resistance. *Semin Liver Dis* 1999;19(4):411-426.
21. Boyer TD, Zia P, Reynolds TB. Effect of indomethacin and prostaglandin A1 on renal function and plasma renin activity in alcoholic liver disease. *Gastroenterology* 1979;77:215-222.
22. Fernández-Seara J, Prieto J, Quiroga J *et al.* Systemic and regional hemodynamics in patients with liver cirrhosis and ascites with and without functional renal failure. *Gastroenterology* 1989;97(5):1304-1312.
23. Maroto A, Ginès P, Arroyo V *et al.* Brachial and femoral artery blood flow in cirrhosis: relationship to kidney dysfunction. *Hepatology* 1993;17(5):788-793.
24. Guevara M, Bru C, Ginès P *et al.* Increased cerebrovascular resistance in cirrhotic patients with ascites. *Hepatology* 1998;28(1):39-44.
25. Sugano S, Yamamoto K, Atobe T *et al.* Postprandial middle cerebral arterial vasoconstriction in cirrhotic patients. A placebo, controlled evaluation. *J Hepatol* 2001;34(3):373-377.
26. Ginès P, Guevara M. Good news for hepatorenal syndrome. *Hepatology* 2002;36(2):504-506.
27. Lee SS. Cardiac dysfunction in spontaneous bacterial peritonitis: a manifestation of cirrhotic cardiomyopathy? *Hepatology* 2003;38(5):1089-1091.
28. Ruíz-del-Arbol L, Urman J, Fernández J *et al.* Systemic, renal, and hepatic hemodynamic derangement in cirrhotic patients with spontaneous bacterial peritonitis. *Hepatology* 2003;38(5):1210-1218.
29. Ruíz-del-Arbol L, Monescillo A, Arocena C *et al.* Circulatory function and hepatorenal syndrome in cirrhosis. *Hepatology* 2005;42(2):439-447.
30. Ginès A, Escorsell A, Ginès P *et al.* Incidence, predictive factors, and prognosis of the hepatorenal syndrome in cirrhosis with ascites. *Gastroenterology* 1993;105(1):229-236.
31. Bataller R, Ginès P, Guevara M *et al.* Hepatorenal syndrome. *Semin Liver Dis* 1997;17(3):233-247.
32. Follo A, Llovet JM, Navasa M *et al.* Renal impairment after spontaneous bacterial peritonitis in cirrhosis – incidence, clinical course, predictive factors and prognosis. *Hepatology* 1994;20(6):1495-1501.
33. Sort P, Navasa M, Arroyo V *et al.* Effect of intravenous albumin on renal impairment and mortality in patients with cirrhosis and spontaneous bacterial peritonitis. *N Engl J Med* 1999;341(6):403-409.
34. Navasa M, Follo A, Filella X *et al.* Tumor necrosis factor and interleukin-6 in spontaneous bacterial peritonitis in cirrhosis: relationship with the development of renal impairment and mortality. *Hepatology* 1998;27:1227-1232.

35. Ginès P, Titó L, Arroyo V *et al.* Randomized comparative study of therapeutic paracentesis with and without intravenous albumin in cirrhosis. *Gastroenterology* 1988;94(6):1493-1502.
36. Del Olmo JA, Pena A, Serra MA *et al.* Predictors of morbidity and mortality after the first episode of upper gastrointestinal bleeding in liver cirrhosis. *J Hepatol* 2000;32(1):19-24.
37. Cárdenas A, Ginès P, Uríz J *et al.* Renal failure after upper gastrointestinal bleeding in cirrhosis: incidence, clinical course, predictive factors, and short-term prognosis. *Hepatology* 2001;34:671-676.
38. Alessandría C, Ozdogan O, Guevara M *et al.* MELD score and clinical type predict prognosis in hepatorenal syndrome: relevance to liver transplantation. *Hepatology* 2005;41(6):1282-1289.
39. Caregaro L, Menon F, Angeli P *et al.* Limitations of serum creatinine level and creatinine clearance as filtration markers in cirrhosis. *Arch Intern Med* 1994;154(2):201-205.
40. Papadakis MA, Arieff AI. Unpredictability of clinical-evaluation of renal function in cirrhosis – prospective-study. *Am J Med* 1987;82(5):945-952.
41. Salerno F, Badalamenti S. Drug-induced renal failure in cirrhosis. In: Arroyo V, Ginès P, Rodes J, Schrier RW. (Eds.). *Ascites and renal dysfunction in liver disease.* Philadelphia: Blackwell Science Malden, 2005. p. 372-382.
42. Guevara M, Fernandez-Esparrach G, Alessandria C *et al.* Effects of contrast media on renal function in patients with cirrhosis: a prospective study. *Hepatology* 2004;40(3):646-651.
43. Lhotta K. Beyond hepatorenal syndrome: glomerulonephritis in patients with liver disease. *Semin Nephrol* 2002;22(4):302-308.
44. Poole B, Schrier RW, Jani A. Glomerular disease in cirrhosis. In: Ginès P, Arroyo V, Rodes J *et al.* (Eds.). *Ascites and renal dysfunction in liver disease.* Malden: Blackwell Publishing LTD, 2005. p. 360-370.

Capítulo 6

Abordagem Inicial e Diagnóstico Diferencial da Ascite

Patrícia Lofêgo Gonçalves
Luciana Lofêgo Gonçalves
Carlos Sandoval Gonçalves

A ascite pode ser conceituada como um acúmulo anormal de líquido na cavidade peritoneal. O peritônio é uma membrana serosa que reveste a cavidade abdominal (peritônio parietal) e as vísceras (peritônio visceral). Em condições normais existe na cavidade peritoneal uma quantidade mínima de líquido, cuja finalidade é manter úmida e deslizante a superfície do peritônio.[1]

A ascite é uma manifestação comum a várias doenças e pode representar um dos principais problemas terapêuticos do paciente, senão o principal. Algumas das complicações mais importantes do cirrótico podem ter origem na ascite, como a síndrome hepatorrenal e a peritonite bacteriana espontânea.

Inúmeras são as causas de ascite, mas a principal, responsável por mais de 80% das causas, é a cirrose hepática. Se à cirrose forem acrescentadas as neoplasias, a tuberculose peritoneal e a insuficiência cardíaca, teremos englobadas mais de 90% das etiologias da ascite.[2]

Podem-se dividir as causas de ascite em dois grupos: a) doenças em que não há comprometimento do peritônio e b) afecções causadas pelo comprometimento sistêmico do peritônio.[3]

As doenças do primeiro grupo, que primariamente não afetam o peritônio, são:

1. **Doenças associadas à hipertensão portal sinusoidal**: como a cirrose hepática, hepatites alcoólica e fulminante (virótica ou tóxica), insuficiência cardíaca congestiva, síndrome de Budd-Chiari e doença venoclusiva.
2. **Doenças relacionadas com a hipoalbuminemia**: como síndrome nefrótica, enteropatia perdedora de proteínas.
3. **Doenças que causam ascite por mecanismos diferentes**: como mixedema, doença ovariana (carcinoma, tumores benignos), pancreatite crônica, peritonite biliar, doença afetando o sistema linfático e insuficiência renal crônica.

No segundo grupo estão as afecções em que a ascite é resultante de envolvimento peritoneal sistêmico, tais como: tuberculose, infecções por fungos ou parasitas, doenças granulomatosas (sarcoidose, doença de Crohn), tumores primários ou secundários, vasculites (LES), gastroenterite eosinofílica, doença de Whipple, entre outras (Quadro 6-1).

ASPECTOS CLÍNICOS

A maioria dos pacientes com ascite, mais de 80%, tem cirrose hepática, causada principalmente por uso abusivo de etanol, por hepatite crônica C e B e por esteatoepatite não-alcoólica (EHNA). Em aproximadamente 15% dos pacientes com ascite, uma causa não-hepática pode ser identificada. De acordo com a recomendação do *International Ascites Club*, a intensidade da ascite pode ser classificada como: de grau 1 (ascite apenas detectada por exame ultra-sonográfico); ascite de grau 2 (ascite de moderada intensidade); ascite de grau 3 (ascite volumosa, tensa).[4]

Os pacientes com ascite devem ser questionados sobre fatores de risco para doenças hepáticas, como uso de álcool, de drogas injetáveis, transfusão de sangue, relações homossexuais, acupuntura, tatuagem, *piercings*. Como a EHNA é causa de cirrose, e os pacientes podem ter perdido peso após a descompensação da doença, é importante obter informações sobre obesidade e peso máximo.

Os pacientes com diagnóstico de cirrose compensada há longo tempo e que desenvolvem ascite sem causa aparente devem ser investigados quanto à possibilidade de carcinoma hepatocelular.

Nos pacientes com ascite e com história de câncer a suspeita inicial é a de ascite neoplásica. Câncer de mama, pulmão, cólon e pâncreas podem provo-

Quadro 6-1. Causas de ascite[3]

A) Ascite não associada à doença peritoneal	
Hipertensão portal sinusoidal	Cirrose hepática Hepatite alcoólica Hepatite fulminante Doença venoclusiva Metástases hepáticas maciças
Hipertensão portal extra-hepática	Insuficiência cardíaca congestiva Pericardite constritiva Obstrução da veia cava inferior Síndrome de Budd-Chiari
Hipoalbuminemia	Síndrome nefrótica Enteropatia perdedora de proteínas
Miscelânea	Mixedema Doença ovariana Ascite pancreática Ascite biliar Ascite quilosa Ascite nefrogênica
B) Ascite por doença peritoneal primária	
Ascite maligna	Mesotelioma peritoneal primário Carcinomatose peritoneal secundária
Peritonite granulomatosa	Peritonite tuberculosa Peritonite por fungo ou parasita Sarcoidose
Vasculite	Lúpus eritematoso sistêmico Púrpura de Henoch-Schönlein
Outras doenças	Gastroenterite eosinofílica Doença de Whipple

car ascite em decorrência de carcinomatose peritoneal. Esses pacientes podem ou não apresentar sintomas e sinais sugestivos da presença do tumor primário. História clínica de insuficiência cardíaca aumenta a possibilidade de ascite cardíaca. Os alcoolistas que desenvolvem ascite, além de insuficiência hepática, podem ter miocardiopatia alcoólica. A peritonite tuberculosa geralmente se manifesta com dor abdominal e febre. A ascite pancreática pode se desenvolver após um trauma pancreático ou por complicações da pancreatite crônica, com ruptura do ducto pancreático.[5]

EXAME FÍSICO – DETECÇÃO DE ASCITE

Com base na história clínica e no aspecto do abdome podemos suspeitar de ascite, e este diagnóstico pode ser confirmado com o exame físico do abdome. Uma quantidade pequena de líquido ascítico pode ser de difícil reconhecimento; já com quantidade moderada ou grande, o diagnóstico é fácil. O abdome é globoso em ortostase, com abaulamento nos flancos em posição supina (abdome em batráquio). Nos derrames volumosos, a cicatriz umbilical pode estar protrusa, como dedo de luva. O sinal de piparote é pouco útil para o diagnóstico da ascite, pois só é positivo nas ascites de grande volume.

A manobra mais importante para o diagnóstico de ascite é a pesquisa da macicez móvel. Esta manobra consiste inicialmente em percutir todo o abdome com o paciente em decúbito dorsal. Este procedimento permite a determinação de macicez nos flancos e som timpânico na parte média do abdome, o que levanta a suspeita da presença de certa quantidade de líquido na cavidade peritoneal. Coloca-se o paciente em decúbito lateral direito e percute-se todo o abdome; havendo ascite encontram-se timpanismo no flanco esquerdo e macicez no flanco direito. A seguir o paciente adota o outro decúbito lateral, percutindo-se de novo todo o abdome; se de fato houver ascite, o resultado desta percussão será o contrário do obtido na etapa anterior da manobra, ou seja, vai haver timpanismo no hemiabdome direito e macicez no esquerdo. A explicação da macicez móvel é a mobilização do líquido existente na cavidade abdominal em conseqüência da mudança de posição.

Geralmente é necessária a presença de 1.500 mL de líquido na cavidade peritoneal para se detectar a macicez em flancos. Em algumas situações o som maciço pode ser causado por alças repletas de fezes ou líquido, ou então por abdome com grande volume de tecido adiposo. Outras vezes, massa ovariana volumosa, hepatomegalia ou esplenomegalia podem simular ascite. No entanto, o exame ultra-sonográfico é capaz de identificar quantidades tão pequenas quanto 100 mL de líquido no abdome

A presença de eritema palmar, telangiectasias, circulação colateral em abdome e hálito hepático indicam presença de doença parenquimatosa crônica do fígado. Turgência jugular indica cardiopatia. O edema de membros inferiores é um dado freqüente no exame físico, geralmente precedendo o aparecimento da ascite. A presença de anasarca sugere síndrome nefrótica ou insuficiência cardíaca.[3,5-7]

DIAGNÓSTICO

O diagnóstico de ascite pode ser suspeitado em bases clínicas, mas a confirmação é baseada na realização de paracentese abdominal, com coleta de líquido, ou na detecção da ascite por métodos de imagem. A determinação da causa da ascite é feita por história clínica, exame físico e análise do líquido ascítico.

PARACENTESE ABDOMINAL

Indicações

A paracentese do líquido ascítico tem finalidades propedêuticas e terapêuticas, e a abdominal propedêutica, com análise do líquido ascítico, é provavelmente o método mais rápido e mais efetivo para o diagnóstico da ascite. Todo o paciente com ascite, internado em hospital, deve ser submetido à paracentese na admissão, com finalidade diagnóstica ou para avaliar a possibilidade de infecção não suspeitada, no caso de ascite por cirrose. Nem todos os pacientes com infecção apresentam sintomas, e o diagnóstico precoce em pacientes assintomáticos pode reduzir a mortalidade. Por isso, o exame do líquido ascítico deve ser realizado nos pacientes ambulatoriais com ascite de início recente, e em todos os pacientes com ascite admitidos em hospital. A paracentese deve ser repetida sempre que surgirem sinais, sintomas ou alterações laboratoriais indicativos de desenvolvimento de infecção, como febre, dor abdominal, encefalopatia, hipotensão, insuficiência renal, acidose ou leucocitose.[5,6]

Contra-indicações

Existem poucas contra-indicações à realização de paracentese. A coagulopatia é uma contra-indicação em potencial. Entretanto, a maioria dos pacientes cirróticos com ascite tem alterações de coagulação, e se a coagulopatia fosse considerada como uma contra-indicação à paracentese, poucos cirróticos seriam submetidos ao exame. Assim, somente evidências clínicas e laboratoriais de fibrinólise ou coagulação intravascular disseminada contra-indicam a paracentese. Não existem dados sobre um limite seguro dos parâmetros de coagulação abaixo dos quais a paracentese deveria ser evitada.

Diversas casuísticas sobre complicações de paracenteses em pacientes com ascite não relataram mortes, infecções, hemoperitônio ou perfuração intestinal. Como efeito adverso, apenas hematoma de parede em 2% dos casos. Portanto, com técnica adequada e com examinador experiente, o procedimento é perfeitamente seguro.[8,9]

■ Técnicas de paracentese diagnóstica e terapêutica

O volume de líquido no abdome e a espessura da parede abdominal determinam o posicionamento do paciente para o procedimento. Os pacientes com ascite de grande volume e parede fina podem ser puncionados na posição de decúbito dorsal, com a cabeceira levemente elevada. Pacientes com quantidade menor de líquido podem ser colocados em decúbito lateral e puncionados na linha média, ou colocados em decúbito dorsal e puncionados no quadrante inferior esquerdo ou direito. Naqueles com pequenas quantidades de líquido, a punção deve ser guiada por ultra-sonografia.

A paracentese exige a utilização de luvas estéreis. Capote, gorro e máscara não são obrigatórios, porém por medidas de biossegurança a utilização é desejável. É necessária rigorosa assepsia da pele, com uma solução de iodo, na área a ser puncionada. A pele e o tecido celular subcutâneo devem ser infiltrados com um anestésico local. É necessário um pacote estéril contendo seringas, agulhas, gazes, vidros para coleta do líquido para a análise.

O paciente deve estar com a bexiga vazia. A punção pode ser feita nos quadrantes inferiores esquerdo ou direito, ou na linha média, mas geralmente é feita no quadrante inferior esquerdo. O local mais utilizado para a punção fica nas proximidades do 1/3 externo com os 2/3 internos da linha imaginária que vai da cicatriz umbilical à espinha ilíaca ântero-superior. Se a preferência for pela punção na linha média, puncionar na área de maior macicez entre umbigo e sínfise púbica. Lembrar que a linha alba é avascular. A cabeceira da cama deve estar ligeiramente elevada. Evitar sempre a proximidade de cicatrizes: o intestino pode estar aderido à superfície peritoneal do abdome próximo a uma cicatriz, e a agulha inserida pode perfurar o intestino.[6]

A paracentese em pacientes obesos pode ser mais difícil, pela espessura da parede abdominal. A presença da própria ascite pode não ser reconhecida, e, nestes casos, o exame ultra-sonográfico é de valor, confirmando ascite e guiando a punção.

A agulha deve ser introduzida lentamente através da parede abdominal. Este procedimento permite detectar prontamente se um vaso foi puncionado, e então a agulha deve ser imediatamente retirada. A inserção lenta permite também que o intestino se mova para longe da agulha, impedindo a punção intestinal. A seringa deve ser aspirada intermitente durante a introdução da agulha. Se for realizada aspiração contínua, o intestino ou o omento podem obstruir o lúmen da agulha quando ela entra na cavidade peritoneal, obstruindo o fluxo de liquido e resultando em um procedimento malsucedido.[5]

Aproximadamente 30 a 40 mL de líquido devem ser coletados, utilizando uma ou mais seringas. O líquido é introduzido em frascos de cultura, tubo com anticoagulante (com tampa roxa) para contagem de células e em outro tubo para análise bioquímica (de tampa vermelha).

Para prevenir a saída contínua de líquido após a retirada da agulha de paracentese, é necessário utilizar a técnica em Z. Esta técnica consiste no deslocamento da pele, cerca de 2 cm para baixo, simultaneamente à inserção da agulha de paracentese. A pele só deve ser liberada após agulha penetrar no abdome e o líquido fluir. Quando a agulha é retirada, a pele volta à posição original, e obstrui o orifício da inserção da agulha, evitando que ocorra drenagem do líquido pelo orifício de punção.

São causas possíveis de falha na punção do líquido ascítico: aspiração contínua durante a introdução da agulha, com entrada de material da parede abdominal, causando obstrução da agulha; agulhas muito finas e curtas; ascite septada.[6]

A agulha utilizada deve ser de metal. Nos pacientes obesos pode ser necessária a utilização de agulhas mais longas. As agulhas de metal são preferíveis às cânulas de plástico, porque estas últimas têm maior propensão a dobrar quando penetram na cavidade abdominal, obstruindo a passagem do líquido ascítico.[5]

A técnica de paracentese terapêutica é similar à do procedimento diagnóstico, exceto pela utilização de uma agulha mais grossa e de um equipamento adicional, que permite a retirada de maior volume de líquido ascítico. O método tradicional utiliza uma seringa, um equipo de soro e uma bolsa ou frasco coletor. A utilização de frascos a vácuo e de bombas de aspiração possibilita a drenagem mais rápida do líquido.

Durante o procedimento a agulha deve ser estabilizada para permitir o fluxo constante de líquido. Não é incomum que o fluxo cesse intermitentemente. Os movimentos respiratórios podem movimentar a agulha para fora da cavidade peritoneal e para os tecidos moles, sendo necessário reposicionar a agulha. À medida que o líquido é removido, o intestino e o omento ficam mais próximos da agulha, e eventualmente, bloqueiam o fluxo de líquido, sendo necessário reposicionar o paciente para maximizar a quantidade de líquido removido.[5]

ANÁLISE DO LÍQUIDO ASCÍTICO

A análise do líquido ascítico permite diagnóstico diferencial das causas de ascite e diagnóstico de infecção do líquido.

■ Aparência do líquido

A aparência macroscópica do líquido ascítico pode ajudar no diagnóstico diferencial. A ascite não-neutrocítica é transparente e usualmente amarela. O líquido ascítico com concentração muito baixa de proteína pode não apresentar pigmento e ter o aspecto de água (Fig. 6-1). A opacidade da maioria das ascites turvas é causada pela presença de neutrófilos: líquido com contagem absoluta de neutrófilos menor que 1.000/mm^3 pode ser quase claro; líquido com conta-

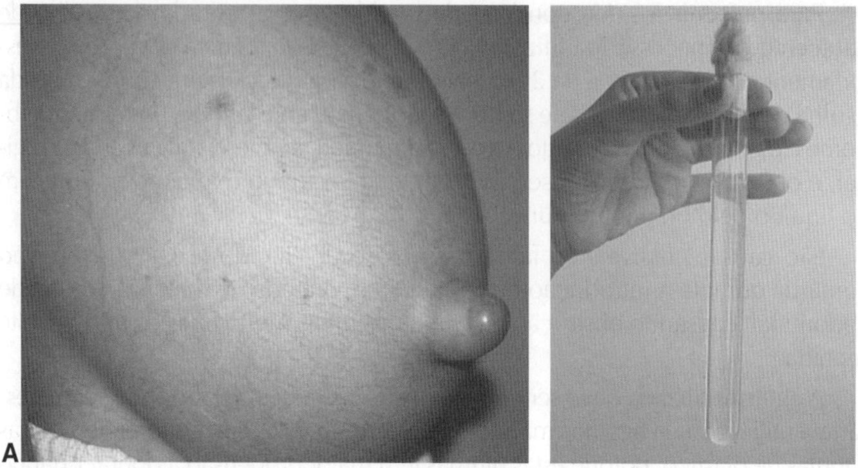

Fig. 6-1

(**A**) Ascite com aranhas vasculares, circulação colateral e protrusão umbilical. (**B**) Líquido ascítico claro, transparente, em paciente com ascite pobre em proteínas. (Ver *Prancha* em *Cores*.)

gem maior que 5.000/mm^3 é completamente turvo, e acima de 50.000/mm^3 lembra maionese. Ou seja: líquido turvo sugere infecção.

O líquido ascítico freqüentemente pode ser tingido de sangue ou ser francamente hemorrágico. Uma contagem de hemácias maior que 10.000/mm^3 é o limiar para aparência rosada; concentrações menores resultam em um líquido claro ou turvo. O líquido ascítico com contagem de hemácias maior que 20.000/mm^3 é nitidamente vermelho (Fig. 6-2A). Muitas amostras de líquido ascítico são hemorrágicas em virtude de uma punção traumática; estes espécimes geralmente coagulam se o sangue não for imediatamente colocado em um tubo com anticoagulante. Por outro lado, na ascite tingida de sangue não traumática, o líquido é homogêneo e não coagula. Pacientes com carcinoma hepatocelular têm freqüentemente ascite hemorrágica, mas isto ocorre em apenas 10% dos casos de carcinomatose peritoneal. Ao contrário do que se pensa, a ascite hemorrágica em peritonite tuberculosa é rara, menos de 5% dos casos.

O líquido ascítico pode ter aparência lipêmica. Os lipídios opacificam o líquido, e o grau de opalescência varia de levemente turvo a completamente opaco e quiloso. A maioria das amostras leitosas, opacas, tem concentração de triglicerídios maior que 200 mg/dL, geralmente maior que 1.000 mg/dL. O líquido com aspecto de leite diluído tem uma concentração de triglicerídios entre 100 e 200 mg/dL. A maioria das amostras de líquido ascítico dos cirróticos não é transparente, nem francamente leitosa. Estas amostras opalescentes têm concentração de triglicerídios ligeiramente elevada variando entre 50 e 200 mg/dL (Fig. 6-2B). A maioria das ascites quilosas ocorre em cirróticos.[10]

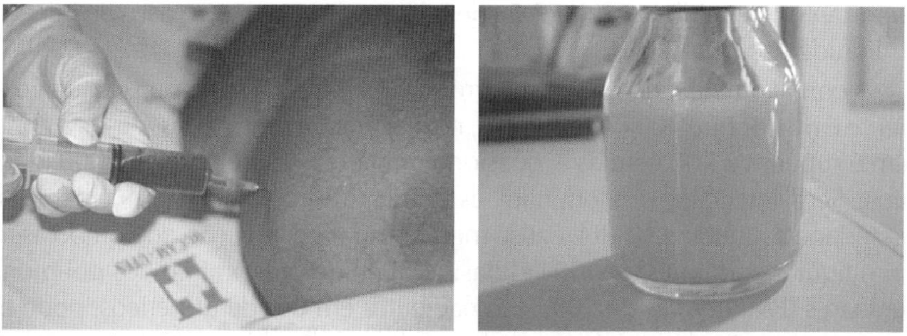

Fig. 6-2

(**A**) Ascite hemorrágica em paciente com carcinoma hepatocelular. (**B**) Frasco com líquido ascítico quiloso em paciente cirrótico. (Ver *Prancha* em *Cores*.)

Líquido marrom-escuro, com concentração de bilirrubina maior que a concentração sérica, geralmente, indica perfuração biliar. Pacientes profundamente ictéricos apresentam líquido ascítico tingido de bile, mas o nível de bilirrubina e o grau de pigmentação são visualmente menores que o correspondente sérico.

A ascite pancreática pode ser pigmentada graças ao efeito das enzimas pancreáticas nas hemácias. O grau de pigmentação varia de cor de chá a preto, na chamada ascite pancreática hemorrágica. Líquido ascítico preto pode ser também encontrado em pacientes com melanoma.[5,11-14]

Exames do líquido ascítico

Os exames do líquido ascítico podem ser divididos em:

- *Exames de rotina:* contagem de células, albumina e proteína total.
- *Exames opcionais:* cultura em frascos de hemocultura, glicose, desidrogenase láctica (DLH), amilase, coloração pelo método de Gram.
- *Não usuais*: cultura para TB, citologia, triglicerídios, bilirrubinas.
- *De pouco valor diagnóstico:* pH, lactato, colesterol, fibronectina, alfa-1 antitripsina.

Contagem de células

A contagem de células é o exame mais útil na análise do líquido ascítico. São necessários apenas 10 microlitros de líquido para análise, e, portanto, se apenas uma gota de líquido for obtida ela deve ser enviada para contagem de células. O líquido deve ser colocado em um tubo com anticoagulante para evitar a coagulação. A contagem de células (contagem absoluta de neutrófilos) é mais importante que a cultura na decisão de iniciar tratamento em casos de infecção do líquido ascítico.

A contagem de leucócitos em cirróticos com ascite não complicada geralmente é menor que 300 células/mm³, mas em cerca de 15% dos casos a contagem é superior a 500 células e, ocasionalmente, pode ultrapassar 1.000 leucócitos. Sem infecção, predominam as células mononucleares. Na peritonite bacteriana espontânea (PBE), causa mais comum de infecção do líquido ascítico, o líquido tem mais de 500 células, com nítido predomínio dos polimorfonucleares (PMN), mais de 70%. Em pacientes em uso de diuréticos, pode haver concentração de proteínas e de leucócitos no líquido ascítico. No entanto, a concentração de PMN não se altera.

Na tuberculose e na carcinomatose peritoneal, a contagem total de leucócitos também está aumentada, mas usualmente existe predomínio de linfócitos.

Na maioria dos casos a ascite hemorrágica é resultado de uma punção traumática. O derramamento de sangue na cavidade peritoneal provoca uma elevação na contagem de leucócitos no líquido ascítico. A contagem diferencial de leucócitos no líquido ascítico contaminado com sangue pode estar alterada, porque no sangue predominam neutrófilos. Para corrigir esta alteração para cada 250 hemácias devemos subtrair 1 PMN da contagem total de PMN do líquido ascítico.[15-18]

Exame bioquímico

As dosagens de proteína e de albumina no líquido ascítico já foram muito utilizadas para separar as ascites em transudativas (proteínas abaixo de 2,5 g/dL) e

Quadro 6-2 Classificação da ascite baseada no GASA[5]

GASA elevado (> 1,1 g/dL)	GASA baixo (< 1,1 g/dL)
Cirrose hepática	Carcinomatose peritoneal
Hepatite alcoólica	Peritonite tuberculosa
Ascite cardíaca	Ascite pancreática
Ascite mista	Obstrução intestinal
Metástase hepática maciça	Ascite biliar
Insuficiência hepática aguda	Síndrome nefrótica
Síndrome de Budd-Chiari	Extravasamento linfático
Trombose da veia porta	Serosite em doença do conectivo
Doença venoclusiva	
Hipotireoidismo	
Esteatose aguda da gravidez	

exsudativas (acima de 3 g/dL). A partir dos anos 1980, passou a ser mais utilizado o chamado gradiente de albumina soro-ascite (GASA), que é um parâmetro melhor para separar as ascites relacionadas com a hipertensão portal daquelas não relacionadas com o aumento de pressão na veia porta.[19-23]

O GASA é a diferença entre albumina no soro e na ascite, em amostras colhidas simultaneamente. Identifica de forma mais segura a ascite causada por hipertensão portal. O GASA elevado (> 1,1) indica presença de hipertensão portal com acurácia acima de 95%. Causas de erro podem ser concentração de albumina sérica baixa (inferior a 1,2 mg/dL), hiperglobulinemia, hipotensão arterial, ascite quilosa (GASA falsamente elevado) e a falta de coleta simultânea do líquido ascítico e do sangue. Nas ascites mistas, geralmente causadas por cirrose e por outra causa (tuberculose, por exemplo), a hipertensão portal presente determina gradiente elevado. Necessário assinalar que presença de GASA elevado não faz diagnóstico de cirrose, e sim de hipertensão portal. O GASA precisa ser determinado apenas uma vez, pois o valor é definitivo. Com resultados limítrofes (1,0 ou 1,1), a paracentese e a análise do líquido devem ser refeitas[22] (Quadro 6-2).

A dosagem de colesterol no líquido ascítico pode ser útil no diagnóstico de carcinomatose peritoneal, e com um valor crítico discriminativo de 50 mg/dL observaram-se sensibilidade e especificidade de 75 e 78%. No entanto, resultados falso-positivos e negativos podem ocorrer.[24]

A glicose se difunde rapidamente no líquido ascítico, e normalmente seu valor é semelhante ao do sangue. Nas infecções do líquido ascítico, a glicose inicialmente pode ser similar ao normal, mas nas fases tardias diminui muito, com valores geralmente abaixo de 50 mg, podendo cair a zero mg/dL, pelo elevado número de leucócitos e bactérias. Com níveis inferiores a 50 mg/dL é necessário afastar peritonite secundária, especialmente se a DHL estiver aumentada. Na peritonite os níveis de DLH na ascite aumentam, por liberação de DLH por neutrófilos, e ultrapassam os valores obtidos no sangue, sendo mais elevados na peritonite secundária.[24]

O paciente alcoolista com ascite nem sempre tem cirrose hepática, e a ascite pode, embora não comumente, ser de origem pancreática. A dosagem de amilase e lipase muito elevada no líquido ascítico faz o diagnóstico de ascite pancreática. Em serviços onde o paciente alcoolista é freqüentemente internado, a dosagem de amilase no líquido ascítico deve ser feita com freqüência. Na perfuração intestinal os valores de amilase também são altos.[25]

A concentração de bilirrubina deve ser dosada no líquido ascítico de aspecto escuro. Níveis de bilirrubina maiores que 6 mg/dL no líquido ascítico e/ou maiores que os níveis séricos sugerem perfuração biliar ou perfuração intestinal alta.[26]

Exame bacteriológico

As amostras de Gram dos líquidos corporais demonstram bactérias apenas quando mais de 10.000 bactérias/mL estão presentes. Este fato limita a utilização do Gram no diagnóstico de peritonite bacteriana espontânea, uma vez que a concentração média de bactérias na PBE é de apenas 1 microrganismo/mL. A utilização do Gram no líquido ascítico é mais útil no diagnóstico de perfuração intestinal no líquido ascítico, onde múltiplas bactérias diferentes podem ser identificadas.

A cultura do líquido ascítico deve ser realizada rotineiramente em pacientes cirróticos com ascite, preferencialmente com inoculação do líquido ascítico em frascos de hemocultura, à beira do leito. O exame bacteriológico convencional identifica bactérias em 35-60% dos pacientes com ascite neutrofílica, enquanto que a inoculação de 10 mL de líquido ascítico, em meio de hemocultura, à beira do leito eleva a positividade para 30 a 90% dos casos. Quando os casos de PBE e variantes forem analisados em conjunto, com diversos tipos de culturas, a positividade do exame bacteriológico é de 63%.[27-29]

Citologia

O exame citológico é capaz de revelar presença de células tumorais no líquido peritoneal, ou seja, quando existe carcinomatose peritoneal. A sensibilidade para detectar carcinomatose peritoneal é maior que 90%, mas é bem menor na ascite por neoplasia sem envolvimento peritoneal. Carcinoma hepatocelular, metástases hepáticas, linfomas não são identificados pelo método se o peritônio não estiver invadido. As células mesoteliais com metaplasia podem simular células neoplásicas e dificultar o diagnóstico diferencial, com possibilidade de falso-positivos. A citometria de fluxo, com análise de DNA, aumenta a capacidade de diagnóstico, com maior detecção de células malignas. É um método muito mais complexo e que deve ser reservado para casos duvidosos.[30,31]

Outros exames

A biópsia peritoneal às cegas ou por laparoscopia pode fazer diagnóstico de carcinomatose ou tuberculose peritoneal (Fig. 6-3). A citologia esfoliativa é outro método útil para diagnosticar ascite de origem não esclarecida.

A adenosina de aminase, que poderia indicar tuberculose peritoneal, tem alto índice de falso-positivos e negativos. Para alguns autores, a especificidade é boa, mas a sensibilidade é baixa para o diagnóstico de tuberculose peritoneal. Para outros, o exame é útil ao diagnóstico.[32-34]

A pesquisa de antígeno carcinoembrionário, com nível discriminativo de 10 mg/dL, é útil ao diagnóstico de carcinomatose peritoneal.[35]

A determinação do pH do fluido peritoneal tem mais valor prognóstico que diagnóstico, indicando mau prognóstico quando menor que 7,15.[36]

DIAGNÓSTICO DIFERENCIAL DAS ASCITES

▪ Ascite por hipertensão portal

A causa mais comum de ascite é a cirrose hepática. A análise do líquido ascítico mostra proteína geralmente abaixo de 2,5 g/dL, mas com grande variação, não sendo incomum proteína acima de 3 g/dL. O GASA é elevado. A mobilização da ascite por uso de diuréticos aumenta a concentração protéica do líquido ascítico. O fluido peritoneal possui atividade opsônica e bactericida, relacionada diretamente com a concentração de proteína na ascite.[37] A ascite não infectada do cirrótico tem de 300 a 500 leucócitos, ocasionalmente mais, podendo atingir raramente a 1.000 células, das quais mais de 70% são mononucleares. Como ocorre com a proteína, o número de leucócitos aumenta com o tratamento diurético, enquanto os polimorfonucleares permanecem sem alterações. Geralmente menos de 100 hemácias são encontradas no líquido ascítico; quando a ascite é francamente hemorrágica, o total de hemácias é maior que 50.000 células. A causa principal de ascite hemorrágica em cirróticos é o carcinoma hepatocelular com sangramento para cavidade peritoneal, mas com freqüência a causa do sangramento não é detectada. Nas outras doenças hepáticas causadas por hipertensão portal sinusoidal, como hepatites fulminante, alcoólica, tóxica, e outras, os aspectos bioquímicos e citológicos são semelhantes à ascite do cirrótico. A ascite pode, ocasionalmente, em cerca de 5%, ter mais de uma causa; geralmente uma é a cirrose, e a outra tuberculose ou carcinomatose peritoneal.[3,36]

▪ Ascite neoplásica

Ao contrário do que se pensa, o aspecto macroscópico da ascite neoplásica geralmente é semelhante ao que se observa na cirrose, e apenas em 10% dos casos a ascite é macroscopicamente hemorrágica.

Doença maligna pode causar ascite por vários mecanismos, além de carcinomatose. Tumores de ovário, bexiga e mesotelioma peritoneal produzem carcinomatose por bloqueio de canais linfáticos e por aumento da permeabilidade vascular. Tumores de cólon, estômago, de mama, de pâncreas e de pulmão podem causar carcinomatose ou metástase hepática. Os linfomas produzem obstrução linfática, com acúmulo de líquido quiloso. Os hepatopatas crônicos estão sujeitos a carcinoma hepatocelular. O paciente com carcinomatose peritoneal geralmente tem proteína alta no líquido e citologia positiva; já os que têm metástase hepática maciça, sem carcinomatose, têm citologia negativa.

Na ascite neoplásica com carcinomatose o teor de proteína é geralmente maior que 3 g/dL, e o exame citológico, com quantidade adequada de líquido ascítico, faz diagnóstico correto em 60-90% dos casos. As concentrações de DLH e de colesterol são maiores que as do plasma. A laparoscopia e a biópsia peritoneal fazem o diagnóstico em casos até então duvidosos.[3,38,39]

■ Peritonite tuberculosa

Também na peritonite tuberculosa não é freqüente a presença de ascite hemorrágica. Emagrecimento, febre, dor abdominal e ascite são aspectos clínicos comuns. Proteína elevada no líquido peritoneal sugere o diagnóstico, mas em cirróticos com peritonite específica a proteína no líquido pode ser baixa. Lembrar que o cirrótico tem maior suscetibilidade à tuberculose, e muitos apresentam a doença. O valor da atividade da adenosina de aminase já foi comentado. Laparoscopia com biópsia faz diagnóstico com facilidade, pelo encontro de granulomas caseosos.[3]

■ Insuficiência cardíaca

A insuficiência cardíaca é responsável por menos de 5% das causas de ascite. A ascite cardíaca é caracterizada por GASA elevado, como no cirrótico, porém com alta concentração de proteína no líquido ascítico e por hematócrito sanguíneo normal. Paciente com ascite cardíaca muitas vezes tem miocardiopatia alcoólica, com cardiomegalia, e aumento das quatro câmaras cardíacas ao ecocardiograma.[40]

■ Ascite pancreática

A ascite pancreática pode ser causada por complicação de pancreatite aguda ou pancreatite crônica agudizada, ou por trauma pancreático, com ruptura de ducto pancreático e acúmulo de fluido pancreático na cavidade peritoneal. Em serviço em que é comum a internação de pacientes alcoolistas, a dosagem de amilase no líquido ascítico deve ser solicitada mais freqüentemente do que se preconiza. Invariavelmente a amilase e lipase estão muito elevadas, com valores que podem atingir vinte vezes os do plasma. O aspecto da ascite é seroso, mas pode ser sanguinolento, turvo ou quiloso. A proteína no líquido é aumentada, maior que 3 gramas/dL. A ascite pancreática freqüentemente é neutrocítica, podendo ser complicada por infecção bacteriana.[3,5]

■ Ascite quilosa

A ascite quilosa é rara, e geralmente é causada por cirrose hepática. Outras etiologias citadas são: obstrução linfática por linfomas, pós-operatório de cirurgia de *shunt* esplenorrenal (por lesão de linfáticos retroperitoneais), pós-operatório de transplante renal e de duodenopancreatectomia, trombose de veia porta, síndrome nefrótica, trauma abdominal, pericardite constritiva, entre várias mencionadas. O diagnóstico é feito pelo encontro de níveis de triglicerídios maiores que do plasma, acima de 110 mg/dL. A incidência de ascite quilosa em cirróticos varia de 0,5 a 1,1%, e um mecanismo provável seria a hipertensão portal provocando ruptura linfática. A ascite quilosa, independente da etiologia, se espontânea ou pós-operatória, é em geral de difícil tratamento.[3,41,42]

Ascite hemorrágica

A ascite hemorrágica é caracterizada por contagem de hemácias acima de 50.000 por mm^3. O líquido ascítico tem menos que 1.000 hemácias por mm^3, e com contagem acima de 10.000 já se torna avermelhado. As causas possíveis são: trauma hepático ou esplênico, infarto esplênico, sangramento por carcinoma hepatocelular, metástases peritoneais, ruptura de vasos colaterais. Presença de sangramento intraperitoneal em cirrótico sugere carcinoma hepatocelular.[43]

Outras causas de ascite

A ascite nefrogênica, uma síndrome pouco compreendida, ocorre em aproximadamente 5% dos pacientes com insuficiência renal crônica em hemodiálise. São freqüentes hipertensão arterial, ascite moderada ou tensa, edema mínimo de extremidade, caquexia e história de hemodiálise. O líquido ascítico apresenta proteína alta e GASA baixo. Diagnóstico é feito por exclusão de outras causas de ascite. Hemodiálise, *shunt* peritônio-venoso e transplante renal são algumas alternativas terapêuticas.

A síndrome nefrótica é causa rara de ascite em criança, e, quando causa ascite em adultos, geralmente há associação com outra doença.

A patogenia do mixedema com ascite é desconhecida. O fluido peritoneal é gelatinoso, com alta concentração protéica.

A síndrome de Meig é associação de ascite, hidrotórax e vários tipos de tumores ovarianos benignos. A formação de ascite e de derrame pleural é devida a aumento da permeabilidade capilar dos vasos ovarianos.

A presença de bile no peritônio pode ser provocada por perfuração da vesícula biliar, por biópsia hepática, por trauma ou no pós-operatório de cirurgias biliares. O líquido ascítico é caracteristicamente esverdeado, com bilirrubina maior do que a do plasma.

Muito rara é ascite provocada pela síndrome de POEMS (polineuropatia, organomegalia, endocrinopatia,alteração de pele).[44-46]

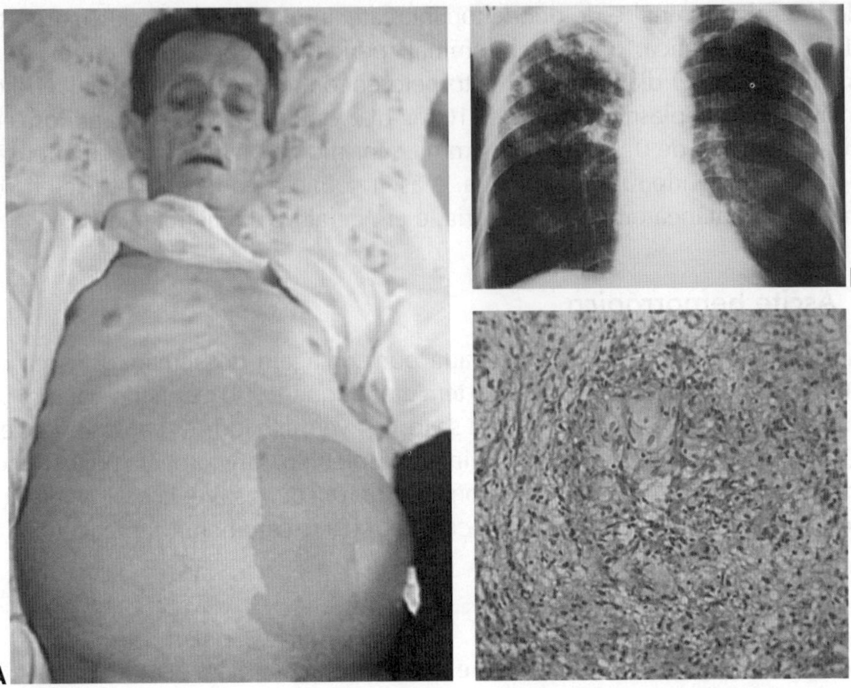

Fig. 6-3

(**A**) Paciente com ascite em mau estado geral. (**B**) Radiografia de tórax do mesmo paciente mostrando aspecto indicativo de tuberculose pulmonar. (**C**) Aspecto microscópico da biópsia peritoneal, mostrando granuloma epitelióide da tuberculose.

REFERÊNCIAS BIBLIOGRÁFICAS

1. Costa ACT, Polak M, Bettarello A. Ascite – Fisiopatologia e conduta diagnóstica. *Arq Bras Med* 1983;57:43-47.
2. Mattos AA, Lima JP. Estudo do líquido de ascite. *Rev AMRIGS* 1983;27:294-301.
3. Arroyo V, Ginès P, Jimenez W *et al.* Ascites, renal failure, and electrolyte disorders in cirrhosis. Pathogenesis, diagnosis, and treatment. In: McIntyre N, Benhamou J-P, Bircher J *et al. Oxford textbook of clinical hepatology.* Oxford, 1991;1:429.
4. Moore KP, Wong F, Gines P *et al.* The management of ascites in cirrhosis: report of the consensus conference of the International Ascites Club. *Hepatology* 2003;38:258-266.
5. Runyon BA. Ascites and spontaneous bacterial peritonitis. In: Sleisenger & Fordtran's. *Gastrointestinal and liver disease.* 8th ed. New York: WB Saunders, 2006. v. 2, cap. 88, p. 1935.
6. Andrade MO. Ascite. In: Lopez M, Laurentys MJ: *Semiologia médica. As bases do diagnóstico.* 5. ed. Rio de Janeiro: Revinter, 2004. cap. 51, p. 768-783.
7. Porto CC. *Exame Clínico – Bases para a prática médica.* 5. ed. Rio de Janeiro: Guanabara, 2004. cap. 14.
8. Runyon BA. Paracentesis of ascitic fluid: a safe procedure. *Arch Intern Med* 1986;146:2259-2261.

9. Runyon BA. Management of adult patient with ascites caused by cirrhosis. *Hepatology* 2004;39:841-856.
10. Runyon BA, Akriviadis EA, Keyser AJ. The opacity of portal hypertension–related ascites correlates with fluid's trigliceride concentration. *Am J Clin Pathol* 1991;96:142-143.
11. Both CT, Mattos AA. Ascite. In: Mattos AA, Dantas W. *Compêndio de hepatologia.* 2. ed. São Paulo: BYK, 2001. cap. 42, p. 657.
12. McHutchison JG. Differential diagnosis of ascites. *Semin Liver Dis* 1997;17:191-202.
13. Runyon BA. Ascite. In: Schiff L, Shiff ER. *Disease of the liver.* Philadelphia: JB Lippincott, 1993. p. 990-1015.
14. Runyon BA, Hoefs JC, Morgan TR. Ascitic fluid analysis in malignancy ascitis. *Hepatology* 1988;8:1104-1109.
15. Hoefs JC. Increase in ascites WBC and protein concentration during diuresis in patients with chronic liver disease. *Hepatology* 1981;1:249-254.
16. Barmier S, Lerner E, Conn HO. Analysis of ascitic fluid in cirrhosis. *Dig Dis Sci* 1979;24:136-144.
17. Conn HO, Fessel JM. Spontaneous bacterial peritonitis in cirrhosis – Variation on a theme. *Medicine* 1971;50:161-197.
18. Hoefs JC. Increase in ascites white blood cell and protein concentration during diuresis in patients with chronic liver disease. *Hepatology* 1981;1:249-254.
19. Paré P, Talbot J, Hoefs JC. Serum-ascite albumin concentration gradient: a physiologic approach to the differencial diagnosis of ascites. *Gastroenterology* 1983;85:240-244.
20. Mattos AA. Estudo do líquido de ascite. In: Ascite. São Paulo: Fundo Editorial Byk, 1994. p. 18-48.
21. Hoefs JC. Serum protein concentration and portal pressure determine the ascite fluid protein concentration in patients with chronic liver disease. *J Lab Clin Med* 1983;102:260-273.
22. Runyon BA, Montano AA, Akriviadis EA *et al.* The serum ascites albumin gradient is superior to the exudate-transudate concept in differential diagnosis of ascites. *Ann Intern Med* 1992;117:215-220.
23. Molina LFR, Oliveira e Silva A, Santos T *et al.* Gradiente de albumina (soro-ascite) na diferenciação diagnóstica da ascite. *GED* 1993;12:8-12.
24. Mattos AA, Both CT. Diagnóstico de ascite maligna: papel dos níveis de colesterol do fluido peritoneal. *Rev AMRIGS* 1994;38:273-275.
25. Runyon BA. Amylase levels in ascitic fluid. *J Clin Gastroenterol* 1987;9:172-174.
26. Runyon BA. Ascitic fluid bilirubin concentration as a key to the diagnosis of choleperitoneum. *J Clin Gastroenterol* 1987;9:543-545.
27. Runyon BA, Canawati HN, Akriviadis EA. Optimization of ascitic fluid culture technique. *Gastroenterology* 1988;95:1351-1355.
28. Freitas IN, Macedo E, Machado AMO *et al.* Estudo comparativo entre três métodos de cultura para o líquido ascítico em pacientes com ascite neutrofílica. *GED* 1997;16:37-40.
29. Mattos AA. Peritonite bacteriana espontânea: estudo comparativo de três técnicas no diagnóstico bacteriológico. *GED* 1994;13:145-152.
30. Both CT. *A citometria de fluxo no diagnóstico da carcinomatose peritoneal.* Tese (Doutorado em Hepatologia) – Fundação Faculdade Federal de Ciências Médicas de Porto Alegre, Porto Alegre, 1998. p. 116.
31. Both CT, Mattos AA, Neumann J *et al.* A fase S do ciclo celular determinada através da citometria de fluxo no diagnóstico da carcinomatose peritoneal. *GED* 1999;18:243-249.
32. Mattos AA, Lima JP, Vilela MP. Contribuição do exame citológico do peritônio no diagnóstico da carcinomatose peritoneal. *GED* 1993;12:13-22.

33. Brant CO, Silva Jr MR, Maçedo EP *et al.* The value of adenosine deaminase (ADA) determination in the diagnosis of tuberculous ascites. *Rev Inst Med Trop* 1995;37:449-453.
34. Hillebrand DJ, Runyon BA, Yasmineh WG *et al.* Ascitic fluid adenosine deaminase insensitivity in detecting tuberculous peritonitis in the United States. *Hepatology* 1996;24:1408-1412.
35. Mattos AA, Both CT, Lima JP *et al.* Diagnóstico da ascite: importância da determinação do antígeno carcinoembrionário no líquido peritoneal. *GED* 1990;9:13-17.
36. Glitin N. Ascitic fluid acidosis in bacterial peritonitis: a poor prognostic sign? *Hepatology* 1990;11:896-897.
37. Runyon BA, Morrisey RL, Hoefs JC *et al.* Opsonic activity of human ascitic fluid: a potential important protective mechanism against spontaneous bacterial peritonitis. *Hepatology* 1985;5:634-637.
38. Terra C. Diagnóstico diferencial das ascites. In: Galvão-Alves J. (Ed.). *Temas de atualização em gastroenterologia,* 2008. cap. 35, p. 467.
39. Runyon BA, Hoefs JC, Morgan TR. Ascitic fluid analysis in malignancy-related ascites. *Hepatology* 1998;8:1004-1009.
40. Runyon BA. Cardiac ascites: a characterization. *J Clin Gastroenterol* 1988;10:410-412.
41. Sultan S, Pauwels A, Poupon R *et al.* Chylous ascites in cirrhosis. Retrospective study of 20 cases. *Gastroenterol Clin Biol* 1990;14:842-847.
42. Rector WG Jr. Spontaneous chylous ascites of cirrhosis. *J Clin Gastroenterol* 1984;6:369-372.
43. Akriviadis EA. Hemoperitoneum in patients with ascites. *Am J Gastroenterol* 1997;92:567-575.
44. Hammond TC, Takiyyuddin MA. Nephogenic ascites: a poor understood syndrome. *J Am Soc Nephrol* 1994;5:1173-1177.
45. Han SH, Reynolds TB, Fong TL. Nephrogenic ascites. Analysis of 16 cases and review of the literature. *Medicine* 1998;77:233-245.
46. Moura KR, Gonçalves CS, Sad FCA *et al.* Síndrome de POEMS*:* uma causa rara de ascite. *Gastren* 2004;16:216. (Abstract).

7

Valor Prognóstico da Ascite e suas Complicações

Edison Roberto Parise
Ana Cláudia de Oliveira
Luciana de Carvalho

INTRODUÇÃO

A ascite representa a forma mais freqüente de descompensação da cirrose, evidenciando a progressão da doença e a deterioração funcional do fígado. Está associada à piora da qualidade de vida e aumento da morbidade e da mortalidade desses pacientes. Além disso, as complicações que seguem seu aparecimento, principalmente a peritonite bacteriana espontânea (PBE), a hiponatremia dilucional e a síndrome hepatorrenal, tendem a agravar ainda mais esse prognóstico. Não menos importante é o fato de que a presença da ascite e as restrições dietéticas impostas a esses pacientes comprometem a ingestão alimentar dos hepatopatas crônicos e, conseqüentemente, seu estado nutricional.

Embora a hipertensão portal seja a principal causa de ascite, também nas doenças malignas o surgimento da ascite tende a ser sinal de gravidade e fator de menor tempo de sobrevida.

Este capítulo aborda o valor prognóstico da ascite e suas complicações na evolução dos hepatopatas crônicos, assim como sua associação com a desnutrição protéico-calórica nesses pacientes. Também examina o valor prognóstico da ascite na evolução das doenças tumorais e infecciosas.

HISTÓRIA NATURAL DA CIRROSE APÓS O APARECIMENTO DA ASCITE

O reconhecimento de que a ascite apresenta impacto importante na sobrevida de pacientes com doença hepática crônica vem de longa data, desde a classificação inicial de Child-Turcotte até sua modificação por Pugh[1,2] (Quadro 7-1). Estudos mais recentes de D´Amico *et al.*[3] demonstram que o aparecimento de ascite, além de caracterizar o estágio descompensado da doença, está associado a aumento da mortalidade nesses pacientes, com taxa de mortalidade de 20% quando comparada a apenas 3% dos cirróticos compensados com varizes (Quadro 7-2). A história natural da cirrose foi também investigada em 263 paci-

Quadro 7-1. O escore de Child-Pugh

Pontos	1	2	3
Encefalopatia	Ausente	Graus 1 e 2	Graus 3-4
Ascite	Ausente	Leve-moderada	Tensa
Bilirrubinas (mg/dL)	2	2-3	> 3
Albumina (g/dL)	> 3,5	2,8-3,5	< 2,8
Protrombina (s)	< 4	4-6	> 6

Quadro 7-2. Sobrevida dos pacientes cirróticos de acordo com 4 estágios clínicos consecutivos

Estado clínico	Definição	Probabilidade cumulativa de óbito em 1 ano
Cirrose compensada		
• Estágio 1	Sem varizes ou ascite	1%
• Estágio 2	Varizes, sem ascite	3,4%
Cirrose descompensada		
• Estágio 3	Ascite ± varizes	20%
• Estágio 4	Hemorragia, varizes ± ascite	57%

Quadro modificado do estudo de D'Amico *et al.*[3]

entes após o primeiro episódio de descompensação em ascite, durante um período médio de 41 meses.[2] A sobrevida observada em 1 e 5 anos para os pacientes com ascite foi de, respectivamente, 85 e 57%, e os fatores associados à mortalidade foram idade avançada, função hepática mais comprometida (medida pelo escore de Child-Pugh) e hiponatremia dilucional. Dos pacientes estudados nesse período, 28% desenvolveram hiponatremia dilucional, 11% ascite refratária e 7,6% síndrome hepatorrenal (principalmente do tipo 2). Em outro estudo de Spadaro *et al.*[4] a presença de ascite em combinação com outras complicações, como síndrome hepatorrenal, hemorragia digestiva e PBE, foram os principais preditores de mortalidade em 255 cirróticos de etiologias alcoólica e viral durante um período de acompanhamento médio de 29 meses, com uma taxa de mortalidade de 69,8%.

Também na cirrose biliar primária um modelo prognóstico foi idealizado a partir do conceito de que o aparecimento de ascite e edema periférico apresentava importante valor preditivo de óbito nessa doença.[5] Análise evolutiva de 289 pacientes, dos quais 143 apresentaram ascite e edema pela primeira vez, observou que o tempo médio de óbito nesse subgrupo foi de 3,1 anos, e que os fatores associados ao óbito foram bilirrubinas, albumina e encefalopatia. Comparativamente aos modelos da Clínica Mayo e do Royal Free para CBP, esse modelo, denominado de modelo do estágio de ascite, foi superior aos anteriores em predizer óbito nos pacientes com ascite.

Em 392 pacientes co-infectados com HBV/HCV e HIV num acompanhamento mínimo de 6 meses, a descompensação hepática, geralmente por ascite, esteve associada a uma taxa de sobrevida de apenas 48% no primeiro ano e de 18,1% em 3 anos.[6]

Valor prognóstico da hiponatremia

A diminuição da concentração sérica de sódio tem sido utilizada como um importante preditor de mortalidade.[7,8] A hiponatremia do cirrótico com ascite é do tipo dilucional decorrente de um volume extracelular expandido associado a um aumento na retenção de sódio.[9] Nesses casos há uma desproporção entre a retenção renal de água livre e a de sódio, e a despeito de um aumento no sódio corporal total há hiponatremia no soro. A hiponatremia dilucional foi definida arbitrariamente como valores de sódio no soro abaixo de 130 mEq/L em paciente com ascite e/ou edema.[9] Entretanto, muitos pacientes com valores séricos de sódio entre 130 e 135 mEq/L já apresentam alteração no *clearance* de água livre.[8] Em pacientes com ascite refratária ou síndrome hepatorrenal, essa proporção pode chegar até a 50%.[10] Esses pacientes quando comparados a cirróticos sem hiponatremia apresentam doença hepática mais grave, pior controle da ascite e maior incidência de peritonite bacteriana espontânea, síndrome hepatorrenal e encefalopatia hepática[9] (Fig. 7-1).

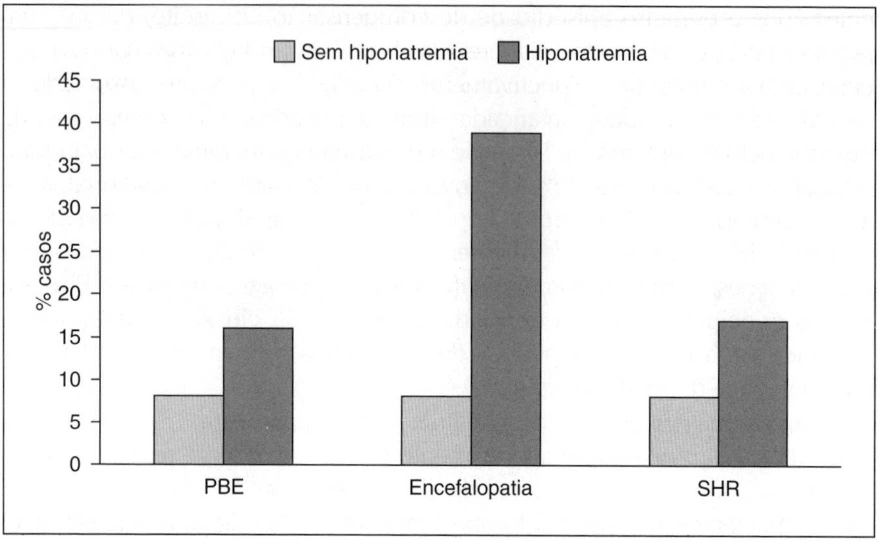

Fig. 7-1

Índice de complicações em pacientes cirróticos com ascite, com e sem hiponatremia. Dados obtidos a partir de estudo multicêntrico, onde a hiponatremia foi definida como uma concentração sérica de sódio < 135 mEq/L. PBE = peritonite bacteriana espontânea, SHR = síndrome hepatorrenal. (Modificado de Angeli P *et al.*[8])

A ascite persistente e a hiponatremia foram reconhecidas como fatores de impacto em pacientes com baixa pontuação (< 21) no modelo de escore para estágios finais da doença hepática (MELD), identificando, entre eles, os pacientes com maior risco de morte precoce.[11] A confirmação desses achados por Biggins *et al.*[7] levou esses autores a propor a inclusão da concentração sérica de sódio ao MELD [MELD-NA = MELD + 1,59× (135-Na mEq/L)], observando que essa modificação foi acompanhada de um aumento linear no risco de óbito em estudo posterior. Nesse estudo, a incorporação do sódio ao MELD aumentaria as chances de transplante para 27% dos pacientes com baixa pontuação no MELD. Além de ser pouco superior ao MELD original, a grande limitação para esse parâmetro é que vários fatores não relacionados com a função hepática podem interferir na concentração sérica de sódio em hepatopatas, como o uso de diuréticos e soluções hipotônicas.

Valor prognóstico da ascite refratária

A ascite refratária ocorre em cerca de 10% dos indivíduos cirróticos de diversas etiologias. Por definição, a ascite refratária ocorre naqueles pacientes onde não é possível promover um aumento na excreção renal de sódio com o uso de diuréticos, seja por não resposta a altas doses desses medicamentos (espironolactona 400 mg/dia associado à furosemida 160 mg/dia), ou pelo aparecimento de efeitos adversos que impossibilitem alcançar doses mais efetivas dos diuréticos.[12,13]

Essa situação geralmente está associada à doença hepática avançada, recorrência da ascite depois de paracentese de grandes volumes, maior risco de síndrome hepatorrenal (principalmente do tipo 1) e, conseqüentemente, pior prognóstico.

O aparecimento de ascite de difícil mobilização representa uma sobrevida de 50% em 1 ano, de uma forma geral, podendo chegar a menos de 20% naqueles indivíduos de alto risco (menor gradiente de albumina, existência de peritonite bacteriana espontânea e história de bebida alcoólica), segundo modelo de gravidade desenvolvido por Guardiola *et al.*, na tentativa de priorizar pacientes para o transplante hepático.[13]

O uso de paracenteses repetidas de grande volume é a terapia inicial mais utilizada diante de ascite refratária. No entanto, a ascite recorre na maioria dos casos, e o tratamento não demonstrou impacto na sobrevida desses pacientes.[14] A colocação do TIPS, embora apresente melhor controle da ascite e maior propensão ao aparecimento de encefalopatia que o uso da paracentese, não demonstra melhora da sobrevida desses pacientes.[15]

A hiponatremia também tem mostrado ter valor prognóstico em pacientes com ascite refratária submetidos à implantação de TIPS ou paracenteses evacuadoras. Análise de regressão de COX em um grupo de 235 pacientes (114 com colocação de TIPS e 121 submetidos à paracentese) encontrou que idade mais avançada, níveis séricos de bilirrubinas elevados, hiponatremia e o tipo de tratamento estiveram independentemente associados à pior sobrevida nesses pacientes.[15] Também nesses pacientes com ascite refratária, a hiponatremia está associada ao desenvolvimento de encefalopatia hepática.[8,16] A redução do sódio sérico favoreceria o aparecimento de encefalopatia tanto por uma ação direta da baixa concentração de sódio sobre o cérebro, ou por alterações no metabolismo das células cerebrais.

Valor prognóstico da PBE

Infecção bacteriana ocorre em 32-34% dos cirróticos hospitalizados e, em aproximadamente, 45% dos pacientes com hemorragia digestiva por varizes.[17,18] Essa taxa é muito superior a de 5-7% esperada para a população geral de pacientes hospitalizados.[18] A infecção mais comum desses pacientes hospitalizados foi a PBE (25%), seguida de infecção do trato urinário (20%), pneumonia (15%) e bacteremia (12%).[17] Em várias séries analisadas, o índice de infecção é maior quanto maior a prevalência de pacientes com ascite[18] (Quadro 7-3).

Quadro 7-3. Relação entre infecção no cirrótico e a presença de ascite

Autor (ano)	n	% com ascite	% pacientes com infecção
Rimola (1985)	72	36%	35%
Soriano (1992)	59	24%	37%
Blaise (1994)	45	38%	36%
Bernard (1995)	64	47%	36%
Pauwels (1996)	55	14%	14%
Pauwels (1996)	34	38%	47%
Hsieh (1998)	60	50%	45%
Goulis (1998)	163	50%	56%
Total	552	40%	44%

Dados modificados de Tandon P, Garcia-Tsao G. Bacterial Infections, Sepsis, and Multiorgan Failure in Cirrhosis. Sem Liver Disease 2008;28:26-42.

Valor prognóstico da síndrome hepatorrenal

A síndrome hepatorrenal (SHR) é caracterizada por uma disfunção renal funcional, que freqüentemente se desenvolve nos pacientes com cirrose avançada e reduzida função circulatória sistêmica. Acomete cerca de 8 a 10% dos pacientes hospitalizados com cirrose e ascite.[19] Recentes dados indicam que a probabilidade de desenvolver SHR em pacientes cirróticos é de 11,4% em 5 anos de acompanhamento.[1]

A partir de 1994, foram reconhecidos dois tipos de SHR. A do tipo 1 onde a função renal deteriora rapidamente, com elevações na creatinina sérica superiores a 100% com respeito ao valor inicial em prazo inferior a 2 semanas, sempre que o valor final seja > 2,5 mg/dL, e associada à pobre prognóstico, com sobrevida média de 2 semanas; e o tipo 2, de instalação mais lenta, com níveis de creatinina sérica em torno de 1,5-2,5 mg/dL, com sobrevida média de 6 meses.[1,19,20]

Com a introdução do transplante hepático, como opção terapêutica, observou-se uma modificação na sobrevida e evolução desses indivíduos. A sobrevida em 5 anos após o transplante em pacientes com SHR foi somente levemente menor quando comparado a indivíduos transplantados sem SHR (60% × 68%, p < 0,05), e marcadamente maior comparado aos indivíduos com SHR que não realizaram o transplante (20% × 0%).[21] A presença de SHR no momento do transplante também está associada à maior morbidade e prolongamento do tempo de hospitalização. Imediatamente depois do transplante, é comum observar uma piora na função renal nesses indivíduos, que determina um maior tempo de hospitalização e mais freqüente necessidade de tratamento dialítico (35% × 5%, $p < 0,001$), mas somente 5% desses progrediram para insuficiência renal terminal.

Entretanto, o principal problema a respeito do transplante na SHR tipo 1 está no prognóstico bastante reservado, em um contexto de longa espera pela disponibilidade de um órgão, na maioria dos serviços de transplante no mundo todo, o que faz com que muitos desses pacientes morram antes de alcançarem o transplante. Como conseqüência, outras opções terapêuticas vêm sendo desenvolvidas para aumentar a sobrevida dos indivíduos portadores de SHR. Dentre eles, a administração de vasoconstritores e a implantação do TIPS são as medidas mais promissoras e com impacto na sobrevida global do paciente sem transplante.

A utilização de agentes vasoconstritores (terlipressina, ornipressina, noradrenalina) tem mostrado melhoria na sobrevida dos pacientes cirróticos complicados com SHR. Em estudo retrospectivo com 99 pacientes admitidos em hospitais franceses, com SHR tipo 1 e tratados com terlipressina e albumina observou-se uma melhoria na função renal em 58% dos pacientes tratados com essa associação. A probabilidade de sobrevida foi de 40% em 1 mês e 22% em 3 meses, e esse resultado esteve associado à reversão do quadro renal.[22,23]

A utilidade do TIPS na SHR tipo 1 tem sido estudada também em estudos menores. Em um desses, estudando 31 pacientes (14 com SHR tipo 1 e 17 com ascite refratária e SHR tipo 2), a sobrevida em 3, 6 e 12 meses foi de 64, 50 e 20% respectivamente, apesar do freqüente aparecimento de encefalopatia hepática ou mesmo piora desse quadro, que ocorreu em 11 pacientes, com a implantação do dispositivo. A sobrevida de 17 pacientes com SHR tipo 2 foi de 70%.[24]

Valor prognóstico da ascite nas ressecções hepáticas

Os últimos anos foram acompanhados de um inegável aumento na intervenção cirúrgica em pacientes com doença hepática crônica com neoplasias, graças à melhor seleção dos pacientes e às melhorias técnicas e de cuidados pré e pós-operatórios que resultaram em redução da mortalidade pós-operatória imediata. De fato, embora a taxa de morbidade desses pacientes submetidos à ressecção hepática permaneça alta, variando entre 23 e 56%, a taxa de mortalidade caiu de 10,4% nos anos 1988-1999 para 5,2% nos anos 1998-2000.[25] Assim, um número maior de pacientes hepatopatas ou com metástases hepáticas tem sido submetido à ressecção de tumores primários ou secundários no fígado.

Além do fato de a ascite refratária ser considerada contra-indicação formal à ressecção hepática em portadores de carcinoma hepatocelular, a presença de ascite tem sido considerada um fator de mau prognóstico para a realização de hepatectomia nesses pacientes.

Em análise retrospectiva de 783 pacientes americanos submetidos à hepatectomia em decorrência de tumores metastáticos ou primários do fígado, em pacientes com ou sem hepatopatia, a mortalidade até 30 dias do pós-operatório foi de 2,6%, e os fatores associados foram gênero masculino, classificação em classe 3 ou maior no risco anestésico, doença obstrutiva crônica e a presença de ascite. A ascite esteve presente entre 10% dos pacientes que foram a óbito e em apenas 1,4% dos sobreviventes.[26]

Na ressecção de hepatocarcinoma, a função hepática, avaliada pela classificação funcional de Child-Pugh, demonstra que pacientes Child A apresentam melhor evolução pós-operatória e menor mortalidade que os pacientes Child B e C. No entanto, quando esses pacientes são estudados à parte, discriminando-se os componentes do Child, a presença de ascite surge como fator prognóstico tanto em pacientes classificados como Child B[27] quanto Child C. De fato, avaliação feita por Nouso *et al.*[28] em 157 portadores de HCC Child C demonstrou que a ascite intratável juntamente com os níveis de bilirrubinas, a contagem de plaquetas e as características do tumor foram fatores associados a pior prognóstico nessa população estudada.

Como se poderia esperar, pacientes com ascite também apresentam menor sobrevida quando submetidos à ablação do hepatocarcinoma por radiofreqüência.[29]

A sobrevida de pacientes com carcinoma hepatocelular pode ser avaliada a partir de índice prognóstico calculado a partir do número e diâmetro das lesões tumorais, presença de ascite, trombose tumoral da veia porta e valor da colinesterase. Utilizando esse índice, Kogo *et al.* encontraram uma sobrevida global de 79,7% em 1 ano, 51,1% em 3 anos e 24,9% em 5 anos.[30]

IMPACTO DA ASCITE SOBRE O ESTADO NUTRICIONAL

A desnutrição protéico-calórica (DPC) é um achado freqüente em portadores de doença hepática crônica, trazendo graves repercussões sobre o estado geral e a evolução clínica do paciente, podendo contribuir para o aparecimento ou agravamento das complicações dos cirróticos, tais como ascite e encefalopatia hepática, além de reduzir os mecanismos de defesa imunológica, com aumento da incidência de infecções urinárias e pulmonares, e de peritonite bacteriana espontânea. Múltiplos fatores comuns à doença de base contribuem diretamente para a desnutrição, entre eles, anorexia, náuseas, deficiente ingestão alimentar, má digestão, má absorção de nutrientes e o estado catabólico conseqüente à hepatopatia. As inúmeras restrições dietéticas empregadas para controlar sintomas e complicações específicas, como ascite, edemas e encefalopatia hepática, acabam por agravar o estado nutricional, predispondo os pacientes a infecções e piora do estado funcional hepático.[31,32]

Nos pacientes com ascite, vários fatores estão associados à desnutrição protéico-calórica desses pacientes. A manutenção de dieta hipossódica rigorosa em pacientes com ascite e que não se adaptam a essa restrição acaba por comprometer a ingestão alimentar. Por outro lado, alterações da motilidade do tubo gastrointestinal também têm sido relatadas nesses pacientes, o que contribui para uma piora nutricional desses pacientes.

Em avaliação nutricional através do escore de DPC de Mendenhall, em 300 pacientes cirróticos encaminhados ao ambulatório de Fígado da Universidade Federal de São Paulo, em sua primeira consulta, o índice de desnutrição protéico-calórica foi de 74%, sendo que 37% deles apresentavam DPC moderada e grave.[33] No Quadro 7-4 pode-se observar a relação entre a presença de ascite e o estado nutricional desses pacientes, onde apenas 20% deles foram considerados eutróficos, enquanto o percentual de pacientes com DPC moderada e grave foi de 41%.[33]

Em outro trabalho,[32] avaliando longitudinalmente pacientes com cirrose submetidos a transplante hepático que sobreviveram ao primeiro ano de transplante, observa-se que os cirróticos com ascite são os que apresentam recuperação nutricional mais acentuada no pós-transplante, ressaltando o maior comprometimento do estado nutricional desse grupo de pacientes (Quadro 7-5).

Quadro 7-4. Relação entre a presença de ascite e grau de desnutrição protéico-calórica em pacientes cirróticos atendidos em serviço de referência em sua primeira consulta ambulatorial

Estado nutricional	Sem ascite	Com ascite	p
Eutrófico	22 (55%)	51 (19,6%)	$\chi^2 = 28{,}757$ p < 0,001
DPC leve	15 (37,5%)	101 (38,9%)	
DPC moderada	3 (07,5%)	101 (38,9%)	
DPC grave	0 (0,0%)	7 (2,6%)	
Total	40	260	

Avaliação nutricional por método antropométrico (Carvalho L, Parise ER[33]).
DPC = desnutrição protéico-calórica.

Quadro 7-5. Relação entre a presença de ascite e estado nutricional de pacientes cirróticos submetidos a transplante hepático, avaliados no pré-transplante, 3 meses e 1 ano após o procedimento

	Pré-transplante		3 meses		1 ano	
	Sem ascite	**Ascite**	**Sem ascite**	**Ascite**	**Sem ascite**	**Ascite**
Eutrófico	42%	22%	47%	49%	53%	70%
Com DPC	58%	78%	53%	51%	47%	30%
Nº pacientes	19	37	19	37	19	37

DPC = desnutrição protéico-calórica.

Valor prognóstico da ascite nos tumores malignos

O aparecimento de ascite em pacientes com neoplasia representa importante sinal prognóstico na evolução desse paciente para o óbito. Uma revisão de 2 anos de pacientes classificados como portadores de ascite maligna identificou 209 casos, a maioria com tumores de ovário e do trato gastrointestinal. Em 54% desses pacientes a ascite foi a manifestação inicial do tumor. A sobrevida média foi de apenas 5,7 meses, melhor nos pacientes com ascite neoplásica secundária a tumores ovarianos.[34] Essa mortalidade é ainda pior para outros tipos de tumores. Em pacientes com câncer de pâncreas e ascite neoplásica a sobrevida média foi de 2,7 meses, a despeito do uso de quimioterápicos, que apenas auxiliaram no controle da ascite, mas não afetaram a alta taxa de mortalidade.[35] No câncer de pulmão, por exemplo, o aparecimento de carcinomatose peritoneal e ascite, normalmente precedido de derrame pleural, foi acompanhado de uma sobrevida média de apenas 15 dias.[36]

Nos tumores de ovário, a boa resposta ao tratamento tende a prolongar a vida das pacientes com ascite maligna.[34] Desde que as citocinas estejam associadas ao crescimento e disseminação das células cancerosas, os níveis de interleucinas 1 (alfa, beta e RA) foram avaliados na ascite e no soro de 53 dessas pacientes. Além de se correlacionarem com o estágio da doença e com o tipo histológico do tumor, as pacientes com níveis de IL-RA elevado no líquido de ascite apresentaram sobrevida média no pós-operatório superior à observada para aquelas com níveis abaixo do valor de corte (34,6 meses contra 17 meses). Também, valores elevados de IL-1 beta no soro e na ascite estiveram associados à melhor sobrevida livre de doença. Em análise univariada a concentração de IL-RA na ascite foi fator independente de prognóstico para sobrevida sem doença e de mortalidade entre essas pacientes.[37]

A laminina é uma glicoproteína da membrana basal, e sua determinação sérica tem sido utilizada como preditor de metástase tumoral e também no diagnóstico de ascite neoplásica. Seus valores séricos tendem a aumentar de maneira significativa com o aparecimento de metástases, independente do tipo de tumor estudado, como tumores gástricos, carcinoma hepatocelular, câncer colorretal, tumores ovarianos, melanoma, afetando a sobrevida desses pacientes.[38]

No líquido de ascite maligna por tumor de ovário, sua concentração tende a ser elevada.[39] Em estudo comparativo, a concentração desta glicoproteína foi significativamente maior no soro e ascite dos portadores de carcinomatose peritoneal do que em pacientes com cirrose hepática.[40] Tanto a concentração sérica quanto a da ascite da laminina demonstraram elevada acurácia (em torno de 90%) no diagnóstico diferencial entre ascites benigna e maligna. O potencial valor prognóstico da laminina na sobrevida desses pacientes ainda precisa ser estabelecido.

REFERÊNCIAS BIBLIOGRÁFICAS

1. Planas R, Montoliu S, Balleste B *et al.* Natural history of patients hospitalized for management of cirrhotic ascites. *Clin Gastroenterol Hepatol* 2006;4:1385-1394.
2. Gine's P, Quintero E, Arroyo V *et al.* Compensated cirrhosis: natural history and prognostic factors. *Hepatology* 1987;7:122-128.
3. D'Amico G, Garcia-Tsao G, Pagliaro L. Natural history and prognostic indicators of survival in cirrhosis: a systematic review of 118 studies. *J Hepatol* 2006;44:217-231.
4. Spadaro A, Luigiano C, De Caro G *et al.* Prognostic factors of survival in complicated viral and alcoholic cirrhosis without hepatocellular carcinoma. A retrospective study. *Minerva Gastroenterol Dietol* 2007;53:311-319.
5. Chan CW, Carpenter JR, Rigamonti C *et al.* Survival following the development of ascites and/or peripheral oedema in primary biliary cirrhosis: a staged prognostic model. *Scand J Gastroenterol* 2005;40:1081-1089.
6. Bruno R, Sacchi P, Puoti M *et al.* Natural history of compensated viral cirrhosis in a cohort of patients with HIV infection. *J Acquir Immune Defic Syndr* 2007;46:297-303.
7. Biggins SW, Kim WR, Terrault NA *et al.* Evidence-based incorporation of serum sodium concentration into MELD. *Gastroenterology* 2006;130:1652-1660.
8. Angeli P, Wong F, Watson H. Gine`s PCAPPS Investigators Hyponatremia in cirrhosis: results of a patient population survey. *Hepatology* 2006;44:1535-1542.
9. Ginès P, Cárdenas A. The management of ascites and hyponatremia in cirrhosis. *Sem Liver Dis* 2008;28:43-58.
10. Ginès P, Uriz J, Calahorra B *et al.* Transjugular intrahepatic portosystemic shunting *versus* paracentesis plus albumin for refractory ascites in cirrhosis. *Gastroenterology* 2002;123:1839-1847.
11. Heuman DM, Abou-Assi SG, Habib A *et al.* Persistent ascites and low serum sodium identify patients with cirrhosis and low MELD scores who are at high risk for early death. *Hepatology* 2004;40:802-810.
12. Moore KP, Wong F, Gine`s P *et al.* The management of ascites in cirrhosis: report on the consensus conference of the International Ascites Club. *Hepatology* 2003;38:258-266.
13. Guardiola J, Baliellas C, Xiol X *et al.* External validation of a prognostic model for predicting survival of cirrhotic patients with refractory ascites. *Am J Gastroenterol* 2002;97:2374-2378.

14. Gines P, Tito L, Arroyo V *et al.* Randomized comparative study of therapeutic paracentesis with and without intravenous albumin in cirrhosis. *Gastroenterology* 1988;94:1493-1502.
15. Salerno F, Cammà C, Enea M *et al.* Transjugular intrahepatic portosystemic shunt for refractory ascites: a meta-analysis of individual patient data. *Gastroenterology* 2007;133:825-834.
16. Guevara M, Uriz J, Arcos E *et al.* Hyponatremia is a risk factor of hepatic encephalopathy in cirrhosis: a post hoc time-dependent analysis of the international study group on refractory ascites trial. *Hepatology* 2006;44:677A.
17. Fernandez J, Navasa M, Gomez J *et al.* Bacterial infections in cirrhosis: epidemiological changes with invasive procedures and norfloxacin prophylaxis. *Hepatology* 2002;35:140-148.
18. Tandon P, Garcia-Tsao G. Bacterial Infections, sepsis, and multiorgan failure in cirrhosis. *Sem Liver Disease* 2008;28:26-42.
19. Planas R, Montoliu S, Balleste B *et al.* Natural history of patients hospitalized for management of cirrhotic ascites. *Clin Gastroenterol Hepatol* 2006;4:1385-1394.
20. Alessandra C, Ozdogan O, Guevara M *et al.* MELD score and clinical type predict prognosis in hepatorenal syndrome: relevance to liver transplantation. *Hepatology* 2005;41:1282-1289.
21. Gonwa TA, Klintmalm GB, Levy M *et al.* Impact of pretransplant renal function on survival after liver transplantation. *Transplantation* 1995;59:361-365.
22. Moreau R, Durand F, Poynard T *et al.* Terlipressin in patients with cirrhosis and type1 hepatorenal syndrome: a retrospective multicenter study. *Gastroenterology* 2002;122:923-930.
23. Colle I, Durand F, Pessione F *et al.* Clinical course, predictive factors and prognosis in patients with cirrhosis and type 1 hepatorenal syndrome treated with terlipressin: a retrospective analysis. *J Gastroenterol Hepatol* 2002;17:882-888.
24. Brensing KA, Textor J, Perz J *et al.* Long-term outcome after transjugular intrahepatic portosystemic stent-shunt in non-transplant cirrhotics with hepatorenal syndrome: a phase II study. *Gut* 2000;47:288-295.
25. Dimick JB, Wainess RM, Cowan JA *et al.* National trends in the use and outcomes of hepatic resection. *J Am Coll Surg* 2004;199:31-38.
26. Virani S, Michaelson JS, Hutter MM *et al.* Morbidity and mortality after liver resection: results of the patient safety in surgery study. *J Am Coll Surg.* 2007;204:1284-1292.
27. Nakahara H, Itamoto T, Katayama K *et al.* Indication of hepatectomy for cirrhotic patients with hepatocellular carcinoma classified as Child-Pugh class B. *World J Surg* 2005;29:734-738.
28. Nouso K, Ito YM, Kuwaki K *et al.* Prognostic factors and treatment effects for hepatocellular carcinoma in Child C cirrhosis. *Br J Cancer* 2008;98:1161-1165.
29. Berber E, Rogers S, Siperstein A. Predictors of survival after laparoscopic radiofreqüency thermal ablation of hepatocellular cancer: a prospective study. *Surg Endosc* 2005;19:710-714.
30. Kogo M, Kano A, Kiuchi Y *et al.* Prognostic index for survival in patients after treatment for primary hepatocellular carcinoma. *Dig Dis Sci* 2007;52:2444-2451.
31. Carvalho L, Parise ER. Desnutrição protéico-calórica na cirrose hepática. *Rev Metabolismo e Nutrição* 1996;3:9-12.
32. Carvalho L. *Fatores associados ao estado nutricional em pacientes submetidos ao transplante de fígado e que sobreviveram ao primeiro ano de transplante.* Tese (Doutorado) – UNIFESP, 2003.
33. Carvalho L, Parise ER. Evaluation of nutritional status of nonhospitalized patients with liver cirrhosis. *Arq Gastroenterol* 2006;43:269-274.

34. Ayantunde AA, Parsons SL. Pattern and prognostic factors in patients with malignant ascites: a retrospective study. *Ann Oncol* 2007;18:945-949.
35. Su HT, Tsai CM, Perng RP. Peritoneal carcinomatosis in lung cancer. *Respirology* 2008;13:465-467.
36. Yonemori K, Okusaka T, Ueno H *et al.* FP therapy for controlling malignant ascites in advanced pancreatic cancer patients. *Hepatogastroenterology* 2007;54:2383-2386.
37. Mustea A, Pirvulescu C, Könsgen D *et al.* Decreased IL-1 RA concentration in ascites is associated with a significant improvement in overall survival in ovarian cancer. *Cytokine* 2008;42:77-84.
38. Rosa H, Parise ER. Is there a place for serum laminin determination in patients with liver disease and cancer? *World J Gastroenterol.* In press 2008.
39. Chu Y, Yang Y, Lin M *et al.* Detection of laminin in serum and ascites from patients with epithelial ovarian tumor. *J Juazhong Univ Sci Med Sci* 2002;22:58-59.
40. Catarino RM, Lopes JD, Forones NM *et al.* Laminin concentration in ascites of patients with hepatic cirrhosis and peritoneal carcinomatosis. *Braz J Med Biol Res* 2005;38:271-276.

8

Tratamento Clínico da Ascite

Evandra Cristina Vieira da Rocha
Alberto Queiroz Farias
Flair José Carrilho

O tratamento da ascite no paciente com cirrose tem por finalidade diminuir o desconforto provocado pela tensão abdominal, reduzindo também a incidência de hérnias abdominais, inguinais e suas complicações, como ruptura e encarceramento. O tratamento deve reduzir o volume e evitar novo acúmulo de líquido ascítico. Não é conveniente que o paciente seja tratado com objetivo de eliminar completamente a ascite, visto que, dessa forma, podem surgir com maior freqüência complicações relacionadas com o uso de diuréticos.

O manejo ideal deve ser baseado na classificação do grau da ascite, assim como na presença de sintomas (Quadro 8-1).[1]

Uma etapa importante no manejo do paciente com ascite é a identificação e o tratamento da causa da cirrose ou de condições subjacentes. Na cirrose provocada pelo álcool, a suspensão da ingestão leva à diminuição da atividade inflamatória e melhor controle da ascite.[2] A supressão do VHB alcançada pelo tratamento com análogos de nucleosídeos está associada à melhora da função hepática e, conseqüentemente, melhor controle da ascite.[3] Do mesmo modo, Bruno *et al.* demonstraram, em estudo retrospectivo, que pacientes com

Quadro 8-1. Classificação da ascite

Grau	Intensidade	Opções de tratamento
1	Leve: apenas detectável à ultra-sonografia	Sem tratamento específico Dieta hipossódica
2	Moderada: distensão abdominal	Dieta hipossódica, diuréticos
3	Volumosa: distensão abdominal intensa	Dieta hipossódica, diuréticos Paracentese, TIPS
Refratária	Ausência ou baixa resposta aos diuréticos; presença de efeitos colaterais aos diuréticos	Paracentese, TIPS Transplante hepático

TIPS = *shunt* portossistêmico intra-hepático transjugular.

resposta virológica sustentada após tratamento da hepatite crônica pelo vírus C com interferon apresentaram menor risco de desenvolvimento de complicações, como carcinoma hepatocelular e ascite.[4] Rincon *et al.* demonstraram, em estudo recente, que a terapia antiviral com interferon peguilado e ribavirina diminuiu a pressão portal em pacientes com infecção pelo vírus da hepatite C e fibrose avançada, principalmente naqueles pacientes que apresentaram resposta virológica ao final do tratamento.[5]A terapia com corticosteróides na hepatite auto-imune melhora a atividade necroinflamatória, diminui o grau de fibrose e, como conseqüência, melhora a função hepática.[6]

REPOUSO NO LEITO

A posição em ortostase associada a exercícios em pacientes cirróticos estimula o sistema simpático e o sistema renina-angiotensina, levando à retenção de sódio e água. Embora não existam estudos controlados que comprovem o benefício do repouso, tradicionalmente costuma-se recomendá-lo a pacientes com ascite de difícil controle com diuréticos.[7]

DIETA HIPOSSÓDICA

A resolução da ascite ocorre quando há um balanço negativo de sódio, ou seja, quando a excreção renal é maior que a ingestão de sódio. Uma restrição de sódio em torno de 60 a 90 mEq/dia (1,5 g a 2,0 g de sal/dia) parece ser o ideal, visto que dietas mais rigorosas podem levar à não aderência por parte do paciente ou à sua desnutrição.[8-10] A melhor resposta à dieta hipossódica é observada naqueles pacientes com níveis de aldosterona normal ou levemente aumentados e com excreção urinária de sódio relativamente alta, mas este fato é visto apenas em 10 a 15% dos pacientes. Na maioria dos casos, a excreção urinária de sódio é baixa, e o balanço negativo não é atingido sem o uso concomitante de diuréticos.

RESTRIÇÃO HÍDRICA

A restrição hídrica não está indicada no tratamento da ascite isoladamente. É uma medida terapêutica utilizada em pacientes cirróticos com hiponatremia dilucional, quando o sódio plasmático estiver abaixo de 130 mEq/L. Mesmo nestes casos, possui baixa eficácia e pode provocar piora da função renal.[11,12]

DIURÉTICOS

Antagonistas da aldosterona

Em cirróticos, a eficácia da espironolactona é maior que a da furosemida, visto que mais de 50% dos pacientes cirróticos com ascite apresentam hiperaldosteronismo secundário intenso. No rim, a espironolactona age de maneira competitiva com a aldosterona no túbulo distal, impedindo a reabsorção de sódio e água. Este fato torna os diuréticos antagonistas da aldosterona a opção de primeira linha no tratamento da ascite.[13,14]

A droga mais utilizada mundialmente é a espironolactona, porém outros diuréticos poupadores de potássio, como amilorida e triantereno, podem ser utilizados. A dose inicial é de 100 mg/dia, podendo ser aumentada a cada 4 a 10 dias até uma dose máxima de 400 mg/dia. Seu efeito diurético ocorre usualmente em 48 horas, e o pico de ação, em 7 a 10 dias. Alguns dos efeitos adversos são: ginecomastia (pela ação antiandrogênica) e hipercalemia. A amilorida pode ser usada na dose de 5 a 30 mg/dia em substituição à espironolactona nos casos de ginecomastia.

Diuréticos de alça

Cerca de 30 a 50% do sódio filtrado pelo rim é reabsorvido pela alça de Henle. A furosemida inibe a reabsorção de sódio e cloro pela porção ascendente da alça de Henle, aumentando em 30% a excreção do sódio filtrado. Entretanto, não tem efeito significativo no túbulo distal, daí a importância da associação com a espironolactona.

Seu efeito diurético ocorre em 30 minutos após a administração oral, com pico de ação em 1 a 2 horas e término do efeito em 3 a 4 horas. Pode ser iniciada na dose de 20 mg/dia, até atingir uma dose máxima de 160 mg/dia. Pode causar hipocalemia, hiponatremia, contração do volume intravascular, azotemia, entre outros efeitos adversos. O uso de furosemida em doses elevadas (em *bolus*) não é recomendado para o tratamento da ascite pelo risco de piora da função renal e distúrbios hidroeletrolíticos.

O tratamento combinado com furosemida e espironolactona, na proporção de 40 mg:100 mg, respectivamente, é preferível graças a seu efeito sinérgico e por reduzir a incidência de hipocalemia ou hipercalemia que são observadas quando estes diuréticos são usados em monoterapia (Quadro 8-2).

▪ Tiazídicos

Estes agentes não constituem primeira opção de tratamento, pois são menos eficazes e não atuam no hiperaldosteronismo que caracteriza o paciente com cirrose e ascite. Pode ocorrer tolerância com o uso prolongado o que acaba aumentando a reabsorção de sódio.

▪ Aquaréticos

São agentes antagonistas dos receptores de vasopressina. Agem por bloqueio dos receptores V_2 nos túbulos coletores renais, melhorando o *clearance* de água livre e os níveis séricos de sódio. Ainda não se sabe o impacto sobre a morbidade e mortalidade em pacientes cirróticos, e os estudos em andamento ainda estão em fases II e III. Os "vaptans" atualmente estão em avaliação no tratamento de pacientes com cirrose avançada.[15]

Quadro 8-2. Exemplos de diuréticos comercializados no Brasil

Droga	Mecanismo de ação	Nome comercial	Dose (mg)
Espironolactona	Antagonista da aldosterona (poupador de potássio)	Aldactone®	25, 50 e 100
Furosemida Bumetanida	Inibe a reabsorção de sódio e cloro pela alça de Henle (diuréticos de alça)	Lasix® Neosemid® Burinax®	40 40 1
Amilorida + Furosemida Triantereno + Furosemida	Associação de poupador de potássio + diurético de alça	Diurisa® Diurana®	10/40 50/40

A resposta ideal aos diuréticos é atingida quando há perda ponderal de 300 a 500 g/dia em pacientes sem edema periférico e de 500 a 1.000 g/dia naqueles com edema.[16,17]

Em casos de ascite leve a moderada, a terapia baseada em restrição de sódio e uso de diuréticos está associada a 90% de resolução quando a função renal é normal.[10]

Aproximadamente 20% dos pacientes desenvolvem insuficiência renal após uso de diuréticos, que é logo revertida com a retirada dos mesmos. Encefalopatia hepática ocorre em cerca de 25% dos pacientes internados com ascite e que necessitam de altas doses de diuréticos. Isso ocorre pela diminuição do volume sanguíneo que leva ao aumento da produção renal de amônia e diminuição do seu *clearance*.

PARACENTESE

A paracentese com remoção de grandes volumes de líquido ascítico é um método seguro, rotineiro e eficaz no tratamento de pacientes com cirrose e ascite. É o tratamento de escolha em pacientes com ascite tensa, por ser mais eficaz em reduzir o período de hospitalização e diminuir a incidência de insuficiência renal e encefalopatia hepática quando comparada aos diuréticos.[18-20] Entretanto, após a paracentese, um regime à base de restrição de sódio e diuréticos deve ser iniciado ou mantido, a fim de evitar a recorrência da ascite que ocorre em mais de 90% dos casos.[21]

Após paracentese, há uma melhora da função circulatória decorrente da diminuição da pressão intratorácica e aumento do retorno venoso, suprimindo a atividade do sistema renina-angiotensina e do sistema nervoso simpático. Doze horas após paracentese, ocorre redução do débito cardíaco ao nível basal e ativação do sistema renina-angiotensina e do sistema nervoso simpático em níveis acima daqueles encontrados antes da paracentese, levando à disfunção circulatória mais intensa. A expansão plasmática com infusão de albumina após paracentese, na dose de 8 g por litro de ascite removido, diminui a incidência de disfunção circulatória de 70% (sem expansão) para 18%.[22] A infusão de albumina não é necessária quando são removidos até 5 litros de líquido ascítico.[17]

REFERÊNCIAS BIBLIOGRÁFICAS

1. Moore KP, Wong F, Ginès P *et al.* The management of ascites in cirrhosis: report on the Consensus Conference of the International Ascites Club. *Hepatology* 2003;38:258-266.
2. Moreau R, Delegue P, Pessione F *et al.* Clinical characteristics and outcome of patients with cirrhosis and refractory ascites. *Liver Int* 2004;24:457-464.

3. Liaw YF, Sung JJ, Chow WC *et al.* Cirrhosis asian lamivudine multicenter study group. Lamivudine for patients with chronic hepatitis B and advanced liver disease. *N Engl J Med* 2004; 351:1521-1531.
4. Bruno S, Stroffolini T, Colombo M *et al.* Sustained virological response to interferon-α is associated with improved outcome in HCV-related cirrhosis: a retrospective study. *Hepatology* 2007;45:579-587.
5. Rincon D, Ripoll C, Iacono OL *et al.* Antiviral therapy decreases hepatic venous pressure gradient in patients with chronic hepatitis C and advanced fibrosis. *Am J Gastroenterol* 2006;101:2269-2274.
6. Czaja AJ, Carpenter HA. Decreased fibrosis during corticosteroid therapy of autoimmune hepatitis. *J Hepatol* 2004;40:646-652.
7. Moore KP, Wong F, Ginès P *et al.* The Management of ascites in cirrhosis: Report on the Consensus Conference of the International Ascites Club. *Hepatology* 2003;38:258-264.
8. Gauthier A, Levy VG, Quinton A *et al.* Salt or no salt in the treatment of cirrhotic ascites: a randomized study. *Gut* 1986;27:705-709.
9. Bernardi M, Laffi G, Salvagnini M *et al.* Efficacy and safety of the stepped care medical treatment of ascites in liver cirrhosis: a randomized controlled clinical trial comparing two diets with differents sodium content. *Liver* 1993;13:156-162.
10. Kuiper JJ, De Man RA, Van Buuren HR. Review article: management of ascites and associated complications in patients with cirrosis. *Aliment Pharmacol Ther* 2007;26(Suppl 2):183-193.
11. Ginès P, Berl T, Bernardi M *et al.* Hyponatremia in cirrhosis: from pathogenesis to treatment. *Hepatology* 1998;28:851-864.
12. Cárdenas A, Ginès P. Ascites, dilutional hyponatremia and hepatorenal syndrome. In: Arroyo V, Navasa M. (Eds.). Cirrhosis. *Permanyer Publications* 2005;117-138.
13. Fogel MR, Sawhney VK, Neal EA *et al.* Diuresis in the ascitic patient: a randomized controlled trial of three regimens. *J Clin Gastroenterol* 1981;3(Suppl 1):73-80.
14. Pérez-Ayuso RM, Arroyo V, Planas R *et al.* Randomized comparative study of efficacy of furosemide *versus* spironolactone in patients with liver cirrosis and ascites. *Gastroenterology* 1983;84:961-968.
15. Schrier RW, Gross P, Gheorghiade M *et al.* Tolvaptan, a selective oral vasopressin V2-receptor antagonist, for hyponatremia. *N Engl J Med* 2006;355:2099-2112.
16. Ginès P, Càrdenas A, Arroyo V *et al.* Management of cirrhosis and ascites. *N Engl J Med* 2004;350:1646-1654.
17. Sandhu BS, Sanyal AJ. Management of ascites in cirrhosis. *Clin Liver Dis* 2005;9:715-732.
18. Gerbes AL, Gulberg V. Progress in treatment of massive ascites and hepatorenal syndrome. *World J Gastroenterol* 2006;12:516-519.
19. Ginès P, Arroyo V, Quintero F *et al.* Comparison of paracentesis and diuretics in the treatment of ascites in cirrhotics with tense ascites. Results of a randomized study. *Gastroenterology* 1987;93:234-241.
20. Salermo F, Badalamenti S, Incerti P *et al.* Repeated paracentesis and i.v. albumin infusion to treat 'tense' ascites in cirrhotic patients: a safe alternative therapy. *J Hepatol* 1987;5:102-108.
21. Fernández-Esparrach G, Guevara M, Sort P *et al.* Diuretics requirement after therapeutic paracentesis in non-azotemic patients with cirrhosis: a randomized double-blind of spironolactone *versus* placebo. *J Hepatol* 1997;26:614-620.
22. Ginès P, Tito L, Arroyo V *et al.* Randomized comparative study of therapeutic paracentesis with and without intravenous albumin in cirrhosis. *Gastroenterology* 1988;94:1493-1502.

PARACENTESE NO TRATAMENTO DA ASCITE

Rodrigo Pereira Luz
Renata de Mello Perez
Cristiane Alves Villela Nogueira
Jorge André de Segadas Soares

INTRODUÇÃO

A ascite é uma das complicações mais freqüentes da cirrose hepática. Seu tratamento é feito inicialmente com restrição de sal e uso de diuréticos; porém 5 a 10% dos casos não respondem ao tratamento, sendo a ascite denominada refratária. Esta pode ser classificada em duas categorias: ascite não responsiva, que não responde ao uso de doses máximas de diuréticos, e ascite intratável, que é aquela em que a dose máxima dos diuréticos (400 mg de espironolactona e 160 mg de furosemida) não pode ser utilizada em virtude de complicações, como hipotensão arterial, hiperpotassemia, retenção nitrogenada e encefalopatia hepática.

Nos casos de ascite tensa, que causa desconforto ao paciente e há necessidade de internação para tratamento e alívio dos sintomas, indicamos a paracentese de grande volume (retirada de mais de 5 litros de líquido ascítico) com reposição de albumina como opção terapêutica. Este procedimento abrevia o tempo de internação e diminui as complicações secundárias ao tratamento com diuréticos, como disfunção renal, distúrbios eletrolíticos e encefalopatia hepática.[1] Após a resolução da ascite o paciente prossegue o tratamento em regime ambulatorial com restrição de sal e uso de diuréticos.

Nos casos de ascite refratária, a paracentese de grande volume, associada ao uso de albumina, é o procedimento mais indicado. Os pacientes geralmente requerem o procedimento a cada 2 a 4 semanas, e a paracentese pode ser realizada ambulatorialmente. A maior dificuldade na adoção desta modalidade terapêutica é a recorrência da ascite, pois a paracentese não interfere nos mecanismos fisiopatológicos envolvidos na formação da ascite, sendo apenas um procedimento mecânico para a retirada do líquido ascítico.

Este capítulo demonstra as vantagens e riscos da paracentese, assim como descreve a fisiopatogenia das alterações hemodinâmicas pós-paracentese, fornecendo ao leitor informações relevantes para a prática clínica.

TÉCNICA DA PARACENTESE

A paracentese é um procedimento simples e de baixo risco, devendo ser feita com técnica asséptica e anestesia local. A punção abdominal pode ser feita com jelco número 14 ou 16, procurando puncionar a região abdominal 2 cm acima e 2 cm medialmente à espinha ilíaca ântero-superior esquerda, pois essa região apresenta menor espessura da parede abdominal comparada à espessura da linha mediana.[2] Deve ser evitado puncionar a região localizada entre a sínfise púbica e a espinha ilíaca ântero-superior pelo risco de lesão da artéria hipogástrica inferior.

O risco de sangramento grave após o procedimento é de 0,2%, e evolução fatal é encontrada em menos de 0,01% dos casos.[3,4] A maioria dos estudos com paracentese excluiu pacientes com INR > 1,6 e plaquetas < 50.000 cel/μL,[5-7] impedindo a avaliação do risco de sangramento dos pacientes com essas características. Entretanto especialistas, consensos e *guidelines* não recomendam transfusão de rotina antes da paracentese para pacientes com alteração leve da coagulação e plaquetas acima de 50.000 cel/μL.[8,9] Em relação à reposição de fluidos pós-paracentese, recomenda-se o uso de albumina nos casos de paracentese maior que 5 litros, enquanto para volumes menores podem-se usar colóides, salina a 3,5% ou não fazer reposição.[8,9] A reposição de albumina deve ser feita na dose de 8 g para cada litro de ascite retirado, sendo metade da dose administrada imediatamente após a paracentese, e o restante 6-8 h após para evitar hipervolemia.[5-7] Para outros colóides, os estudos usaram a mesma dose de 8 g de colóide para cada litro de ascite retirado, enquanto a reposição de salina foi feita com 170 mL de salina 3,5% para cada litro de ascite retirado.[6]

Em nosso serviço, temos como rotina enviar o líquido para análise da celularidade, dosagem de proteína/albumina e cultura, para diagnóstico precoce de peritonite bacteriana espontânea nos pacientes submetidos à paracentese terapêutica seriada.

ALTERAÇÕES HEMODINÂMICAS PÓS-PARACENTESE

A remoção de grandes volumes de líquido ascítico pode levar a comprometimento circulatório, chamado de disfunção circulatória pós-paracentese (*Paracentesis Induced Circulatory Dysfunction* – PICD), descrito inicialmente por Ginés *et al.*[5] Neste estudo foi demonstrado que a maioria dos pacientes submetidos à paracentese de grande volume sem reposição de expansores plasmáticos desenvolvia alteração circulatória, caracterizada por ativação marcante de sistemas vasoativos, traduzida por elevação da atividade de renina plasmática (ARP) e aldosterona.

PICD é um evento freqüente, ocorrendo em 80% dos casos quando a paracentese é feita sem reposição de expansores plasmáticos.[7] Consiste em estado de desequilíbrio circulatório diagnosticado por variações na ARP. Tardiamente após a paracentese, importantes alterações circulatórias afetando o eixo renina-angiotensina-aldosterona podem ocorrer. Conseqüentemente, a sensibilidade dos níveis de ARP nos primeiros dois dias após a paracentese é baixa (55%), e com isso a PICD é definida por elevação da APR maior que 50% para níveis acima de 4 ng/mL/h no 6º dia após a paracentese.[5]

Alguns autores consideram que a PICD é apenas uma alteração laboratorial, pois é clinicamente silenciosa. De fato, poucos pacientes desenvolvem complicações clínicas importantes a curto prazo,[5] porém aqueles que são diagnosticados com PICD apresentam uma tendência para recorrência da ascite mais precoce e para desenvolver hiponatremia e insuficiência renal aguda.[5] Adicionalmente, a PICD não é espontaneamente reversível, e os pacientes que desenvolvem esta alteração circulatória apresentam menor sobrevida[5] (Fig. 9-1).

A paracentese produz alterações hemodinâmicas características, que podem ser desencadeadas pela retirada de pequenos volumes (250 mL) e consistem em diminuição intensa da pressão atrial direita e pulmonar, diminuição

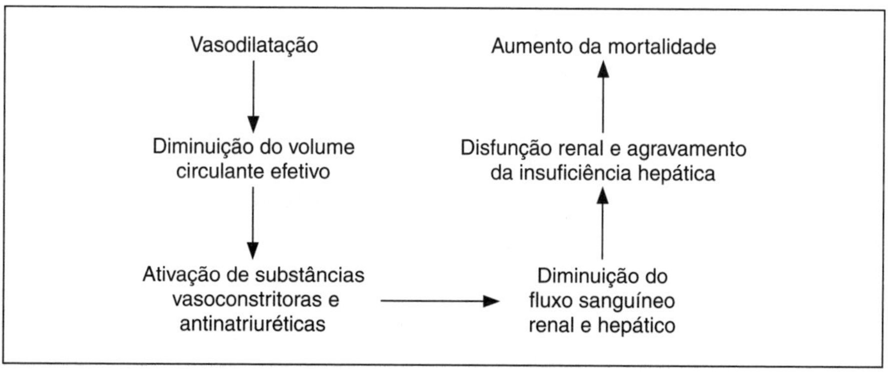

Fig. 9-1
Fisiopatologia da disfunção circulatória pós-paracentese.

na pressão arterial média, aumento do débito cardíaco e vasodilatação sistêmica[10] (Fig. 9-2). Modificações neuro-hormonais também são observadas imediatamente após a paracentese, representadas por redução da ARP e aldosterona e aumento do peptídeo natriurético atrial.[10]

Sem dúvida, a maioria dessas alterações tem efeito benéfico: aumento no débito cardíaco, vasodilatação sistêmica e desativação do eixo renina-angiotensina-aldosterona, com redução na retenção de fluidos e melhora da perfusão dos órgãos. Entretanto, sem a infusão de expansores plasmáticos, essas alterações não se mantêm. Na verdade, 3-24 h após a paracentese, alterações hemodinâmicas semelhantes à hipovolemia se desenvolvem,[11] caracterizadas por diminuição do débito cardíaco, das pressões de enchimento, juntamente com elevação de ARP e aldosterona.

Inicialmente, alguns autores acreditavam que ocorria redução do volume circulante total, secundário à rápida recorrência da ascite. Entretanto vários estudos não conseguiram demonstrar redução do volume intravascular após remoção de grandes volumes de ascite.[12,13] Saló *et al.* analisaram o volume plasmático e o fluxo de escape transvascular da albumina (fração de albumina passando do espaço intravascular para intersticial por unidade de tempo) por meio da curva de desaparecimento de albumina humana radioionizada, demonstrando não haver correlação entre elevação de ARP/aldosterona e hipovolemia.[14]

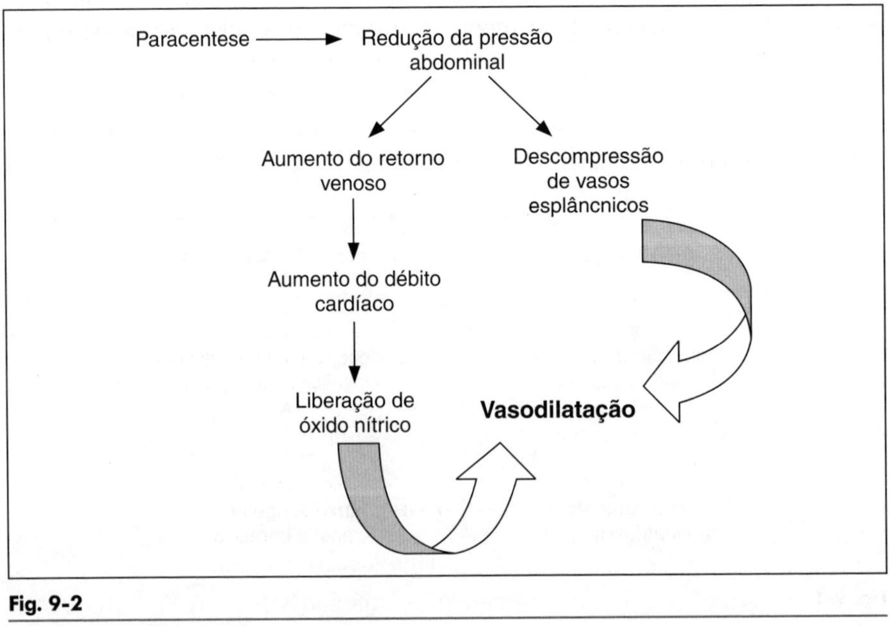

Fig. 9-2

Efeitos hemodinâmicos da paracentese.

Como o volume plasmático permanece inalterado, uma acentuação na vasodilatação anteriormente presente em pacientes cirróticos tem sido implicada como principal responsável pela ativação do eixo renina-angiotensina-aldosterona. Diversos mecanismos foram propostos na fisiopatogenia da PICD como, por exemplo, vasodilatação por diminuição da pressão abdominal, aumento dos níveis de óxido nítrico e diminuição do tônus simpático pelo aumento do débito cardíaco.

Cabrera *et al.*[15] demonstraram que a vasodilatação está relacionada com a diminuição da pressão abdominal, uma vez que a resistência vascular não se altera se a pressão abdominal for mantida constante durante a paracentese. Pela técnica experimental com manguito compressor abdominal externo, foi demonstrado que não havia alteração hemodinâmica significativa após a paracentese, quando a pressão intra-abdominal era mantida estável.[15] De outro modo, Coll *et al.* demonstraram que a dinâmica da paracentese constitui um fator importante que pode influenciar a queda precoce da resistência vascular sistêmica (RVS). Esses autores relataram que os pacientes, com queda da RVS (demonstrada por eco-Doppler) após paracentese de grande volume, apresentavam níveis basais de pressão abdominal mais altos, menor tempo de paracentese e maior velocidade de fluxo de drenagem. Entretanto, o volume total de ascite drenada não foi diferente entre os grupos com e sem redução da RVS. Isto não é surpreendente, pois outros fatores, como, por exemplo, a complacência da parede abdominal, influenciam a pressão abdominal.

Um achado importante do estudo de Coll[16] foi a correlação significativa entre os níveis de metabólitos do óxido nítrico e RVS. Estes autores sugeriram que um aumento dos níveis de óxido nítrico secundários à força de cisalhamento, ocasionado pelo aumento no débito cardíaco pós-paracentese, está intimamente ligado à vasodilatação pós-paracentese.

Outra hipótese é que o aumento do débito cardíaco promova uma inibição do tônus simpático vasoconstritor com conseqüente vasodilatação e redução da RVS.[11]

Portanto, apesar de novos estudos serem necessários para investigar os mecanismos da PICD, a hipótese para explicar a PICD pode ser elaborada da seguinte forma: imediatamente após a paracentese, ocorre hipovolemia relativa secundária à acentuação da vasodilatação. A origem desta vasodilatação é provavelmente multifatorial e inclui uma diminuição abrupta da pressão abdominal e liberação de óxido nítrico secundário à força de cisalhamento. Em resposta a esta vasodilatação, ocorre ativação dos sistemas renina-angiotensina-aldosterona e nervoso simpático. Pacientes capazes de compensar esta vasodilatação, nos primeiros dias após a paracentese, não desenvolverão PICD, enquanto pacientes que não conseguem se adaptar desenvolvem PICD. A responsividade a vasoconstritores pode ser importante neste contexto.

COMO PODEMOS EVITAR PICD?

Não foram observadas alterações hemodinâmicas ou variações hormonais 48 h após a paracentese, quando pequeno volume de líquido é retirado (até 5 litros).[17] Além disso, o volume de ascite retirado esteve relacionado com a incidência de PICD em dois estudos.[5,6] Portanto, reduzir a quantidade de líquido ascítico retirado é uma maneira de prevenir a PICD, porém pode aumentar o número de procedimentos necessários em pacientes com ascite refratária.O estudo de Coll[16] sugere uma nova estratégia para diminuir a ocorrência de PICD. Se confirmada em outros estudos, a redução do fluxo de drenagem do líquido ascítico pode representar maneira de reduzir a incidência de PICD com baixo custo.

A expansão plasmática tem demonstrado ser capaz de reduzir a ocorrência de PICD. Como foi dito anteriormente, a incidência de PICD chega a 80% quando a paracentese de grande volume é realizada sem reposição de expansores plasmáticos, porém diminui para 15-35% quando estes são utilizados.[5,6] A eficácia de cada substância relaciona-se com sua meia-vida plasmática, e aquelas com maior meia-vida são mais efetivas. A razão de usar expansores plasmáticos após a paracentese está em preencher o leito arterial dilatado e com isso prevenir a ativação de sistemas vasoconstritores.

A incidência de PICD pode ser reduzida para 15% quando a albumina é utilizada como expansor plasmático após a paracentese e isso se deve provavelmente a sua meia-vida prolongada (21 dias).[5,6] Entretanto o uso de albumina tem desvantagens como o alto custo e o risco teórico de transmissão de infecções. Outros expansores plasmáticos têm demonstrado eficácia na redução de PICD: Dextran 70 é um polissacarídeo contendo uma mistura de moléculas de glicose com diferentes pesos moleculares e com meia-vida de 24-48 h; poligelina é uma gelatina sintética polimerizada com meia-vida de 4 horas; e salina 3,5% é outro expansor plasmático de meia-vida curta usado após a paracentese.

Inicialmente, alguns estudos indicaram que estas substâncias poderiam representar uma boa alternativa à albumina, demonstrando incidência de PICD similar com relação à albumina, com a vantagem de custo menor. Entretanto Ginès *et al.*,[5] em estudo randomizado envolvendo 289 pacientes, demonstraram que a albumina é superior ao Dextran 70 e a poligelina em prevenir PICD. Adicionalmente, Sola-Vera *et al.* evidenciaram incidência de PICD significativamente menor em pacientes que usaram albumina comparado ao uso de salina.[6] Porém, em ambos os estudos, o uso de albumina somente foi superior quando o volume de ascite retirado era maior do que 5 litros. Para paracenteses com menos de 5 litros a incidência de PICD é baixa (10%) independente do expansor plasmático usado.[5,6,17]

Como a vasodilatação induzida pela paracentese é considerada fator desencadeador da redução do volume circulante efetivo, a administração de agentes vasoconstritores pode ser eficaz na prevenção de PICD. Em estudo recente, 49 pacientes com ascite tensa foram randomizados para serem tratados com paracentese mais reposição de albumina ou paracentese mais terlipressina, um potente vasoconstritor esplâncnico. A terlipressina foi administrada na dose de 1 mg 4/4 h por 48 h, e a albumina na dose de 8 g para cada líquido de ascite retirado. Não foram observadas variações significativas na atividade plasmática da renina, independente do tratamento usado.[18] Estudo-piloto, comparando noradrenalina e albumina em 40 pacientes, também demonstrou incidência de PICD semelhante em ambos os grupos, sendo o uso de noradrenalina de menor custo.[19]

As desvantagens do uso de agentes vasoconstritores é a necessidade de acesso venoso central e de vigilância constante dos pacientes durante a infusão da medicação para titular a dose e evitar elevações da pressão arterial. Dessa forma, foi realizado estudo-piloto comparando o uso de midodrina, um agente alfa-agonista de administração oral, à infusão de albumina após a paracentese. Entretanto, foi demonstrada maior incidência de PICD nos pacientes que usaram midodrina comparada ao uso de albumina.[20]

COMPARAÇÃO ENTRE PARACENTESE E TIPS NO TRATAMENTO DA ASCITE REFRATÁRIA

Em relação aos pacientes com ascite refratária, as opções terapêuticas são a realização de paracentese com reposição de albumina ou a colocação de *shunt* portossistêmico transjugular intra-hepático (*Transjugular Intrahepatic Portosystemic Shunt* – TIPS). A paracentese é um procedimento simples e de baixo custo.[21] A principal desvantagem é a rápida recorrência da ascite, uma vez que a paracentese não modifica os mecanismos fisiopatogênicos responsáveis pela ascite.

Em contraste com a paracentese, o TIPS consiste em técnica não cirúrgica de descompressão portal através da inserção de *stent* intra-hepático entre uma veia hepática e um ramo da veia porta por via transjugular. A redução da pressão portal é acompanhada de resolução da ascite na maioria dos casos. Os *stents* não revestidos são muito eficazes, mas apresentam alta probabilidade de estenose (18 a 78%).[22] Entretanto, *stents* revestidos de politetrafluoretileno reduziram a taxa de estenose e com isso houve redução da recorrência e da necessidade de reintervenção.[23]

Estudos randomizados comparando TIPS não revestido à paracentese de repetição demonstraram que o TIPS é eficaz no controle da ascite e apresenta baixa taxa de recorrência.[21,24-27] Adicionalmente, pacientes que colocam TIPS melhoram seu estado nutricional.[20] Entretanto, encefalopatia hepática ocorre em 30 a 50% dos pacientes.[21,22,24,25] Os resultados em relação à mortalidade são controversos. Dois estudos encontraram redução da mortalidade com o TIPS,[25,27] e outros dois não demonstraram diferenças a respeito da sobrevida.[21,26] Três metanálises desses estudos randomizados concluíram que o TIPS é superior no controle da ascite, porém não resulta em aumento da sobrevida em relação à paracentese.[28-30]

Ainda não existem dados sobre a eficácia do TIPS revestido em relação à paracentese terapêutica no tratamento da ascite refratária. Um estudo randomizado comparando paracentese à reposição de albumina *versus* TIPS revestido está sendo conduzido em pacientes com ascite refratária (www. clinicaltrials.gov).

Enquanto novas informações não se tornem disponíveis, a elevada freqüência de encefalopatia hepática, o alto custo comparado à paracentese e a ausência de redução da mortalidade colocam o TIPS como segunda opção terapêutica no manejo dos casos de ascite refratária. A colocação de TIPS pode ser considerada em pacientes com rápida recorrência de ascite, função hepática preservada, bilirrubina < 3 mg/dL, sódio sérico >130 mEq/L, Child-Pugh < 12, MELD < 18, idade < 70 anos, ausência de encefalopatia hepática, hepatocarcinoma ou doença cardiopulmonar.[30-32]

Em resumo, a paracentese de grande volume com reposição de albumina é mais eficaz do que os diuréticos no controle da ascite e está associada a menor risco de complicações. Além disso, representa uma boa opção para o controle clínico dos pacientes com ascite refratária. O uso de albumina após o procedimento reduz significativamente o risco de disfunção circulatória pós-paracentese.

REFERÊNCIAS BIBLIOGRÁFICAS

1. Ginès P, Arroyo V, Quintero E *et al.* Comparison of paracentesis and diuretics in the treatment of cirrhotics with tense ascites. *Gastroenterology* 1987;93:234-241.
2. Sakai H, Sheer TA, Mendler MH *et al.* Choosing the location for non-image guided abdominal paracentesis. *Liver Int* 2005;25:984-986.
3. Pache I, Bilodeau M. Severe hemorrhage following abdominal paracentesis for ascites in patients with liver disease. *Aliment Pharmacol Ther* 2005;21:525-529.
4. Caldwell SH, Hoffman M, Lisman T *et al.* Coagulation disorders and hemostasis in liver disease: pathophysiology and critical assessment of current management. *Hepatology* 2006;44:1039-1046.
5. Ginès A, Fernandez-Esparrach G, Monescillo A *et al.* Randomized trial comparing albumin, dextran 70, and polygeline in cirrhotic patients with ascites treated by paracentesis. *Gastroenterology* 1996 Oct.;111(4):1002-1110.
6. Sola-Vera J, Minana J, Ricart E *et al.* Randomized trial comparing albumin and saline in the prevention of paracentesis-induced circulatory dysfunction in cirrhotic patients with ascites. *Hepatology* 2003 May;37(5):1147-1153.
7. Ginès P, Tito L, Arroyo V *et al.* Randomized comparative study of therapeutic paracentesis with and without intravenous albumin in cirrhosis. *Gastroenterology* 1988;94:1493-1502.

8. Cardenas A, Gine`s P. Management of refractory ascites. *Clin Gastroenterol Hepatol* 2005;3:1187-1191.
9. Runyon BA. Management of adult patients with ascites due to cirrhosis. *Hepatology* 2004;39:841-856.
10. Sola-Vera J, Such J. Understanding the mechanism of paracentesis-induced circulatory dysfunction. *Eur J Gastroenterol Hepatol* 2004;16:295-298.
11. Pozzi M, Osculati G, Boari G *et al.* Time course of circulatory and humoral effects of rapid total paracentesis in cirrhotic patients with tense, refractory ascites. *Gastroenterology* 2004;106:709-719.
12. Luca A, Garcia-Pagan JC, Bosch *et al.* Beneficial effects of intravenous albumin infusion on the hemodynamic and humoral changes after total paracentesis. *Hepatology* 1995;22:753-758.
13. Pinto PC, Amerian J, Reynolds TB. Large-volume paracentesis in nonedematous patients with tense ascites: its effect on intravascular volume. *Hepatology* 1988;8:207-210.
14. Salo J, Gines A, Gines P *et al.* Effect of therapeutic paracentesis on plasma volume and transvascular escape rate of albumin in patients with cirrhosis. *J Hepatol* 1997;27:645-653.
15. Cabrera J, Flacón I, Gorriz E *et al.* Abdominal descompression plays a major role in early postparacentesis haemodynamic changes in cirrrhotic patients with tense ascites. *Gut* 2001;48:384-389.
16. Coll S, Vila MC, Molina L *et al.* Mechanisms of early decrease in systemic vascular resistance after total paracentesis: influence of flow rate of ascites extraction. *Eur J Gastroenterol Hepatol* 2004 Mar.;16(3):347-353.
17. Peltekian KM, Wong F, Liu PP et al. Cardiovascular, renal, and neurohumoral responses to single large-volume paracentesis in patients with cirrhosis and diuretic-resistant ascites. *Am J Gastroenterol* 1997 Mar.;92(3):394-399.
18. Singh V, Kumar R, Nain CK *et al.* Terlipressin versus albumin in paracentesis-induced circulatory dysfunction in cirrhosis: a randomized study. *J Gastroenterol Hepatol* 2006 Jan.;21(1 Pt 2):303-307.
19. Singh V, Kumar R, Nain CK *et al.* Noradrenaline and albumin in paracentesis-induced circulatory dysfunction in cirrhosis: a randomized pilot study. *Journal of Internal Medicine* 2006;260:62-68.
20. Appenrodt B, Wolf A, Grünhage F *et al.* Prevention of paracentesis-induced circulatory dysfunction: midodrine vs albumin. A randomized pilot study. *J Liver Int* 2008 Apr. 10.
21. Ginès P, Uriz J, Calahorra B *et al.* Transjugular intrahepatic portosystemic shunting versus paracentesis plus albumin for refractory ascites in cirrhosis. *Gastroenterology* 2002;123:1839-1847.
22. Boyer TD, Haskal Z. The role of transjugular intrahepatic portosystemic shunt in the management of portal hypertension. *Hepatology* 2005;41:386-400.
23. Bureau C, Garcya-Pagan JC, Otal P *et al.* Improved clinical outcome using polytetrafluoroethylene-coated stents for TIPS: results of a randomized study. *Gastroenterology* 2004;126:469-475.
24. Lebrec D, Giuily N, Hadengue A *et al.* Transjugular intrahepatic portosystemic shunts – comparison with paracentesis in patients with cirrhosis and refractory ascites: a randomized trial. *J Hepatol* 1996;25:135-144.
25. Rossle M, Ochs A, Gulberg V *et al.* A comparison of paracentesis and transjugular intrahepatic portosystemic shunting in patients with ascites. *N Engl J Med* 2000;342:1701-1707.
26. Sanyal AJ, Genning C, Reddy RK *et al.* The North American Study for treatment of refractory ascites. *Gastroenterology* 2003;124:634-641.

27. Salerno F, Merli M, Riggio O *et al.* Randomized controlled study of TIPS versus paracentesis plus albumin in cirrhosis with severe ascites. *Hepatology* 2004;40:629-635.
28. Allard JP, Chau J, Sandokji K *et al.* Effects of ascites resolution after successful TIPS on nutrition in cirrhotic patients with refractory ascites. *Am J Gastroenterol* 2001;96:2442-2447.
29. Deltenre P, Mathurin P, Dharancy S *et al.* Transjugular intrahepatic portosystemic shunt in refractory ascites: a metaanalysis. *Liver Int* 2005;25:349-356.
30. Albillos A, Banares R, Gonzales M *et al.* A metaanalysis of transjugular intrahepatic portosystemic shunt versus paracentesis for refractory ascites. *J Hepatol* 2005;43:990-996.
31. D'Amico G, Luca A, Morabito A *et al.* Uncovered transjugular intrahepatic portosystemic shunt for refractory ascites: a metaanalysis. *Gastroenterology* 2005;129:1282-1293.
32. Salerno F, Camma C, Enea M *et al.* Transjugular intrahepatic portosystemic shunt for refractory ascites: a metaanalysis of individual patient data. *Gastroenterology* 2007;133:825-834.

TIPS NA ASCITE REFRATÁRIA

Adávio de Oliveira e Silva
Verônica Desirée Samudio Cardozo
Betânia da Silva Rocha
Evandro de Oliveira Souza
Raul Carlos Wahle
Luiz Augusto Carneiro D'Albuquerque

INTRODUÇÃO

O início e a perpetuação da hipertensão portal em cirróticos relacionam-se com a formação de cicatrizes, fibrose e nódulos, gerando excessiva resistência vascular intra-hepática. Acoplam-se a esses, a colagenização do espaço de Disse e a defenestração das células endoteliais de revestimento sinusoidal, essa última relacionada com endotoxemia e hipersecreções de endotelina 1, nicotina, canabinóides, epinefrina, norepinefrina, serotonina, eicosanóides, fator ativador de plaquetas, angiotensina II, fator vascular de crescimento endotelial e deficiência de óxido nítrico. A essa hipertensão sinusoidal se associam circulação colateral portossistêmica hiperdinâmica, expansão do volume plasmático e vasodilatação arterial periférica. Como conseqüência, reduz-se o volume sanguíneo central. Paralelamente, amplia-se a reabsorção tubular renal de sódio a partir de estímulos aos receptores de angiotensina, aldosterona e hipersecreção de hormônio antidiurético. Baixa-se, assim, a oferta do filtrado à alça de Henle, dependente da síntese reduzida de prostaglandina, hiperativações do sistema renina-angiotensina-aldosterona e da vasopressina.[1]

Além dessas modificações, cirróticos cursam com miocardiopatia grave, expressa por débito cardíaco aumentado, hipotensão arterial, atenuadas respostas contráteis sistólicas e diastólicas despertadas pelo estímulo por estresse, mudanças na repolarização eletrofisiológica, além de alargamento ou hipertrofia de câmaras cardíacas. Mecanismos patogenéticos desses graves distúrbios cardiovasculares relacionam-se com mudanças bioquímicas em membranas de cardiomiócitos, atenuação do sistema β-adrenérgico estimulador e hiperatividade dos sistemas inotrópicos negativos, mediados pela via do GMP cíclico.[2-6]

CONSEQÜÊNCIAS DA HIPERTENSÃO PORTAL

A cirrose avançada, sempre acompanhada de hipertensão portal, é estabelecida uma vez que o gradiente pressórico portal ultrapasse 5 a 7 mmHg. Quando tal nível atinge 10 mmHg, os pacientes cursam com formação de varizes esofagogástricas, hipertensão portopulmonar, síndrome hepatopulmonar e encefalopatia hepática. O agravamento do quadro hemodinâmico leva-os a apresentarem ascite, inicialmente de fácil controle, evoluindo progressivamente para formas mais graves, acompanhadas ou não de peritonite bacteriana espontânea, além de síndrome hepatorrenal ou ascite refratária ao tratamento clínico clássico. Essa última forma de exteriorização merecerá nossa preocupação nesse Capítulo, voltado ao manuseio dessa modalidade de distúrbio, pelo implante do TIPS.

CONCEITO DE ASCITE REFRATÁRIA

Valendo-se da adoção de medidas, tais como restrição hidrossalina e bloqueio da reabsorção renal de sódio e água pelo rim, empregando-se diuréticos que atuam nos túbulos contorcidos proximal e distal, resolvem-se 80-90% dos casos de ascite. À medida que se acentua a hipertensão portal e reduz-se a reserva hepática, pronuncia-se a circulação colateral portossistêmica, com essa tendência evolutiva se invertendo, com 10 a 20% dos pacientes tornando-se não responsivos à terapêutica acima proposta. Rotula-se, então, o evento dessa retenção hídrica intraperitoneal, como ascite refratária. Requisitos clínicos e laboratoriais para defini-la foram propostos pelo Clube Internacional de Ascite e estão discriminados no Quadro 10-1.

FATORES PROGNÓSTICOS ADVERSOS NOS PACIENTES COM ASCITE

Esses são definidores de gravidade e encontram-se dispostos no Quadro 10-2, reforçando a observação de que cerca de 50% dos pacientes com cirrose e ascite não sobreviverão mais do que 2 anos.[6]

Quadro 10-1. Requisitos para conceituação de ascite refratária
1. Ausência de resposta à diureticoterapia composta por espironolactona (400 mg/dia) e furosemida (160 mg/dia) por, pelo menos, 1 semana, medida que deve ser associada à dieta pobre em sódio (menos de 80 mmol/dia)
2. Perda de peso corpóreo menor do que 200 g/dia, por mais de 4 dias
3. Débito urinário de sódio menor do que o ingerido
4. Recorrência precoce da ascite com seu reaparecimento (graus 2 ou 3) dentro de 4 semanas da mobilização inicial
5. Indução de complicações da diureticoterapia tais como: • Encefalopatia portossistêmica sem qualquer outro fator precipitante • Elevação do nível sérico de creatinina além de 2 mg/dL • Nível sérico de sódio abaixo de 125 mmol/L • Indução de hipo (< 3 mmol/L) ou hiperpotassemia (> 6 mmol/L) apesar da adoção de medidas de combate
6. Necessidade de manipulação da ascite com paracenteses de grande volume associada à expansão volumétrica com albumina humana

TERAPÊUTICA NÃO-FARMACOLÓGICA DA ASCITE REFRATÁRIA

De forma racional deve envolver: 1. *atitude curativa* representada pelo transplante de fígado, visando tratar definitivamente a cirrose e os distúrbios hemodinâmicos que tais pacientes apresentam. No entanto, realização do procedimento se encontra limitada pela baixa oferta de órgãos doados. Temos reduzido essa limitação, valendo-se da doação intervivos. Quando não é possível de ser realizada, nos restam outras duas opções: 2a. *paracenteses de grande volume* realizadas de forma repetida, pois invariavelmente recorre rapidamente após o procedimento, com os inconvenientes de que consome física e emocionalmente o paciente e o médico responsável pela condução desses pacientes. Além disso, são esses cirróticos mais propensos a evoluírem com peritonite bacteriana espontânea e desenvolvimento de hérnias e síndrome hepatorrenal;[7] 2b. *anastomose portocava látero-lateral*[8] *ou mesocaval* são eficazes ao promover conexão de veia mesentérica (hipertensiva) à veia cava (hipotensa), descomprimindo de forma eficaz colaterais e sinusóides. Riscos do procedimento envolvem: $2b_1$. agravamento da função hepática no pós-operatório; $2b_2$. advento de encefalopatia portossistêmica, de difícil tratamento; $2b_3$. instalação de trombose da anastomose, com agravamento do quadro hipertensivo portal; $2b_4$. geração de dificuldades no intra-operatório (formação de aderências) por ocasião do transplante de fígado a ser realizado posteriormente;[9] 3. *implante do TIPS* é um procedimento menos agressivo do que a proposta terapêutica anterior, com limitações também existindo, pois cerca de 35% desses pacientes cursam com encefalopatia, enquanto 55% evoluem com oclusão da prótese no período de 12

Quadro 10-2. Fatores prognósticos adversos em cirróticos com ascite[6]

Clínicos e endoscópicos

- Redução volumétrica do fígado
- Estado nutricional comprometido
- Ascite prévia
- Hipotensão arterial
- Varizes de esôfago

Fatores bioquímicos

- Hiperbilirrubinemia
- Hipoalbuminemia
- Elevação de creatinina sérica
- Hiponatremia dilucional
- Sódio urinário baixo
- Hiponatremia dilucional
- Reduzida excreção de água após sobrecarga

Fatores circulatórios

- Hipotensão arterial
- Hiper-reninemia
- Hiperaldosteronismo
- Hipernorepinefrinemia

meses, gerando risco de desenvolvimento de sangramento agudo por ruptura de varizes esofagogástricas, ressangramento, criação de varizes ectópicas, com reinstalação de ascite em suas diversas formas evolutivas, além de precipitar aparecimento de hidrotórax hepático.

AVALIAÇÃO CLÍNICA PRÉ-IMPLANTE DO TIPS

Envolve sempre a execução de testes bioquímicos que avaliem funções que expressam reservas hepáticas renais funcionais. Deve-se definir também a perviedade do sistema venoso de acesso e drenagem do fígado através de ultrasonografia com Doppler ou angiotomografia. Recomendável também proceder a uma adequada avaliação da miocardiopatia que costumam apresentar, valendo-se de: 1. ecocardiograma, onde se analisa a razão E/A, velocidade de abertura da válvula mitral, tempo de desaceleração da onda E, ou através de ressonância magnética cardíaca, buscando detectar disfunção diastólica; 2. eletrocardiografia com medida do intervalo Qt com finalidade de detectar anormalidades eletrofisiológicas, reforçando que ao ultrapassar 440 ms gera índice maior de mortalidade;[5] 3. ecocardiograma com infusão de microbolhas e mensuração da pressão de artéria pulmonar, em busca de definir respectivamente a existência de fístulas arteriovenosas e hipertensão pulmonar.

O risco de mortalidade desses pacientes é maior naqueles: 1. com nível sérico de bilirrubina além de 3 mg/dL e de alanina aminotransferase ultrapassando 100 UI/L e que já tinham apresentado encefalopatia hepática prévia; 2. com Child-Pugh B ou C, ou escore MELD maior que 12 e INR igual ou acima de 2 e 3 entre infectados.[7,9,10] Diante dessas limitações e naqueles com carcinoma hepatocelular, ou com idade ultrapassando 68 anos, deve-se evitar o implante do TIPS.

COMPLICAÇÕES ADVINDAS DO IMPLANTE DO TIPS

São representadas sobretudo pelas fístulas entre a artéria hepática e a veia porta ou com a via biliar, levando a que cursem com melena e hemobilia. Nesse caso, deve-se proceder embolização do trajeto, ou implante de prótese revestida com PTFE (politetrafluouroetileno).[11,12] Outras são: trombose ou estenose, infecção, hemólise, encefalopatia. São pouco freqüentes os desenvolvimentos de insuficiência cardíaca ou hepatocelular e síndrome hepatorrenal, mas quando presentes se situam, respectivamente, em torno de 2,5, 1,9 e 4,3%.[7]

EFEITOS INDUZIDOS PÓS-IMPLANTE DO TIPS NA ASCITE REFRATÁRIA

EFEITOS HEMODINÂMICOS

Podem ser vistos no Quadro 10-3.

Quadro 10-3. Efeitos hemodinâmicos induzidos pós-implante do TIPS em ascite refratária (adaptado de Garcia Tsao)[13] (estudos controlados)

1. Elevação do débito cardíaco nos primeiros 30 dias, estabilizando-se após esse período
2. Baixa da resistência vascular sistêmica também no primeiro mês, não sofrendo mudanças posteriormente
3. Ausência de mudanças no nível de pressão arterial média, com redução evidente do gradiente venoso hepático, desde o momento do implante

Baseado na análise de trabalhos expressos nas referências 13, 14, 15, 16, 17, 18.

▪ EFEITOS SOBRE PARÂMETROS HEPÁTICOS, RENAIS E HORMONAIS

Podem ser vistos no Quadro 10-4.

Quadro 10-4. Efeitos sobre parâmetros hepáticos, renais e hormonais pós-implante do TIPS em ascite refratária (adaptado de Garcia Tsao)[13] (estudos controlados)
1. Agravamento do escore Child-Pugh já nos primeiros 30 dias, estabilizando-se entre 3 a 6 e melhorando entre 7 a 14 meses
2. Aumento da excreção renal apenas após 12 a 14 dias
3. Baixa atividade de renina plasmática paralela ao da excreção de sódio, sendo mais precoce do que o observado nos valores de aldosterona
4. Imutável o índice de filtração glomerular renal quando avaliados até 3-6 meses, mesmo comportamento observado com relação ao *clearance* de creatinina

Baseado na análise de trabalhos expressos nas referências 13, 14, 15, 16, 17, 18.

Estudos prospectivos não controlados também trouxeram contribuições importantes à avaliação do emprego do TIPS no tratamento da ascite refratária, segundo exposto no Quadro 10-5, avaliando-se parâmetros clínicos.

Quadro 10-5. Estudos prospectivos não controlados (Adaptado de Garcia Tsao)[13]
1. A população total estudada foi composta por 326 pacientes, acompanhados entre 88 a 17,5, com média de 11,2 meses
2. Reversão da ascite refratária observou-se entre 46 a 92%, com média de 70%, porém com 97% deles ainda requerendo diuréticos
3. Encefalopatia hepática instalou-se ou agravou-se entre 16% a 40%, com média de 27%
4. Disfunção do TIPS ocorreu entre 20% a 53%, com média de 34%
5. Mortalidade atribuída ao TIPS se observou entre 29%-60% e média de 52% ao fim de 6 a 12 meses

Baseado na análise de trabalhos expressos nas referências 19, 20, 21, 22, 23.

Quando cotejada a eficácia do TIPS (131 pacientes) em relação às paracenteses de grande volume (133 pacientes), os resultados podem ser vistos no Quadro 10-6.

Depreende-se da análise exposta nesse Capítulo, que o implante do TIPS constitui-se em excelente opção visando tratar pacientes cirróticos com ascite refratária, ao mesmo tempo em que se constitui em atitude-ponte para realização do transplante de fígado.

Quadro 10-6. Estudos controlados do TIPS *versus* paracenteses de grande volume no tratamento de ascite refratária (Adaptado de Garcia Tsao)[13]

	TIPS		Paracenteses de grande volume	
	%	Média	%	Média
1. Resposta favorável	38-64	52,2	0-17	14,2
2. Novo episódio ou piora da encefalopatia	23-60	40,3	10-34	22,0
3. Mortalidade (entre 1 a 2 anos)	33-79	49,0	35-69	52,2

Baseado na análise dos resultados das referências 16, 24, 25, 26, 27.

REFERÊNCIAS BIBLIOGRÁFICAS

1. Tsai MN, Groszmann RJ. The pathophysiology of portal hipertension. In: Arroyo V, Navasa M, Forns X *et al.* (Eds.). *Update in treatment of liver disease.* Barcelona: Ars Medica, 2006. p. 3-18.
2. Arroyo V, Ruiz del Àrbol L, Ginés P. Circulatory dysfunction in cirrhosis. In: Arroyo V, Navasa M, Forns X *et al.* (Eds.). *Update in treatment of liver disease.* Barcelona: Ars Medica, 2006. p. 19-28.
3. Liu H, Lee S. The heart in cirrhosis. In: Ginés P, Arroyo V, Rodés J *et al.* (Eds.). *Ascites and renal dysfunction in liver disease. Pathogenesis, diagnosis and treatment.* Massachusetts: Blackwell Publishing, 2005. p. 186-197.
4. Fallon MB. Mechanisms of cardiopulmonary hemodynamics and dysfunction in portal hypertension. In: Sanyal AJ, Shah VH. (Eds.). *Portal hypertension. Pathology, evaluations and treatment.* Totowa: Human Press, 2005. p. 113-125.
5. Gaskari SA, Honar H, Lee SS. Therapy insight: cirrhotic cardiomiopathy. *Gastroenterol & Hepatol* 2006;3:329-337.
6. Cárdenas A, Ginés P, Arroyo V. Ascites hyponatremia, hepatorenal syndrome and spontaneous bacterial peritonitis. In: Bacon BR, O'Grady JG, Di Bisceglie AM *et al.* (Eds.). *Comprehensive clinical hepatology.* Amsterdam: Elsevier, 2006. p. 153-168.
7. Wong F. The use of TIPS in chronic liver disease. *Ann Hepatol* 2006;5:5-15.
8. Orloff MJ, Orloff MS, Orloff SL *et al.* Experimental, clinical, and metabolic results of side-side portocaval shunt for intractable cirrhotic ascites. *J M Coll Surg* 1997;183:557-570.
9. Ferral H, Gamboa P, Postoak DW *et al.* Survival after elective transjugular intrahepatic portosystemic shunt creation: prediction with model for end-stage liver disease score. *Radiology* 2004;231:231-236.
10. Chalasani N, Clark WS, Martin LG *et al.* Determinants of mortality in patients with advanced cirrhosis after transjugular intrahepatic portosystemic shunting. *Gastroenterology* 2000;118:138-144.
11. Saxon RR, Mendel-Hartvig J, Corless CL *et al.* Bile duct injury as a major cause of stenosis and occlusion in transjugular intrahepatic portosystemic shunts: comparative histopathologyc analysis in humans and swine. *J Vasc Interv Radiol* 1996;7:487-497.
12. Szr DY, Vestring T, Liddell RP *et al.* Recurrent TIPS failure associated with biliary fistulae: treatment with PTFE – covered stents. *Cardiovasc Intervent Radiol* 1999;22:297-304.

13. Garcia-Tsao G. Transjugular intrahepatic portosystemic shunt (TIPS) for the management of refractory ascites in cirrhosis. In: Ginés P, Arroyo V, Rodés J *et al.* (Eds.). *Ascites and renal dysfunctions in liver disease.* Massachusetts: Blackwell Publishing, 2005. p. 251-259.
14. Wong F, Sniderman K, Liu P *et al.* Transjugular portosystemic stent shunt effects on hemodynamics and sodium homeostasis in cirrhosis and refractory ascites. *Ann Intern Med* 1995;122:816-822.
15. Wong F, Sniderman K, Liu P *et al.* The mechanism of the initial natriuresis after transjugular intrahepatic portosystemic shunt. *Gastroenterology* 1997;112:899-907.
16. Gerbes AL, Gulberg V, Waggershauser T *et al.* Renal effects of transjugular intrahepatic portosystemic shunt in cirrhosis: comparison of patients with ascites, with refratory ascites or without ascites. *Hepatology* 1998;28:683-688.
17. Lebrec D, Giuily N, Hadengue A *et al.* Transjugular intrahepatic portosystemic shunts. Comparison with paracentesis in patients with cirrhosis and refractory ascites: a randomized trial. *J Hepatol* 1996;25:135-144.
18. Somberg KA, Lake JR, Tomlanovich SJ *et al.* Transjugular intrahepatic portosystemic shunts for refractory ascites: assessment of clinical and hormonal response and renal function. *Hepatology* 1995;21:709-716.
19. Quiroga J, Sangro B, Nunez M *et al.* Transjugular intrahepatic portalsystemic shunt in the treatment of refractory ascites: effect on clinical, renal, humoral, and hemodynamic parameters. *Hepatology* 1995;21:986-994.
20. LaBerge JM, Ring EJ, Gordon RL *et al.* Creation of transjugular intrahepatic portosystemic shunt with the wallstent endoprosthesis: results in 100 patients. *Radiology* 1993;187:413-420.
21. Ochs A, Rossle M, Haag K *et al.* The transjugular intrahepatic portosystemic stent – shunt procedure for refractory ascites. *N Eng J Med* 1995;332:1192-1197.
22. Crenshaw WB, Gordon FD, McEniff NJ *et al.* Severe ascites: efficacy of the transjugular intrahepatic portosystemic shunt in treatment. *Radiology* 1996;200:185-192.
23. Nazarian GX, Bjarnason H, Dietz CAJ *et al.* Refractory ascites: midterm results of treatment with a transjugular intrahepatic portosystemic shunt. *Radiology* 1997;205:173-180.
24. Deschenes M, Dufresne MP, Bui B *et al.* Predictors of clinical response to transjugular intrahepatic portosystemic shunt (TIPS) in cirrhotic patients with refractory ascites. *Am J Gastroenterol* 1999;1361-1365.
25. Rossle M, Ochs A, Gulberg V *et al.* A comparison of paracentesis and transjugular intrahepatic portosystemic shunting in patients with ascites. *N Eng J Med* 2000;342:1701-1707.
26. Ginés P, Uriz i, Calahorra B *et al.* A comparison of paracentesis and transjugular intrahepatc portosystemic shunting in patients with ascites. *Gastroenterology* 2002;123:1839-1847.
27. Sanyal AJ, Genning C, Reddy KR *et al.* North american study for the treatment of refractory ascites group. The North American Study for the Treatment of Refractory Ascites. *Gastroenterology* 2003;124:634-643.

Transplante Hepático em Paciente Cirrótico com Ascite – Aspectos Pré, Per e Pós-Operatórios

Cláudio Augusto Marroni
Alfeu de Medeiros Fleck Júnior
Ajácio Bandeira de Mello Brandão

INTRODUÇÃO

O Transplante Ortotópico de Fígado (TOF) foi o mais importante avanço das últimas décadas no tratamento da doença hepática crônica terminal.

Os objetivos do transplante hepático são prolongar a vida e melhorar a sua qualidade e, em crianças, também possibilitar crescimento e desenvolvimentos adequados.[1]

As indicações genéricas para o transplante são: doença hepática crônica avançada, falência hepática fulminante e doença hepática metabólica congênita. De uma maneira geral o transplante hepático está indicado na doença hepática crônica avançada e irreversível. Nesses casos a perspectiva de sobrevivência, resultante da doença, é menor do que um ano, e não existem alternativas clínicas ou cirúrgicas de tratamento, outras, que o transplante. Há grande interferência na capacidade de trabalho ou na qualidade de vida, que se torna intolerável, e a progressão da doença resulta em expectativa de vida menor que a do resultado do transplante.[2]

Qualquer paciente com cirrose apresenta um risco de complicações potencialmente mortais, como sangramento por varizes secundárias à hipertensão portal, sepse ou síndrome hepatorrenal. Comumente, a doença é caracterizada por um longo período sem manifestações (cirrose compensada) ao qual se segue o surgimento de complicações específicas (cirrose descompensada). Cerca de 10 anos após o diagnóstico de cirrose, a probabilidade de descompensação é de aproximadamente 60%, com a ascite sendo a descompensação mais comum, observada em torno de 50% dos casos.[3-5]

Estudo retrospectivo, realizado na Europa, com pacientes com cirrose compensada, pelo vírus da hepatite B (VHB), registrou incidência cumulativa de descompensação em 5 anos de 16%, incidência de 3,3 por 100 pessoas/ano e tempo médio de 31 meses entre o diagnóstico da doença e a primeira descompensação. Ascite foi a primeira descompensação em 49% dos pacientes. Na mesma coorte, avaliando pacientes com VHC, a incidência cumulativa de descompensação em 5 anos foi de 28%, incidência de 5,3 por 100 pessoas/ano e tempo médio de 29 meses entre o diagnóstico de cirrose e a primeira descompensação (ascite em 51% dos casos). A ascite é associada à má qualidade de vida, risco aumentado de infecções e de falência renal e tem significado prognóstico: 50% dos pacientes que desenvolvem ascite morrerão em 2 a 5 anos.[6-9] Portanto, os pacientes com ascite deverão ser avaliados para transplante, já que há nítido benefício com essa modalidade terapêutica, pois pacientes com ascite têm sobrevida em 5 anos de 30 a 40%, enquanto os transplantados de 70 a 80%.[7,8] Não há informações consolidadas para todo o Brasil sobre a sobrevida de enxertos e pacientes após o transplante hepático. No Grupo de Transplante Hepático do Complexo Hospitalar Santa Casa de Porto Alegre as taxas de sobrevida de pacientes são: 81,2% em 1 ano; 72,6% em 3 anos e 69,8% em 5 anos.[10]

Os cirróticos com ascite representam uma população heterogênea, com diferentes subgrupos e prognósticos variados de acordo com dados clínicos e laboratoriais. Os fatores associados a mau prognóstico e usados como indicativos de TOF são: síndrome hepatorrenal, ascite refratária, peritonite bacteriana espontânea, encefalopatia hepática, desnutrição, hipoalbuminemia, icterícia e escore Child-Turcotte-Pugh (CTP) C. Quando estão associados à insuficiência renal (creatinina > 1,3 mg/dL), excreção urinária de sódio < 2 mEq/dia, hiponatremia < 133 mEq/dL, diminuição da diurese e hipotensão arterial (< 85 mmHg), o prognóstico é pior.[7]

A avaliação dos eventuais candidatos visa a confirmar a necessidade da indicação do transplante, investigar a possível existência de contra-indicações ao procedimento e identificar situações no pré-transplante que possam ser importantes no trans e pós-operatórios.[11]

As situações clínicas ou doenças que se consideram como contra-indicações ao transplante estão listadas a seguir:[11]

- Septicemia.
- Tumor metastático.
- Tumor maligno extra-hepático (diferentes de câncer de pele localizado).
- Hipertensão pulmonar grave.
- Doença cardíaca avançada.
- Doença pulmonar avançada.

As contra-indicações relativas ao transplante são relacionadas com a idade maior que 70 anos, Diabetes Melito tipo I, neoplasias prévias recentes, doenças psiquiátricas, alcoolismo ativo, cardiopatias graves, infecção pelo HIV, cirurgias prévias das vias biliares, doenças renais graves (considerar transplante duplo) e drogadição ativa.[11]

O suporte familiar e ambiental é de suma importância para o bom êxito do processo. As necessidades de apoio psicológico são decisivas em todas as etapas e iniciam com a participação permanente da família. Entretanto, freqüentemente, há necessidade de recorrer a um profissional da área, psicólogo ou psiquiatra, para dar assessoria técnica correta. Muitas vezes este profissional deve iniciar sua atividade antes que o paciente entre na lista de espera.[12]

Pacientes com doença hepática terminal necessitam de freqüentes hospitalizações e pioram progressivamente sua qualidade de vida o que os leva a depressões, ansiedade e distúrbios mentais orgânicos, fatos esperados nestas circunstâncias de grande flutuação clínica. Existem estágios psicológicos seqüenciais, pelos quais transita o paciente hepático terminal candidato ao transplante, e que são: negação, angústia, acentuação de características da personalidade, expectativa mágica, idealização e aceitação.[12]

A negação toma forma de descrédito que o transplante seja necessário; sem resolução o paciente rejeita as recomendações de transplante e não adere aos tratamentos; angústia, depressão e mágoa seguem-se, até que a deterioração física e a restrição sintomática lembram-lhe da doença e da mortalidade. Os traços de personalidade podem se acentuar nesta fase, e aqueles com dificuldades de adaptação apresentam distúrbios comportamentais que podem ser chaves para a abordagem futura. Na fase de expectativa mágica há minimização dos riscos e das complicações do transplante. Nesta fase ocorre a idealização da equipe terapêutica. O estágio final é o da aceitação.[12]

TRANSPLANTE HEPÁTICO EM PACIENTES COM SÍNDROME HEPATORRENAL

A síndrome hepatorrenal (Capítulos 5 e 22) é uma causa potencialmente reversível de perda de função renal que ocorre em pacientes com cirrose e ascite (menos comumente em pacientes com insuficiência hepática grave ou hepatite alcoólica). Estima-se ocorrer em 8 a 10% dos pacientes internados com cirrose e ascite. Há dois tipos de SHR: a do tipo 1, em que há perda rápida da taxa de filtração glomerular, com a creatinina sérica atingindo valor superior a 2,5 mg/dL em menos de 2 semanas e a do tipo 2, em que o declínio da função renal ocorre de maneira continuada, e o nível sérico da creatinina varia entre 1,5-2,5 mg/dL. Ambas as situações estão associadas a mau prognóstico: pacientes com SHR tipo 1 têm sobrevida média de 2 semanas, se não tratados, enquanto que nos com tipo 2 a sobrevida média é de 6 meses, se não transplantados. Portanto, apesar dos avanços no tratamento clínico da SHR,[13,14] o TOF é o tratamento definitivo desses pacientes uma vez que permite a cura da doença hepática e da disfunção circulatória e renal da cirrose, registrando-se uma sobrevida em 3 anos de 60%.[15,16] A maioria dos pacientes submetidos ao transplante na vigência de SHR apresenta melhora da função renal pós-TOF, confirmando a natureza funcional do distúrbio.[15,17,18] Entretanto, desenvolvem mais complicações, ficam mais tempo em unidades de tratamento intensivo e apresentam maior taxa de mortalidade intra-hospitalar.[13,15,17] Logo após o transplante de pacientes com SHR pode ocorrer piora na taxa de filtração glomerular e aproximadamente 35% necessitarão tratamento dialítico, porcentagem sete vezes maior em comparação aos transplantados sem SHR.[19] Os inibidores da calcineurina – ciclosporina e tacrolimus – podem contribuir para a perda da função renal, razão pela qual é recomendado iniciar seu uso mais tardiamente, até que se observe uma melhora da função renal, o que em geral ocorre em torno de 48-72 horas. Após esse período inicial, a taxa de filtração glomerular começa a melhorar, atingindo o valor de 30-40 mL/h 1 ou 2 meses pós-transplante.[14] Essa moderada perda de função costuma perdurar e deve-se, provavelmente, a um maior efeito nefrotóxico da ciclosporina e do tacrolimus em pacientes com perda de função renal antes do transplante. Os pacientes transplantados com SHR apresentam risco maior de desenvolver insuficiência renal crônica (IRC) pós-transplante em comparação aos pacientes transplantados sem SHR.[15] As anormalidades hemodinâmicas e neuro-hormonais da SHR desaparecem no primeiro mês depois do TOF.[20] Do ponto de vista prático, são poucos os pacientes com SHR 1 que se beneficiam com o TOF graças à sobrevida extremamente curta desses pacientes e ao longo tempo de espera em lista.[21,22] Espera-se que a adoção do escore *Model for End-Stage Liver Disease* (MELD), na alocação de fígados para transplante beneficie esses pacientes, por incorporar em seu cálculo, entre outras variáveis, a taxa de creatinina sérica.[23] Adicionalmente, o MELD estima com acurácia o prognóstico de pacientes com SHR 2.[24,25]

A SHR não é considerada uma indicação de transplante combinado rim/fígado.

ASCITE REFRATÁRIA

Quando os pacientes não respondem ao tratamento com diuréticos e restrição de sódio ou desenvolvem efeitos adversos com o uso de diuréticos, considera-se que tenham ascite refratária.[26] A maioria dos pacientes com ascite resistente aos diuréticos têm síndrome hepatorrenal tipo 2 (creatinina sérica > 1,5 mg/dL) ou taxas menores de creatinina, apesar do importante comprometimento da perfusão renal ou da filtração glomerular. O prognóstico de pacientes com a ascite refratária é ruim: sobrevida em um ano sem transplante de 20 a 50%. Adicionalmente, é comum que esses pacientes apresentem complicações adicionais, como peritonite bacteriana espontânea, síndrome hepatorrenal e hidrotórax hepático. Os tratamentos disponíveis para a ascite refratária são discutidos nos Capítulos 9 e 10. O mais efetivo é o TOF.

PERITONITE BACTERIANA ESPONTÂNEA

A peritonite bacteriana espontânea (PBE) ou a infecção do fluido de ascite, sem haver um foco intra-abdominal de aparente causa da infecção, é a mais comum das infecções em cirróticos (Capítulo12). Sua prevalência entre cirróticos com ascite admitidos em hospital varia entre 10 e 30%.[27] O prognóstico de pacientes com peritonite bacteriana espontânea melhorou significativamente nos últimos anos graças, fundamentalmente, ao uso de cefotaxima e albumina. A complicação mais grave da PBE é a síndrome hepatorrenal. Pacientes que se recuperam de um episódio de peritonite bacteriana espontânea devem ser considerados candidatos potenciais ao transplante hepático, pois a sua expectativa de sobrevida é muito pobre. Os pacientes com PBE em lista de espera para transplante têm contra-indicação transitória ao procedimento, não só pela infecção, mas pela disfunção renal associada e precipitada, que pioram sobremaneira o prognóstico.[7]

CONSIDERAÇÕES GERAIS SOBRE O TRANSPLANTE HEPÁTICO

Importantes avanços nas técnicas cirúrgicas, preservação de órgãos, terapia imunossupressora e manejo clínico pós-operatório, obtidos na última década, permitiram significativa melhora dos resultados do TOF, tanto ao médio quanto ao longo prazos.[28,29]

A dissociação entre o número de candidatos e o de doadores continua uma das maiores limitações para a realização de transplantes hepáticos. No Brasil, em janeiro de 2005, havia 6.288 pacientes em lista de espera e, no ano, foram realizados 956 transplantes hepáticos. Em janeiro de 2006, o número de candidatos em lista cresceu para 7.005,[30] tendo somente 1.025 sido transplantados nesse ano.[30] Em 2007 foram realizados apenas 997 transplantes.[31] Nos Estados Unidos, por exemplo, em 18 de maio de 2008, havia 16.358 candidatos aguardando transplante hepático, número muito superior aos 6.493 realizados em 2007.[32]

Até recentemente, o critério de alocação de enxerto para doenças hepáticas crônicas considerava, além da compatibilidade do sistema ABO, a data da inscrição em lista de espera. Em maio de 2006, o Sistema Nacional de Transplantes[33] modificou o critério de alocação, de cronológico para o de gravidade, aferido pelo escore MELD, para estabelecer uma ordem de prioridade entre os pacientes adultos candidatos a transplante hepático. O escore MELD é uma escala contínua de gravidade que, de maneira acurada, prediz a mortalidade em 3 meses de pacientes com doenças hepáticas crônicas, incluindo os em lista de espera para transplante.[34,35] A filosofia atual da alocação de enxertos para transplante hepático é a de priorizar os pacientes que apresentam risco maior de morte.

Idealmente, um sistema de alocação deveria não só identificar pacientes com maior probabilidade de morrer em lista de espera para transplante, mas também prever quais teriam maior probabilidade de sobreviver após o transplante. Embora o escore MELD seja útil para prever mortalidade por doença hepática de pacientes em lista para transplante,[36] não está completamente definida sua utilidade em estimar a sobrevida depois do transplante.[37]

As características associadas aos desfechos após transplante hepático, realizadas em diferentes momentos após o primeiro transplante ou re-transplante em populações variadas de pacientes, têm sido artificialmente categorizadas como relacionadas com o receptor, com o doador, a cirurgia e com o período pós-operatório. Sabe-se, contudo, que há uma interação dinâmica que, ao fim, determina o resultado do procedimento.[10]

No Brasil, há informações limitadas sobre a experiência de centros de transplante, particularmente avaliando a utilidade do MELD em identificar pacientes com maior risco de morte em lista de espera[38] além de seu impacto ou de outras variáveis sobre os resultados do transplante hepático.[10]

Brandão[10] em estudo de coorte, analisando 436 pacientes transplantados pelo Grupo de Transplante Hepático de Adultos da Santa Casa de Porto Alegre, avaliou a acurácia do MELD pré-TOF em predizer a sobrevida pós-TOF e analisou as variáveis associadas à sobrevida desses pacientes. A sobrevida em 3, 6 e 12 meses foi menor em pacientes com MELD $\geq$ 21 ou CTP C. Análise multivariada revelou que idade do receptor ≥ 65 anos, MELD ≥ 21, CTP categoria C, bilirrubina ≥ 7 mg/dL, creatinina ≥ 1,5 mg/dL, carcinoma hepatocelular e doador com cor da pele não-branca foram preditores de mortalidade.

ESCORE MELD COMO PREDITOR DE SOBREVIDA DE PACIENTES EM LISTA DE ESPERA PARA TRANSPLANTE HEPÁTICO

Estudo prospectivo,[36] com informações extraídas da base de dados *United Network for Organ Sharing* (UNOS), avaliou 3.437 pacientes, 536 categorizados como UNOS 2A e 2.901 como UNOS 2B. Os *status* UNOS 2A e 2B referem-se à classificação, anteriormente usada pela UNOS, na alocação de enxertos para transplante hepático: pacientes UNOS 2A tinham escore CTP ≥ 10 e sobrevida estimada inferior a 7 dias, e pacientes UNOS 2B, escore CTP ≥ 10 ou CTP ≥ 7 com complicações decorrentes de hipertensão portal. A média do escore MELD nos categorizados como UNOS 2A foi 28 e, nos demais, 18,3. Os resultados mostraram que o escore MELD foi capaz de prever 83% dos óbitos de pacientes em lista de espera para transplante e que, com essa finalidade, foi superior ao escore CTP. Outro estudo, utilizando a mesma base de dados[39] e com o mesmo objetivo do anterior, avaliou uma coorte de 6.958 pacientes, categorizados como UNOS 2A e 2B, além de classificados como UNOS 3 (CTP ≥ 7 sem outras intercorrências, ou seja, moderadamente enfermos) no momento de inclusão em lista de espera para transplante hepático. Não foi especificado, contudo, quantos compunham cada uma das categorias nem os respectivos valores médios do escore MELD. Ao contrário do trabalho anterior,[36] não foi encontrada diferença estatisticamente significativa entre os modelos MELD e CTP.

A acurácia do modelo MELD em predizer sobrevida de pacientes em lista de espera para transplante foi validada em vários países e, no Brasil, em estudo realizado em Campinas, São Paulo, que incluiu 140 pacientes.[38] Aqueles com MELD superior a 21 na inscrição em lista de espera para transplante apresentaram maior taxa de mortalidade enquanto aguardavam o procedimento. É interessante observar que, nesses trabalhos, o desempenho do escore MELD não foi significativamente superior ao do CTP.

Ainda no Brasil, Brandão[10] estudou 271 pacientes incluídos em lista de espera com a média de escores MELD e EMERALD de 14,8 e 26,6, respectivamente. Aproximadamente 61% dos pacientes foram classificados como CTP B. Durante os acompanhamentos de 3 e de 6 meses, as porcentagens de pacientes que faleceram, foram transplantados ou permaneceram em lista foram 11,8; 9,2 e 79,0 ou 19,2; 17,7 e 63,1%, respectivamente. A previsão de mortalidade em 3 meses foi igualmente prevista pelos escores MELD, EMERALD e

CTP (estatística-c 0,79; 0,74 e 0,70%, respectivamente). Para a mortalidade em 6 meses, as curvas ROC e a área sob a curva foram similares, mas o desempenho do escore MELD foi melhor do que o do CTP e do que o do EMERALD.

Caracterizada a utilidade do MELD, para predizer a mortalidade de pacientes com cirrose em lista de espera para transplante hepático, e a sua maior reprodutibilidade que o CTP, por não incluir variáveis passíveis de classificação subjetiva, como ascite ou encefalopatia hepática, alguns países ou centros adotaram-no como critério de alocação de enxertos. Nos Estados Unidos, desde fevereiro de 2002[21] e, no Brasil, desde junho de 2006.[34]

No Brasil, o SNT adotou o MELD para determinação de prioridade na alocação de fígados para transplante, utilizando as orientações norte-americanas.[34] Nos Estados Unidos, a implementação do MELD na alocação de enxertos ocasionou diminuição de novos inscritos e de óbitos de pacientes em lista de espera e aumento no número de transplantes com doador falecido.[40]

LIMITAÇÕES E MELHORIAS FUTURAS DO ESCORE MELD

O MELD é criticado e possui limitações relacionadas com o escore em si e como critério para alocação de enxertos.[23] Embora as variáveis incluídas sejam objetivas, a creatinina e a bilirrubina podem ser alteradas por intervenções terapêuticas (diuréticos ou ácido ursodesoxicólico, por exemplo), hemólise ou sepse. Adicionalmente, os níveis séricos de creatinina são influenciados pela idade, pela massa corporal e pelo sexo, e seus resultados podem ser falseados em determinadas ocasiões, por exemplo, os resultados são superestimados quando se usa o método colorimétrico em pacientes com bilirrubina total acima de 25 mg/dL. Também é motivo de discussão a escolha do tempo de protrombina como marcador de coagulação em doença hepática[41] e a variabilidade de seus resultados entre os laboratórios.[42]

Foram previstas exceções, de modo que pacientes com determinadas doenças recebem pontuação mínima, independentemente do escore calculado.[33,34] Constituem exceções, por exemplo, o carcinoma hepatocelular, a síndrome hepatopulmonar, a polineuropatia amiloidótica familiar e a oxalúria primária.[43]

Publicações recentes mostram que a adição de sódio sérico eleva o valor preditivo do MELD,[44,45] particularmente em paciente com escore inferior a 21 e com ascite persistente. Contudo, nas pesquisas iniciais sobre o escore MELD, a inclusão de complicações, como ascite, modificou pouco a acurácia do modelo.[35,46] A adição de sódio no modelo para alocação de órgãos deverá ser cuidadosamente avaliada, já que hiponatremia (definida como sódio sérico inferior a 130 mEq/L) é um fator de risco independente para menor sobrevida, nos primeiros 3 meses após o transplante.[47] A presença de ascite crônica, como manifestação mais grave e importante, sem que haja mudança significativa nos níveis de creatinina, INR e bilirrubinas, em paciente com deterioração nutricional, perda de massa muscular, fadiga e má qualidade de vida, pode ser uma das situações não contempladas pelo escore MELD, condenando esses pacientes a morrer sem o benefício do TOF.

Vários fatores contribuem para a piora da função renal pós-TOF. Consideram-se fatores pré, per e pós-operatórios como envolvidos.[48-53]

■ Pré-operatório do TOF

As hepatopatias crônicas podem ser acompanhadas de disfunção renal, cuja prevalência varia de 10 a 25%.[54-56] Distúrbios funcionais, como a síndrome hepatorrenal (SHR), onde não há lesão renal morfológica evidente, e os distúrbios no metabolismo da água e do sódio, podem associar-se à doença hepática avançada. O TOF é considerado o tratamento de escolha para pacientes com cirrose e SHR uma vez que permite a cura da doença hepática e da disfunção circulatória e renal da cirrose.[56,57] A maioria dos pacientes, submetidos ao TOF com SHR, apresenta melhora da função renal pós-TOF, confirmando a natureza funcional do distúrbio.[56,57] No entanto, já foi demonstrado que pacientes transplantados de fígado com SHR apresentam uma chance de desenvolver IRC significativamente maior que pacientes sem SHR.[56,57] Pacientes com IR pré-TOF apresentam menor sobrevida comparados a pacientes com função renal normal.[17,56] Recentemente foi demonstrado que pacientes com SHR tratados com análogos da vasopressina e albumina antes do TOF têm sobrevida semelhante àqueles sem SHR.[25]

Uma das conseqüências da deterioração da função hepática é a vasoconstrição intra-renal que, se intensa, pode levar à insuficiência renal por lesão isquêmica. Distúrbios renais não-isquêmicos podem se desenvolver durante o curso de várias doenças hepáticas, como as hepatites virais, a deficiência de alfa1-antitripsina ou as hepatites auto-imunes.[58]

Independentemente da causa da hepatopatia, alterações glomerulares ocorrem, com freqüência, em associação à cirrose, configurando a glomeruloesclerose hepática.[59] Essa glomerulopatia caracteriza-se por graus variados de expansão mesangial, espessamento da parede capilar, hipertrofia das células endoteliais e depósito de imunoglobulinas e material denso no mesângio e na parede capilar.[60] A IgA é a principal imunoglobulina que se deposita nos espaços endotelial e mesangial, embora IgM e IgG também possam ali ser encontradas.[54,59,60]

Axelsen e *et al.*, em 1995, realizaram biópsias renais em 23 pacientes cirróticos no momento do TOF, e, em todos, havia alterações glomerulares. Doze apresentavam alterações glomerulares mínimas, dois exibiam nefropatia por depósito de IgA, e um tinha glomerulonefrite (GN) mesangiocapilar tipo I. Os oito pacientes restantes apresentavam lesões glomerulares características da glomeruloesclerose hepática.[60]

A fisiopatogenia da glomeruloesclerose hepática permanece desconhecida.[58] Além das alterações glomerulares, a doença hepática crônica está associada ao espessamento das células da mácula densa e, ocasionalmente, a lesões tubulares e fibrose renal.[60]

Com freqüência, tais alterações glomerulares, intersticiais e estruturais renais ocasionam graus variados de disfunção renal. Acredita-se que a progressão da disfunção dependa do tipo de doença hepática e renal, do tratamento empregado, da presença de situações clínicas, como hipertensão arterial sistêmica (HAS) e diabetes melito (DM), e de outros fatores ainda não totalmente definidos, entre eles os genéticos.[58]

Por meio da histologia, foi demonstrado que a presença de fibrose intersticial, assim como o grau de glomeruloesclerose, apresenta relação com a progressão da doença renal para disfunção crônica terminal.[58]

As alterações renais, relacionadas com as causas específicas de doença hepática, são demonstradas no Quadro 11-1.

Mais recentemente, o termo glomeruloesclerose hepática vem sendo substituído por glomerulopatia associada à hepatopatia.

Na prática clínica, vários métodos diagnósticos são utilizados para avaliar a função renal. Pela facilidade, disponibilidade, rapidez e custo, os mais utilizados são a dosagem sérica da creatinina e a determinação da depuração da creatinina. No entanto, em pacientes com doença hepática crônica e em transplantados de fígado, tanto a dosagem sérica como a medida da depuração de creatinina são considerados métodos pouco sensíveis para a avaliação da função renal.[54,61-66] Nos cirróticos, com estado nutricional normal, a creatinina sérica só se eleva quando ocorre redução da TFG em 50%.[56,63,67] Nessa população, tais métodos diagnósticos tendem a superestimar a verdadeira TFG, graças à reduzida massa muscular, freqüentemente presente em indivíduos cirróticos e nos primeiros meses pós-TOF. Também a diminuição da biossíntese hepática da creatina, um substrato da produção de creatinina pela musculatura esquelética, contribui para a manutenção dos baixos níveis séricos de creatinina.[61,63,65,66]

Estudos demonstraram discrepâncias significativas na comparação dos níveis séricos de creatinina ou da depuração de creatinina (medida ou calculada), com a medida considerada padrão-ouro para a avaliação da função renal, tanto em cirróticos como em transplantados do fígado.[66,68]

O padrão-ouro para a avaliação da função renal é a medida da TFG pela depuração da inulina, método limitado e pouco disponível, pelo seu alto custo e dificuldades técnicas para a sua realização.[67,68]

Quadro 11-1. Alterações renais associadas a doenças hepáticas[58]

Doença hepática	Alteração renal
Deficiência de alfa 1-antitripsina	GN membranoproliferativa
	GN antimembrana basal
Fibrose hepática congênita	Nefronotise
	Doença renal policística autossômica recessiva
Hepatite B	Nefropatia membranosa
	GN membranoproliferativa
	Poliarterite nodosa
	Microscópica
	Macroscópica
Hepatite C	GN membranoproliferativa
	Nefropatia membranosa
Hepatite alcoólica	Nefropatia por depósito de IgA
Hepatite auto-imune	GN por imunocomplexos
	Acidose tubular renal
Cirrose biliar primária	Acidose tubular renal
	Nefropatia membranosa
Cirrose (qualquer tipo)	GN por imunocomplexos
Síndrome de Alagille (displasia artério-hepática)	Displasia renal
	Nefropatia membranosa
	Mesangiolipidose
	Nefrite tubulointersticial
Doença de Wilson	Síndrome de Fanconi
Tirosinemia	Síndrome de Fanconi
	Glomeruloesclerose

Os métodos que utilizam radioisótopos, para estimar a TFG, como os ^{125}I-iotalamato, ^{99m}Tc-DTPA e ^{51}Cr-EDTA são fidedignos e eficazes.[60,67,68]

A medida da filtração glomerular, por meio da utilização do ^{51}Cr-EDTA, é de baixo custo e demonstra correlacionar-se muito bem com a depuração de inulina.[67,69,70]

Algumas fórmulas matemáticas são utilizadas, na prática clínica, na tentativa de estimar a TFG.[68] A mais amplamente utilizada é a de *Cockcroft-Gault*, que considera a idade, o peso e a creatinina sérica para seu cálculo. Tais fórmulas tendem a superestimar a verdadeira TFG, pois, à medida que se reduz a TFG, ocorre o aumento da secreção tubular de creatinina, diminuindo o seu nível sérico.[64]

Recentemente, Gonwa *et al.* realizaram um estudo onde compararam a TFG medida com ^{125}I-iotalamato com a TFG calculada, utilizando várias fórmulas, em períodos diferentes, pós-TOF. A fórmula *Modification of Diet in Renal Disease* (MDRD) foi a que melhor se correlacionou com a TFG medida. Esta fórmula utiliza a idade, a creatinina, a uréia e a albumina séricas para seu cálculo.[71]

Nos pacientes com doença hepática crônica e nos transplantados hepáticos essas fórmulas apresentam muitas discrepâncias quando comparadas à TFG medida, tanto no pré como no pós-TOF.[68,72,73] Estas diferenças decorrem de, pelo menos, dois fatores:

1. O peso do paciente pode sofrer alterações significativas com o aumento de água corporal (edema, ascite).
2. A creatinina sérica pode não sofrer alterações até que ocorra uma redução de cerca de 50% da TFG.[63,65,67] Uma estimativa equivocada da TFG pode levar a falhas na detecção de uma disfunção renal inicial ou até mesmo de IRC, além de levar a erros de dosagens de drogas em pacientes com IRC.[71] Recentemente, tem sido relatada a utilização da cistatina C, uma proteína de baixo peso molecular, para estimar a TFG tanto em cirróticos como no pós-TOF.[66,73] Porém, este método parece ser limitado nos casos em uso de corticosteróides e na IR moderada ou grave, comum em pacientes transplantados.[73]

A identificação dos receptores hepáticos mais suscetíveis à IR e de fatores preditivos da piora da função renal pós-TOF é muito importante, pois possibilitam a prevenção e o manejo clínico da IR nos primeiros meses, que são fundamentais para reduzir o índice desta importante morbidade, melhorando os resultados do TOF a longo prazo.

Os pacientes que apresentaram PBE, principalmente de forma recorrente, têm a cavidade peritoneal modificada nas suas características habituais, pelo espessamento do peritônio no andar supramesocólico, formação de aderências fibrosas entre alças intestinais e segmentos do cólon, mudanças na localização das estruturas intraperitoneais. Estas alterações, aliadas à hipertensão portal com a redundância e dilatação dos vasos mesentéricos, dificultam o transcurso do procedimento cirúrgico, alongando o tempo, possibilitando maior sangramento e necessidade de maiores transfusões de hemoderivados. Em conseqüência, aumentam os riscos de complicações transoperatórias por hipovolemia, contaminação da cavidade, lesão de estruturas, aumento dos tempos de isquemia fria e quente. As possibilidades de formação de ascite e de ocorrer disfunção renal seqüenciais são muito grandes. Nos pacientes com PBE recente, alguns em final de tratamento no momento da cirurgia, a necessidade da execução de exames citológicos e bacteriológicos é fundamental para a exclusão de infecção ativa. Ocorrem, em pequeno número, casos de transplantes em vigência de PBE não diagnosticada no pré-operatório, que demandam terapêutica antibiótica plena e demorada e aumentam a morbidade e a mortalidade. Esses são pacientes de alto risco de sepse e longa permanência em UTI.

■ Peroperatório do TOF

Muitos avanços foram obtidos, nos últimos anos, na cirurgia de transplante de fígado, no entanto, ela permanece sendo uma cirurgia de alta complexidade.[50] Acredita-se que o trauma cirúrgico do TOF seja o principal fator de risco para a piora da função renal no período intra-operatório, uma vez que é um procedimento de longa duração, com depleção de volume, instabilidade hemodinâmica, hipotensão, ativação de citocinas e alterações da coagulação.[52] Essas situações reduzem a perfusão sanguínea renal, ocasionando-lhe dano isquêmico.[53] O tempo prolongado de isquemia fria tem uma relação direta com a maior probabilidade de não funcionamento primário ou de disfunção grave do enxerto. A sobrevida do enxerto em 3 meses é de 92% com tempo de isquemia fria inferior a 6 horas e de 87% com o tempo de 11 a 15 horas.[74,75]

A prevalência de esteatose em potenciais doadores de fígado é bastante variável, oscilando de 20 a 40% nos enxertos ofertados[76] e tem sido associada ao pior prognóstico, com o risco de não-funcionamento primário do enxerto ou a menor sobrevida do paciente. O fígado esteatótico é particularmente sensível à isquemia.[77,78]

Estudos sugerem que o número elevado de transfusões de hemoderivados tenha relação com a piora da função renal.[49] Além disso, o uso de antibióticos profiláticos necessários no TOF, alguns deles nefrotóxicos, pode contribuir para a piora da função renal neste período.

Pós-operatório do TOF

Fatores pós-TOF podem contribuir para a piora da função renal. As infecções, o não-funcionamento primário do enxerto, os episódios de rejeição e o uso de drogas nefrotóxicas, entre elas os antibióticos, freqüentemente utilizados neste período, podem estar envolvidos na piora da função renal pós-TOF.[61,50,52]

Nos primeiros anos da era dos transplantes, a rejeição do enxerto era a principal responsável pela maioria das perdas dos enxertos no pós-operatório e pela reduzida sobrevida pós-TOF. Nos últimos anos, no entanto, graças ao desenvolvimento de imunossupressores mais eficazes, ta! complicação tornou-se bem menos freqüente, permitindo maior sobrevida do enxerto e, conseqüentemente, dos pacientes.

O desenvolvimento dos inibidores da calcineurina, inicialmente da ciclosporina e mais recentemente do tacrolimus, foi um dos maiores avanços na medicina de transplantes. No início dos anos 1980, a introdução da ciclosporina substituiu o esquema imunossupressor até então utilizado, baseado em corticosteróides e azatioprina, aumentando consideravelmente a sobrevida dos enxertos e pacientes, transformando o TOF em procedimento de rotina.[79-81]

Com a crescente melhora da sobrevida pós-TOF, outras complicações clínicas tornaram-se mais freqüentes. Muitas dessas complicações decorrem do uso dos imunossupressores, destacando-se o DM, a HAS, a obesidade, a dislipidemia, os problemas cardiovasculares, a osteoporose, as neoplasias, as infecções, as alterações neurológicas e psiquiátricas e a insuficiência renal (IR).[62,82,83]

A ascite pós-operatória é uma complicação rara, que parece independer da imunossupressão utilizada.

A IR é um dos mais prevalentes e significativos problemas pós-TOF, influenciando a morbidade e a mortalidade.[48,54,82,84,85]

A insuficiência renal aguda (IRA) é uma complicação freqüente pós-TOF, variando a sua prevalência de 10 a 94%.[49,50,55,85-88] Essa ampla variação deve-se, fundamentalmente, aos diferentes critérios e métodos diagnósticos utilizados pelos diversos centros para sua definição. Entretanto, algum grau de disfunção renal é observado em praticamente todos os pacientes submetidos ao TOF.[68,85]

Gonwa *et al.*,[57] em 1991, avaliando 300 pacientes transplantados hepáticos,encontraram uma redução de 40% na taxa de filtração glomerular (TFG) 6 semanas após o TOF, com estabilização da mesma nos 3 anos seguintes.[45] Posteriormente, em 1995, avaliando os dados referentes a mais de 600 pacientes, esses achados foram confirmados.[56] Outros autores demonstraram piora, mais acentuada, da TFG nos primeiros meses pós-TOF.[48,86]

A IRA está associada ao aumento da mortalidade pós-TOF.[50,55,85,88] Dentre os pacientes que necessitam de diálise, a mortalidade varia de 50 a 90%.[50,85,88] Nuño e *et al.*, em 1995, encontraram probabilidade de óbito 7,8 vezes maior nos pacientes que desenvolveram IRA pós-TOF e 15 vezes maior naqueles que necessitaram de diálise.[49] Neste subgrupo, é elevado o risco de infecções graves, tanto bacterianas quanto fúngicas.[88]

A insuficiência renal crônica (IRC) é uma importante complicação pós-transplante de diferentes órgãos.[87,89] Ojo e *et al.*, analisando 69.321 transplantes de órgãos, excetuando rim, concluíram que o risco de desenvolver IRC aumenta com o tempo, em todos os tipos de transplantes avaliados. A maior incidência de IRC, aos 10 anos, foi observada pós-TOF.[51]

Os estudos demonstraram que a piora, mais acentuada, da função renal ocorre nos primeiros meses pós-TOF, porém as incidências de disfunção renal e de IRC aumentam com o passar do tempo.[48,51,85,89-91] Alguns estudos encontraram uma piora, mais significativa, da função renal nos primeiros 3 meses pós-TOF, ocorrendo uma piora, menos acentuada, ou estabilização da mesma, nos meses subseqüentes.[56,57,77,86]

Fisher e *et al.*, em 1998, avaliando retrospectivamente uma série de 883 pacientes pós-TOF, encontraram uma incidência de 4% de IRC grave (creatinina sérica > 2,8 mg/dL, por, no mínimo, 6 meses) e 2% de IRC com necessidade de diálise, ao final do primeiro ano. Neste último grupo, a mortalidade foi de 44%. O mesmo estudo demonstrou que, entre os pacientes que haviam sobrevivido cinco anos pós-TOF, 78% apresentavam disfunção renal considerada de leve a moderada (creatinina sérica > 1,5 mg/dL).[89] Gonwa e *et al.*, em 2001, acompanhando 834 pacientes, encontraram incidência de disfunção renal grave em 18%, aos 13 anos pós-TOF, IRC (creatinina sérica sustentada > 1,4 mg/dL) em 8,6% e necessidade de diálise em 9,5% dos casos. Foram submetidos a transplante renal 1,9% dos casos. Aos 13 anos, a sobrevida dos pacientes em programa de diálise foi de apenas 28,2%, comparada a 54,6% do grupo sem disfunção renal.[90]

Os inibidores da calcineurina, ciclosporina ou tacrolimus, são as drogas imunossupressoras utilizadas pela grande maioria dos pacientes transplantados de fígado. Um dos principais efeitos adversos destas drogas é a nefrotoxicidade.[54,84,87,92,93]

O Quadro 11-2 enumera drogas que atuam sinergicamente com os inibidores da calcineurina, aumentando seu potencial nefrotóxico.

A ciclosporina é um polipeptídeo cíclico, e o tacrolimus, um antibiótico macrolídeo.[52,92] Apesar de possuírem estruturas moleculares diferentes, são componentes lipofílicos que facilmente atravessam a membrana das células-alvo, como a dos linfócitos T, e possuem mecanismos de ação semelhantes. Em nível intracelular, formam complexos com a ciclofilina e o FKBP12, respectivamente, inibindo a atividade enzimática da calcineurina, interrompendo, assim, a mensagem intracelular no linfócito T. A calcineurina desfosforila vários substratos intracelulares, como o fator nuclear de células T ativadas, que

Quadro 11-2. Drogas que agem sinergicamente com os inibidores da calcineurina, podendo levar a dano renal[52,62]	
Aminoglicosídeos	Trimetoprima
Vancomicina	Anfotericina B
Eritromicina	Foscarnet
Cetoconazol	Aciclovir
Ciprofloxacina	Ganciclovir
Metoclopramida	Antiinflamatórios não-esteróides
Verapamil	Diltiazem
Diuréticos tiazídicos	Furosemida

regula a transcrição da interleucina-2 e os fatores de necrose tumoral-α, e estimula colônias de macrófagos, que entram no núcleo e regulam a transcrição de vários genes. Dessa forma, por meio da inibição da calcineurina e da regulação da expressão de genes, a ciclosporina e o tacrolimus interrompem a transcrição do linfócito T da fase G0 à fase G1 do ciclo celular, evitando a rejeição do tecido transplantado, mediado por células imunes.[52,92,94] No entanto, essa alteração na expressão de genes, conseqüente à inibição da calcineurina, pode dar início a uma cadeia de eventos que determinam toxicidade renal.[94]

Tanto a ciclosporina quanto o tacrolimus determinam nefrotoxicidade e alterações morfológicas renais semelhantes. Estudos iniciais demonstravam não haver diferença entre a ciclosporina e o tacrolimus, em relação à nefrotoxicidade, quando utilizados em doses com efeito imunossupressor equivalente.[87,92,93,95] No entanto, estudos mais recentes têm demonstrado uma incidência maior de disfunção renal com o uso de ciclosporina em relação ao tacrolimus.[51,96]

Os inibidores da calcineurina determinam nefrotoxicidade de duas formas: aguda ou funcional e crônica ou estrutural. Os mecanismos envolvidos na nefrotoxicidade aguda ou funcional não estão completamente elucidados, mas parecem associados às alterações hemodinâmicas renais que determinam vasoespasmo das arteríolas aferentes, com conseqüente redução da perfusão renal, sem alterações histológicas evidentes.[75,83,85,88] Acredita-se que o vasoespasmo das arteríolas aferentes renais esteja relacionado com o aumento do tônus vascular simpático, a ativação do sistema renina-angiotensina e com a redução da síntese de moléculas vasodilatadoras.[85,89] A essa constrição da vascularização renal seguem-se redução da perfusão renal e conseqüente diminuição da filtração glomerular, aparentemente dose-dependente e potencialmente reversível, com a suspensão da droga.[94,97,99]

Tem sido demonstrado que a ciclosporina estimula a produção de endotelina-1, um peptídeo produzido pelas células renais, que modulam localmente a função renal. Seus efeitos incluem constrição da maior parte dos vasos renais, contração das células mesangiais e indução da proliferação das células glomerulares.[94]

A ciclosporina causa alterações no metabolismo dos tromboxanos e das prostaglandinas. Os tromboxanos, formados a partir das prostaglandinas, ocasionam vasoconstrição e agregação plaquetária. Acredita-se que alterações na cascata prostaglandina-tromboxano tenham papel importante na nefrotoxicidade induzida pela ciclosporina, pela vasoconstrição dos microvasos renais e isquemia do tecido renal. As prostaglandinas parecem ter um papel diferente dos tromboxanos, exercendo função protetora renal.[94]

O balanço entre prostaglandinas e tromboxanos ou entre prostaciclinas vasodilatadoras e tromboxanos parece ser importante para o surgimento das alterações funcionais renais provocadas pelos inibidores da calcineurina.[94,98] Tem sido descrita redução da produção da prostaglandina vasodilatadora E_2 e de óxido nítrico, levando à vasoconstrição renal.[54,98]

Uma combinação de modificações hemodinâmicas agudas, induzida pela ciclosporina, com efeitos tóxicos diretos da droga nas células epiteliais tubulares renais, pode levar a lesões estruturais características da nefrotoxicidade crônica ou estrutural. Nessa situação, há envolvimento das arteríolas e dos túbulos renais, com lesões que incluem arteriolopatia, atrofia tubular, fibrose túbulointersticial e, finalmente, glomeruloesclerose.[94,97]

Os mecanismos pelos quais tais alterações se desenvolvem parecem ocorrer graças a dois processos fisiopatológicos inter-relacionados: a isquemia renal sustentada e o aumento da apoptose.[94] A vasoconstrição e o dano endotelial direto, ocasionados pela ciclosporina, podem levar à necrose das células da musculatura lisa e à hialinização da parede vascular, ocasionando redução do lúmen e arteriopatia obliterativa.[100] Essa arteriopatia obliterativa pode causar aumento na resistência vascular e isquemia crônica dos túbulos, contribuindo para as lesões tubulointersticiais características da nefrotoxicidade crônica.[101]

A lesão das células tubulares proximais tem um importante papel na doença tubulointersticial, através da liberação de várias substâncias vasoativas, da entrada de células inflamatórias no interstício, da proliferação de fibroblastos e síntese da matriz extracelular.[94,101] Essa lesão, tanto por isquemia sustentada graças à vasoconstrição, quanto por efeito tóxico direto, aumenta a liberação de endotelina-1 e de outras substâncias. Além disso, ativa os macrófagos, que estimulam a resposta inflamatória local e liberam fator de crescimento transformador (TGF-β1), que promove fibrose a partir do estímulo à síntese de proteínas da matriz extracelular.[94,101]

A endotelina-1, além de seu efeito vasoconstritor, pode estimular aumento na expressão das proteínas da matriz extracelular, elevando a deposição de matriz extracelular e condicionando a fibrose cortical tubulointersticial.[101] Foi demonstrado que a ciclosporina estimula a apoptose nas células tubulares e intersticiais, relacionando-a com a atrofia tubular e a fibrose tubulointersticial. Foram descritas muitas vias de lesão renal, entretanto a resposta individual é tão variável, que não se pode prever seu grau de fibrose.[58] As lesões glomerulares têm sido consideradas como expansão da arteriolopatia, aumentando de freqüência em paralelo com a sua gravidade [102]

As alterações estruturais, provocadas pelos inibidores da calcineurina, geralmente são progressivas e irreversíveis, mesmo com redução da dosagem ou suspensão do uso dessas drogas.[84,94]

Histologicamente, as alterações tubulares incluem vacuolização volumétrica, necrose, presença de corpúsculos de inclusão nas células epiteliais (correspondendo a mitocôndrias gigantes) e microcalcificações.[97,102] As lesões vasculares mais significativas ocorrem nas arteríolas aferentes, com redução do lúmen vascular por depósito de material protéico, em substituição às células endoteliais mortas.[100,102,103] Algumas vezes, pequenas artérias apresentam fibrose ou mínima proliferação da íntima, alterações observadas em situações mais tardias, que, nos casos mais avançados, podem estender-se às artérias de maior calibre.

O padrão histológico da glomerulopatia é variável e inclui esclerose glomerular global, lesões trombóticas e proliferativas do pólo vascular do glomérulo, lesões semelhantes às da síndrome hemolítico-urêmica, com trombo dentro da alça capilar e glomeruloesclerose segmentar focal. Pode haver lesão ou destruição do mesângio, e o espessamento da membrana basal glomerular é freqüentemente encontrado. Geralmente, as alterações glomerulares são inespecíficas e focais, sendo mais prevalentes nos casos de arteriolopatia avançada, fibrose intersticial e atrofia tubular.[100-103]

As alterações tubulointersticiais incluem atrofia e microcalcificações tubulares e fibrose intersticial que, normalmente, são observadas em posição adjacente aos túbulos estruturalmente normais ou hipertrofiados.[92,97,100,102]

Cabe ressaltar que as alterações funcionais e estruturais, induzidas pelos inibidores da calcineurina, não são entidades distintas, e sim processos inter-relacionados, que ocorrem simultaneamente, um exercendo influência sobre o outro.[94]

Com o sucesso alcançado pelo TOF com a terapia imunossupressora atual, o desafio deixou de ser a curta sobrevida do início da era dos transplantes para centrar-se na busca de estratégias aptas a minimizar a toxicidade desses agentes e reduzir a morbidade a longo prazo e a mortalidade.

A IR é um importante problema pós-TOF responsável por significativa morbidade e mortalidade.[48,51,90]

Fleck Junior [104] demonstrou, em trabalho prospectivo, que a média da creatinina sérica, antes do TOF, foi de 0,95 mg/dL (considerada normal), no entanto, a média da TFG foi de 70,6 mL/min (abaixo do valor normal). Em estudo anterior já havia verificado que a creatinina sérica não é exame fidedigno para avaliar a função renal.[105] Estudos na literatura corroboram esses achados.[65] No estudo citado, realizado por nosso grupo, demonstramos que a maioria dos pacientes candidatos ao TOF apresenta algum grau de disfunção renal não demonstrado pela creatinina sérica.[105]

A TFG medida no pré-TOF foi abaixo do valor normal, na grande maioria dos pacientes, com média de 70,6 mL/min (normal entre 80 e 140 mL/min),[106] o que é corroborado com dados da literatura, que demonstram que muitos pacientes apresentam disfunção renal antes do TOF.[54,55,56] A maioria dos pacientes, no pré-TOF desta série (72,5%), apresentava creatinina sérica ≤ 1 mg/dL, entretanto, apenas 27,5% deles apresentavam função renal normal. Quase 2/3 (62%) dos casos com creatinina sérica ≤ 1 mg/dL apresentavam TFG < 80 mL/min. Isso vai ao encontro de dados relatados na literatura que demonstram que a creatinina sérica superestima a função renal, especialmente em hepatopatas crônicos. Isto se deve à reduzida massa muscular, freqüentemente encontrada em indivíduos cirróticos, e à diminuição da biossíntese hepática da creatina, um substrato da produção de creatinina pela musculatura esquelética, que determina os níveis séricos baixos de creatinina.[61,63,65,66]

Embora tanto a ciclosporina como o tacrolimus sejam muito eficazes em evitar a rejeição do enxerto, estas drogas apresentam diferenças em relação a seus paraefeitos. Alguns estudos sugerem uma maior prevalência de HAS e dislipidemia com o uso da ciclosporina.[28,106] Por outro lado, casos novos de DM têm sido reportados mais comumente com o uso de tacrolimus. Estudos iniciais demonstraram não haver diferença entre a ciclosporina e o tacrolimus em relação à nefrotoxicidade.[87,92,95] No entanto, estudos mais recentes têm demonstrado uma incidência maior de disfunção renal com o uso de ciclosporina em relação ao tacrolimus.[51,96]

O micofenolato mofetil (MMF) é um potente inibidor relativamente seletivo da ativação e proliferação dos linfócitos B e T, que permite a manutenção de níveis mais baixos dos inibidores da calcineurina, com reduzido risco de rejeição e, por não possuir efeito nefrotóxico, diminui o potencial de danos renais provocados pelos inibidores da calcineurina.[81] Nos últimos anos, vários estudos têm demonstrado que, nos casos de IR pós-TOF, a introdução do MMF associado à redução ou até mesmo à suspensão do inibidor da calcineurina, determina uma melhora significativa da função renal com baixo risco de rejeição.[79,91,107] Protocolos com baixas doses e a introdução mais tardia dos inibidores da calcineurina têm sido propostos para pacientes com disfunção renal pré-TOF. Recentemente, um estudo canadense, multicêntrico, randomizado, que avaliou 148 pacientes, demonstrou que o retardo na introdução do inibidor de calcineurina pós-TOF, associado ao MMF, ao corticosteróide e à terapia de indução com daclizumab, determinou uma melhora significativa da função renal, em comparação à terapia convencional com inibidor da calcineurina, MMF e corticosteróide, sem risco aumentado de rejeição.[108] O sirolimus, potente imunossupressor com estrutura molecular semelhante à do tacrolimus e que possui mecanismo de ação ao nível da interleucina-2, apresenta menor efeito nefrotóxico, podendo ser uma alternativa benéfica para pacientes com IR. Associado às baixas doses dos inibidores da calcineurina ou mesmo em monoterapia, tem sido demonstrado que ele pode melhorar a função renal de pacientes com IR sem aumentar os riscos de rejeição. Entretanto, essa droga apresenta outros paraefeitos importantes como hipertrigliceridemia, hipercolesterolemia, trombocitopenia, trombose da artéria hepática, devendo ser mais bem avaliada em estudos com um número maior de pacientes.[109]

Schmitz e *et al.*[110] analisaram 1.173 transplantes hepáticos e verificaram a disfunção renal crônica pós-transplante. Concluíram que a ciclosporina tem maior impacto que o tacrolimus no desenvolvimento da disfunção renal crônica, e que aqueles com longa duração não apresentaram benefícios com o resgate feito com o MMF. Ressaltam a importância do diagnóstico precoce e novas estratégias para identificar alterações iniciais em pacientes de risco.

Estudo prospectivo avaliando 40 pacientes transplantados de fígado, com medidas periódicas da TFG com ^{51}Cr-EDTA, no pré e no pós-TOF – 1, 3, 6, 12, 18 e 60 meses –, demonstrou uma acentuada redução da TFG nos primeiros 3 meses pós-TOF em relação aos valores basais pré-TOF (média de 32,3%) e uma estabilização da mesma nos meses subseqüentes, até o 5º ano. A maioria dos pacientes (70%) apresentou redução significativa da TFG 5 anos pós-TOF, em relação ao pré-TOF, e todos que completaram o estudo apresentaram algum grau de disfunção renal ao final do 5º ano. A grande maioria, 86,7%, apresentou IR considerada, no mínimo, moderada, ou seja, TFG < 60 mL/min e disfunção renal considerada grave (TFG < 40 mL/min) em 26,7% dos casos aos 5 anos pós-TOF.[104] Alguns pacientes evoluem com necessidade de diálise, sendo submetidos, posteriormente, a transplante renal. Já foi demonstrado que a progressão para IRC é um processo lento, sendo sua incidência baixa nos primeiros 5 anos pós-TOF, mas aumentando significativamente após esse período. Conforme o critério utilizado para sua definição, a incidência de IRC pós-TOF pode variar de 10 a 27,5% aos 10 anos, e entre 6 a 15% dos casos podem vir a necessitar de diálise.[51,83,90]

A identificação de fatores envolvidos na perda de função renal deve ser buscada, intensamente, assim como estratégias para minimizar os efeitos deletérios renais dos inibidores da calcineurina. As variáveis pré-TOF, como a idade, a TFG e a presença do VHC e, no pós-TOF, o DM, as infecções e o nível sanguíneo de inibidores da calcineurina podem ser considerados como envolvidos na piora da função renal.

A IR tem sido reconhecida como um dos principais e mais sérios paraefeitos dos inibidores da calcineurina, podendo levar à necessidade de diálise e ao transplante renal. Acredita-se que o nível sanguíneo dos inibidores da calcineurina tenha relação direta com a piora da função renal pós-TOF. Os pacientes com níveis sanguíneos mais elevados dessas drogas apresentariam maior risco para desenvolver uma piora, mais acentuada, da função renal.

Em 2004, Gonwa *et al.*, avaliando mais de 1.400 pacientes pré e pós-TOF (3 meses, 1 ano e 5 anos), compararam 5 fórmulas diferentes para estimar a TFG e encontraram uma equação que se correlacionou melhor com a TFG medida, em todos os períodos avaliados: a MDRD. Esta fórmula foi desenvolvida e validada em 1999, e se mostrou de utilidade na avaliação de pacientes com doença renal crônica, tendo uma melhor correlação com a TFG medida que a fórmula Cockcroft-Gault.[71] A correlação e a precisão dos resultados encontradas por Gonwa e *et al.* com a equação MDRD, no entanto, foram consideradas baixas, inferiores à da população original.[71]

O estudo de Fleck Junior[104] comparou a TFG estimada pelas fórmulas Cockcroft-Gault e MDRD com a TFG medida com ^{51}Cr-EDTA, no pré e pós-TOF (3 meses e 5 anos). Foi observado um baixo índice de correlação com ambas as equações, tanto no pré como no pós-TOF ($r < 0,5$ para as duas fórmulas, em todos os momentos), resultados estes piores que os relatados por Gonwa *et al.* Nesse trabalho houve uma melhor acurácia da fórmula MDRD em relação a Cockcroft-Gault (60-69,2% × 33,3-40%), ambas abaixo dos 90% sugeridos pelo *National Kidney Foundation Disease*. Ambas as fórmulas tiveram a tendência de superestimar a TFG medida com ^{51}Cr-EDTA, tanto no pré como no pós-TOF, o que vai ao encontro de alguns estudos [71,73] e contra os resultados encontrados por Gonwa *et al.*[71]

O ideal, no momento, para avaliar a função renal nesse grupo de pacientes, é medir a TFG através de métodos comprovadamente precisos para a avaliação da função renal, devendo ser realizada, sempre que possível, a medida da TFG com radioisótopos, tanto no pré como no pós-TOF.[104]

Atualmente há uma baixa incidência de rejeição celular aguda (RCA), com a eficaz imunossupressão utilizada, e reversibilidade dos episódios de rejeição com ajuste das drogas imunossupressoras ou conversão de ciclosporina para o tacrolimus e vice-versa. Os casos de rejeição crônica são pouco freqüentes.

A incidência de infecções no pós-TOF é relevante, ocorrendo em mais de 50% dos pacientes, sendo mais comuns pneumonia e infecção do trato urinário (ITU). Os pacientes com SHR, disfunção renal prévia, PBE e com necessidade de hemodiálise pós-TOF permanecem mais tempo na UTI e apresentam maior prevalência de infecções graves. A positividade para a antigenemia do CMV é freqüente com necessidade de tratamento de preempção com ganciclovir, o que é uma prática na maioria dos centros.

A hipertensão arterial sistêmica (HAS) e o diabetes melito (DM) são situações freqüentes pós-TOF.

A incidência de HAS, aos 5 anos, é de 48,4%, com 46,7% de novos casos.[104] Dependendo do período pós-TOF considerado, esta incidência de HAS na literatura pode variar de 50 a 90%.[54,82,91]

Cerca de 1/3 dos pacientes transplantados de fígado apresentam diagnóstico de DM pré-TOF, confirmando a elevada prevalência da doença na hepatopatia crônica, especialmente entre os casos com VHC. Na literatura, a prevalência da doença é muito diversa, parecendo estar relacionada com a causa da hepatopatia, variando de 4 a 30%.[62,63,91,111] Mais da metade dos pacientes avaliados, 5 anos pós-TOF (58%), preencheram critérios diagnósticos de DM.[104] Na literatura, esta incidência varia de acordo com o período pós-TOF avaliado, estando entre 7 e 37%.[91,96,111,112]

Há uma incidência de 10 a 20% de estenose biliar, e a incidência de cirrose, comprovada por biópsia hepática, 5 anos pós-TOF, pode ser de até 30%.

A resolução da ascite pós-TOF ocorre primariamente como resultado da reversão dos distúrbios hemodinâmicos e disfunção renal em pacientes com cirrose descompensada. Na maior parte dos casos esta reversão ocorre em 2 semanas após o TOF. Entretanto, há um pequeno número de pacientes especiais, que têm ascite persistente pós-TOF. As razões para a persistência desta situação não são claras.

A ascite após o TOF não é uma situação tão freqüente e representa um sério problema clínico com dificuldades de manejo. Os problemas hemodinâmicos relacionados com a doença original, cirrose de variadas etiologias, que mantinham e explicavam a ascite pré-TOF, ficam resolvidos, na maioria dos casos, pelo procedimento cirúrgico que reconstrói a circulação e libera o fluxo portal. A persistência da ascite pós-TOF é um achado bem caracterizado e pobremente explicado.[6]

Na caracterização da ascite persistente pós-TOF, situações como a presença de ascite e ascite refratária ao tratamento no pré-operatório, peritonite bacteriana espontânea recorrente, encefalopatia portossistêmica, síndrome hepatorrenal, etiologia viral C, gênero masculino e o tempo de isquemia fria, mais prolongado, podem ser relevantes.[6,113] Mas o não uso de drenos abdominais no pós-operatório, a desnutrição do paciente, o elevado grau de hipertensão portal pré-cirúrgica de longa data e a insuficiência renal concomitante podem estar implicados na sua fisiopatogenia.

Dificuldades técnicas transoperatórias não foram consideradas relevantes na ascite persistente pós-TOF, entretanto o tempo de isquemia fria prolongado, aliado à etiologia viral C, foi achado importante no trabalho de Cirera *et al.*[113]

Alguns pacientes apresentam hipertensão portal sem cirrose no pós-TOF o que poderia explicar, nesses casos, a ascite persistente,[6] aliada às alterações hemodinâmicas persistentes após o TOF, encontradas em alguns casos por Hadengue.[114]

O uso de TIPS não se mostrou uma manobra terapêutica recomendável pela significativa elevação da mortalidade desses pacientes.[6]

A sobrevida dos pacientes com ascite pós-TOF pode estar diminuída, e deve-se considerar o valor da superposição desses casos com os de etiologia viral C.

A detecção precoce de disfunção renal é de extrema importância, pois pode impedir a progressão para IRC terminal. Na evidência de IR progressiva, esquemas alternativos de imunossupressão devem ser considerados. Ainda não se dispõe de dados suficientes na literatura para apontar a melhor estratégia e abordagem terapêutica, embora vários estudos estejam sendo realizados para este fim.[80]

Um dos principais desafios atuais, aos profissionais ligados à pesquisa nessa área, é o desenvolvimento de estratégias que minimizem ao máximo esta morbidade.

A busca de novas drogas imunossupressoras que venham a superar a disfunção renal pós-transplante e que tenham a mesma eficácia das drogas utilizadas atualmente em evitar a rejeição do enxerto é a esperança futura.

REFERÊNCIAS BIBLIOGRÁFICAS

1. Levy M, Cowling T, Klintmalm. Long-term functional recovery and quality of life: childhood, adulthood, employment, pregnancy, and family planning. In: Busuttil RW, Klintmalm GK. (Eds.). *Transplantation of the liver.* Philadelphia: WB Saunders/Elsevier, 2005;1323-33.
2. Marroni CA, Brandão ABM, Zanotelli ML *et al.* Transplante hepático em adultos. *Revista da AMRIGS* 2003;47:29-37.
3. Ginès P, Quintero E, Arroyo V *et al.* Compensated cirrhosis: natural history and prognostic factors. *Hepatology* 1987 Jan./Feb.; 7(1):122-128.
4. Moore KP, Wong F, Bernardi M *et al.* The management of ascites in cirrhosis: report on the Consensus Conference of the International Ascites Club. *Hepatology* 2003;38:258-266.
5. Fattovich G, Pantalena M, Zagni I *et al.* Effect of hepatitis B and C virus infections on the natural history of compensated cirrhosis: a cohort study of 297 patients. *Am J Gastroenterol* 2002;97:2886-2895.
6. Stewart CA, Wertheim J, Olthoff K *et al.* Ascites after liver transplantation – A mystery. *Liver Transplantation* May 2004;10(5):654-660.
7. Rimola A. Indications of liver transplantation in patients with portal hipertension. In: Arroyo V, Bosch J, Bruix J *et al.* (Eds.). *Therapy in hepatology* 2001;73-79.
8. Ginès P, Cárdenas A, Arroyo V *et al.* Current concepts: management of cirrhosis and ascites. *N Engl J Med* 2004;350:1646-1654.

9. Kuiper JJ, de Man RA, van Buuren HR. Review article: management of ascites and associated complications in patients with cirrhosis. *Aliment Pharmacol Ther* 2008;26:183-193.
10. Brandão ABM. Escore MELD como preditor de sobrevida em pacientes candidatos ou submetidos a transplante hepático. Tese (Doutorado) – Universidade Federal do Rio Grande do Sul – UFRGS – Programa de Pós-Graduação em Medicina: Ciências Médicas, 2007.
11. Rimola A, Navasa M, Rodés J. Specific indications. Chronic parenchymal liver disease general. In: Neuberger J, Lucey MR. (Eds.). *Liver transplantation: practice and management.* London: *BMJ* 1994;34-40.
12. House R, Beresford T. Psychiatric evaluation of liver transplant candidates. In: Neuberger J, Lucey MR. (Eds.). *Liver transplantation: practice and management. BMJ* 1994;25-33.
13. Cárdena A, Guevara M, Ginès P. Prevention and treatment of dilutional hyponatremia and hepatorenal syndrome. In: Arroyo V, Sánchez-Fueyo A, Forns X. (Eds.). Advances in the therapy of liver diseases. *Ars Medica* 2007;91-101.
14. Arroyo V, Terra C, Ginès P. Advances in the pathogenesis and treatment of type-1 and type-2 hepatorenal syndrome. *J Hepatol* 2007;46:935-946.
15. Gonwa TA, Klintmalm GB, Levy M *et al.* Impact of pretransplant renal function on survival after liver transplantation. *Transplantation* 1995;59:361-365.
16. O'Beirne JP, Heneghan MA. Current management of the hepatorenal syndrome. *Hepatology Research* 2005;32:243-249.
17. Nair S, Verma S, Thuluvath PJ. Pretransplant renal function predicts survival in patients undergoing orthotopic liver transplantation. *Hepatology* 2002;35:1179-1185.
18. Marik PE, Wood K, Starlz TE. The course of type 1 hepatorenal syndrome post liver transplantation. *Nephrol Dial Transplant* 2006;21:478-482.
19. Gonwa TA, Morris CA, Goldstein RM *et al.* Klintmalm GB. Long-term survival and renal function following liver transplantation in patients with and without hepatorenal syndrome – experience in 300 patients. *Transplantation* 1991;51:428-430.
20. Navasa M, Feu F, Garcia Pagan JC *et al.* Hemodynamics and humoral changes after liver transplantation. *Hepatology* 1993;17:355-360.
21. Cardenas A, Ginès P. Management of complications of cirrhosis in patients awaiting liver transplantation. *J Hepatol* 2005:42:124-133.
22. Arroyo V, Terra C, Ginès P. New treatments of hepatorenal syndrome. *Semin Liver Dis* 2006;26:254-264.
23. Kamath OS, Kim WR. The model for end-stage liver disease (MELD). *Hepatology* 2007;45:797-805.
24. Alessandria C, Ozdogan O, Guevara M *et al.* MELD score and clinical type predict prognosis in hepatorenal syndrome: relevance to liver transplantation. *Hepatology* 2005;41:1282-1289.
25. Restuccia T, Ortega R, Guevara M *et al.* Effects of treatment of hepatorenal syndrome before transplantation on posttransplantation outcome. A case-control study. *J Hepatol* 2004;40:140-146.
26. Arroyo V, Ginès P, Gerbes AL *et al.* Definition and diagnostic criteria of refractory ascites and hepatorenal syndrome in liver cirrhosis. *Hepatology* 1996;23:164-176.
27. Rimola A, Garcia-Tsao G, Navasa M *et al.* Diagnosis, treatment and prophylaxis os spontaneous bacterial peritonitis: a consensus document. *J Hepatol* 2000;32:142-153.
28. Pruthi J, Medkiff KA, Esrason KT *et al.* Analysis of causes of death in liver transplant recipients who survived more than 3 years. *Liver Transplantation* 2001;7:811-815.
29. Jain A, Reyes J, Kashyap R *et al.* Long-term survival after liver transplantation in 4,000 consecutive patients at a single center. *Ann Surg* 2000;232:490-500.
30. Anônimo. Registro Brasileiro de Transplantes; 2005;2:1-60.

31. Anônimo. Registro Brasileiro de Transplantes; 2007;2:1-63
32. Anônimo. Registro Brasileiro de Transplantes; 2006;2:1-62.
33. <http://www.unos.org.> Consultado em 31 de março de 2007.
34. Brasil. Ministério da Saúde. Secretaria de Assistência à Saúde. Portaria nº 1.160 de 29 de maio de 2006.
35. Kamath PS, Wiesner RH, Malinchoc M *et al.* A model to predict survival in patients with end-stage liver disease. *Hepatology* 2001;33:464-470.
36. Wiesner RH, Edwards E, Freeman R *et al.* The United Network for Organ Sharing Liver Disease Score Committee. Model for end-stage liver disease (MELD) and allocation of donor livers. *Gastroenterology* 2003;124:91-96.
37. Cholongitas E, Marelli L, Shusang V *et al.* A systematic review of the performance of the Model for End-Stage Liver Disease (MELD) in the setting of liver transplantation. *Liver Transplantation* 2006;12:1049-1061.
38. Boin IF, Leonardi MI, Pinto A *et al.* Liver transplant recipients mortality on the waiting list: Long-term comparison to Child-Pugh classification and MELD. *Transplant Proc* 2004;36:920-922.
39. Heuman D, Mihas A. Utility of the MELD score for assessing 3-month survival in patients with liver cirrhosis: one more positive answer [Letter]. *Gastroenterology* 2003;125:992-993.
40. Freeman RB, Wiesner RH, Edwards E *et al.* Results of the first year of the new allocation plan. *Liver Transplantation* 2004;10:7-15.
41. Rave S. *Heterotopic and orthotopic liver transplantation in man. Studies on outcome and predictive models [thesis].* Rotterdam, Netherlands: Erasmus Universiteit Rotterdam, 2005.
42. Trotter JF, Olson J, Lefkowitz J *et al.* Changes in International Normalized Ratio (INR) and Model for Endstage Liver Disease (MELD) based on selection of clinical laboaratory. *Am J Transpl* 2007;7:1624-1628.
43. Freeman Jr RB, Gish RG, Harper A *et al.* Model for end-stage liver disease (MELD) exception guidelines: results and recommendations from the MELD exception study group and conference (MESSAGE) for the approval of patients who need liver transplantation with diseases not considered by the standard MELD formula. *Liver Transplantation* 2006;12:128-136.
44. Heuman DM, Abou-Assi SG, Habib A *et al.* Persistent ascites and low serum sodium identify patients with cirrhosis and low MELD scores who are at high risk for early death. *Hepatology* 2004;40:802-810.
45. Biggins SW, Kim WR, Terrault NA *et al.* Evidence-based incorporation of serum sodium concentration into MELD. *Gastroenterology* 2006;130:1652-1660.
46. Wiesner RH, McDiarmid S, Kamath PS *et al.* MELD and PELD: application of survival models to liver allocation. *Liver Transplantation* 2001;7:567-580.
47. Londoño MC, Guevara M, Rimola A *et al.* Hyponatremia impairs early posttransplantation outcome in patients with cirrhosis undergoing liver transplantation. *Gastroenterology* 2006;130:1135-1143.
48. Pawarode A, Fine DM, Thuluvath PJ. Independent risk factors and natural history of renal dysfunction in liver transplant recipients. *Liver Transplantation* 2003;9:741-747.
49. Nuño J, Cuervas-Mons V, Vicente E *et al.* Renal failure after liver transplantation: analysis of risk factors in 139 liver transplant recipients. *Transplantation Proceedings* 1995;27:2319-2320.
50. Bilbao I, Charco R, Balsells J *et al.* Risk factors for acute renal failure requiring dialysis after liver transplantation. *Clinical Transplantation* 1998;12:123-129.
51. Ojo AO, Held PJ, Port FK *et al.* Chronic renal failure after transplantation of a nonrenal organ. *New England Journal of Medicine* 2003;349:931-940.

52. Fisher NC, Malag M, Gonzlez-Pinto I. The clinical impact of nephrotoxicity in liver transplantation. *Transplantation* 2000;69:18-22.
53. Agarwala S, Culligan E, Jain J *et al.* Evaluation of renal function in transplant patients on tacrolimus therapy. *Journal of Clinic Pharmacology* 2002;42:798-805.
54. Monsour HP, Wood RP, Dyer CH. Renal insufficiency and hypertension as long-term complications in liver transplantation. *Seminars in Liver Disease* 1995;15(2):123-132.
55. Rimola A, Gavaler JS, Schade RR *et al.* Effects of renal impairment on liver transplantation. *Gastroenterology* 1987;93:148-156.
56. Gonwa TA, Klintmalm GB, Levy M. Impact of pretransplant renal function on survival after liver transplantation. *Transplantation* 1995;59:361-365.
57. Gonwa TA, Morris CA, Goldstein RM *et al.* Long-term survival and renal function following liver transplantation in patients with and without hepatorenal syndrome – experience in 300 patients. *Transplantation* 1991;51:428-430.
58. Davis CL, Gonwa TA, Wilkinson AH. Pathophysiology of renal disease associated with liver disorders: implications for liver transplantation. Part I. Liver *Transplantation* 2002;8:91-109.
59. Newell GC. Cirrhotic glomerulonephritis: incidence, morphology, clinical features, and pathogenesis. *American Journal of Kidney Diseases* 1987;9:183-190.
60. Axelsen RA. Renal glomerular lesions in unselected patients with cirrhosis undergoing orthotopic liver transplantation. *Pathology* 1995:27:237-246.
61. Phuong-THU T, Phuong-CHI T, Wilkinson AH. The kidney in liver transplantation. *Clinics in Liver Disease* 2000;4:567-590.
62. Reich D, Rothstein K, Manzarbeitia C *et al.* Common medical diseases after liver transplantation. *Seminars in Gastrointestinal Disease* 1998;9:110-125.
63. Munoz SJ, Rothstein KD, Reich D *et al.* Long-term care of the liver transplant recipient. *Clinics in Liver Disease* 2000;4:691-710.
64. Walser M, Drew HH, LaFrance ND. Creatinine measurements often yield false estimates of progression in chronic renal failure. *Kidney International* 1988;34:412-418.
65. Papadakis MA, Arieff AI. Unpredictability of clinical evaluation of renal function in cirrhosis. *The American Journal of Medicine* 1987;82:945-952.
66. Schück O, Gottfriedova H, Maly J *et al.* Glomerular filtration rate assessment in individuals after orthotopic liver transplantation based on serum cystatin levels. *Liver Transplantation* 2002;8:594-599.
67. Blaufox MD, Aurell M, Bubeck B. Report of the radionuclides in nephrourology committee on renal clearence. *The Journal of Nuclear Medicine* 1996;37:1883-1890.
68. Berg UB, Ericzon BG, Nemeth A. Renal function before and long after liver transplantation in children. *Transplantation* 2001;72:631-637.
69. Rehling M, Moller ML, Thamdrup B *et al.* Simultaneous measurement of renal clearance and plasma clearance of ^{99m}Tc-labelled diethylenetriaminepenta-acetate, ^{51}Cr-labelled ethylenediaminetetra-acetate and inulin in man. *Clinical Science* 1984;66:613-619.
70. Chantler C, Garnett ES, Parsons V *et al.* Glomerular filtration rate measurement in man by the single injection method using ^{51}Cr-EDTA. *Clinical Science* 1969;37:169-180.
71. Levey AS, Bosch JP, Lewis JB *et al.* A more accurate method to estimate glomerular filtration rate from serum creatinine: a new prediction equation. *Annals of Internal Medicine* 1999;130:461-470.
72. Fleck Jr, AM. *Avaliação da função renal pós-transplante ortotópico de fígado.* (Dissertação de Mestrado) – Fundação Faculdade Federal de Ciências Médicas de Porto Alegre, Porto Alegre, 2004.
73. Gerhardt T, Pöge U, Stoffel-Wagner B *et al.* Estimation of glomerular filtration rates after orthotopic liver transplantation: evaluation of cystatin C-based equations. Liver *Transplantation* 2006;12:1667-1672.

74. Busuttil RW, Farmer DG, Yersiz H *et al.* Analysis of long-term outcomes of 3200 liver transplantations over two decades. A single-center experience. *Ann Surg* 2005;241:905-918.
75. Moore DE, Feurer ID, Speroff T *et al.* Impact of donor, technical, and recipient risk factors on survival and quality of life after liver transplantation. *Arch Surg* 2005;140:273-277.
76. Imber CJ, Saint Peter SD, Lopez I *et al.* Current practice regarding the use of fatty livers: a Trans-Atlantic survey. *Liver Transplantation* 2002;8:545-549.
77. Busuttil RW, Tanaka K. The utility of marginal donors in liver transplantation. *Liver Transplantation* 2003;9:651-663.
78. Imber CJ, St. Peter SD, Handa A *et al.* Hepatic steatosis and its relationship to transplantation. *Liver Transplantation* 2002;8:415-423.
79. Schlitt HJ, Barkman A, Boker K *et al.* Replacement of calcineurina inhibitors with mycofenolate mofetil in liver-transplant patients with renal dysfunction: a randomized controlled study. *The Lancet* 2001;357:587-591.
80. Neuberger J. Renal failure late after liver transplantation. *Liver Transplantation* 2002;8:922-924.
81. Serón D, Moreso F. Preservation of renal function during maintenance therapy with cyclosporine. *Transplantation Proceedings* 2004;36:257-260.
82. Gonwa TA. Hypertension and renal dysfunction in long-term liver transplant recipients. *Liver Transplantation* 2001;7:22-26.
83. Cohen AJ, Stegall MD, Rosen CB *et al.* Chronic dysfunction late after liver transplantation. *Liver Transplantation* 2002;10:916-921.
84. Mattos AM, Olyaei AJ, Bennett WM. Nephrotoxicity of immunosuppressive drugs: long-term consequences and challenges for the future. *American Journal of Kidney Diseases* 2000;35:333-346.
85. McCauley J, Van Thiel DH, Starzl TE *et al.* Acute and chronic renal failure in liver transplantation. *Nephron* 1990;55:121-128.
86. Porayko MK. Comparing nephrotoxicity of FK 506 and cyclosporine regimens after liver transplantation: preliminary results from US multicenter trial. *Transplantation Proceedings* 1995;27:1114-1116.
87. Platz KP, Mueller AR, Blumhardt G *et al.* Nephrotoxicity following orthotopic liver transplantation. A comparison between cyclosporine and FK 506. *Transplantation* 1994;58:170-178.
88. Singh N, Gayowski T, Wagener MM. Posttransplantation dialysis-associated infections: morbidity and impact on outcome in liver transplant recipients. *Liver Transplantation* 2001;7:100-105.
89. Fisher NC, Nightingale PG, Gunson BK *et al.* Chronic renal failure following liver transplantation. *Transplantation* 1998;66:59-66.
90. Gonwa TA, Mai ML, Melton LB. End-stage renal disease after orthotopic liver transplantation using calcineurina-based immunotherapy: risk of development and treatment. *Transplantation* 2001;72:1934-1939.
91. Machicao VI, Srinivas TR, Hemming AW *et al.* Impact of the MELD scoring system on the prevalence and incidence of chronic renal disease following liver transplantation. *Liver Transplantation* 2006;12:754-761.
92. Mihatsch MJ, Kyo M, Morozumi K, Yamaguchi Y, Nickeleit V, Ryffel B. The side-effects of ciclosporine-A and tacrolimus. *Clinical Nephrology* 1998;9:356-363.
93. Us Multicenter FK506 Liver Study Group. A comparison of tacrolimus and cyclosporine for immunosuppression in liver transplantation. *The New England Journal of Medicine* 1994;27:1110-1115.
94. Campistol JM, Sacks SH. Mechanisms of nephrotoxicity. *Transplantation* 2000;69:5-10.

95. Darrell HG *et al.* Universal occurrence of glomerular abnormalities in patients receiving liver transplants. *American Journal of Kidney Disease* 1992;19:339-344.
96. Lucey MR, Abdelmalek MF, Gagliardi R *et al.* A comparison of tacrolimus and cyclosporine in liver transplantation: effects on renal function and cardiovascular risk status. *American Journal of Transplantation* 2005;5:1111-1119.
97. Morozumi K, Takeda A, Uchida K *et al.* Cyclosporine nephrotoxicity: how does it affect renal allograft function and transplant morphology? *Transplantation Proceedings* 2004;36:251-256.
98. Busauschina A, Schnuelle P, van der Woude FJ. Cyclosporine nephrotoxicity. *Transplantation Proceedings* 2004;36:229-233.
99. Franceschini N, Alpers CE, Bennett WM *et al.* Cyclosporine arteriolopathy: effects of drug withdrawal. *American Journal of Kidney Diseases* 1998;32:247-253.
100. Mihatsch MJ, Thiel G, Ryffel B. Histopathology of cyclosporine nephrotoxicity. *Transplantation Proceedings* 1988;20:759-771.
101. Ong AC, Fine LG. Tubular-derived growth factors and cytokines in the pathogenesis of tubulointerstitial fibrosis: implications for human renal disease progression. *American Journal of Kidney Diseases* 1994;23:205-209.
102. Davies DR, Bittmann I, Pardo J. Histopathology of calcineurin inhibitor-induced nephrotoxicity. *Transplantation* 2000;69:11-13.
103. Pilewort E, Nochy D, Hill G *et al.* Renal histopathological lesions after orthotopic liver transplantation. *American Journal of Transplantation* 2005;5:1120-1129.
104. Fleck Jr AM. Evolução da função renal a longo prazo pós-transplante ortotópico de fígado. Tese (Doutorado) – Fundação Faculdade Fedral de Ciências Médicas de Porto Alegre – FFFCMPA – Programa de Pós-Graduação em Medicina – Hepatologia 2007.
105. Adam R, McMaster P, O'Grady JG *et al.* Evolution of liver transplantation in Europe: report of the European liver transplant registry. *Liver Transplantation* 2003;9:1231-1243.
106. UNOS – United National of Organ Sharing. Disponível em: <http://www.ustransplant.org/annual_reports/current/906E_li.htm>. Acesso em: 14 jul. 2007.
107. Orlando G, Baiocchi L, Cardillo A. Switch to 1.5 grams MMF monotherapy for CNI-related toxicity in liver transplantation is safe and improves renal function, dyslipidemia, and hypertension. *Liver Transplantation* 2007;13:46-54.
108. Varo E, López A, Rivero C. Initial immunosuppression in liver transplant recipients with impaired renal function. *Transplantation Proceedings* 2005;37:3909-3912.
109. Fairbanks KD, Eustace JA, Fine D *et al.* Renal improves in liver transplant recipients when switched from a calcineurin inhibitor to sirolimus. *Liver Transplantation* 2003;9:1079-1085.
110. Schmitz V, Laudi S, Moeckel F *et al.* Chronic renal dysfunction following liver transplantation. *Clin Transplant* 2008;22:333-340.
111. Marroni CA. Diabetes melito como fator de risco em transplante ortotópico de fígado: seguimento a longo prazo. Tese (Doutorado). – Faculdade de Medicina – Universidade Federal do Rio Grande do Sul, Porto Alegre, 2001.
112. Navasa M, Bustamante J, Marroni C *et al.* Diabetes mellitus after liver transplantation: prevalence and predictive factors. *Journal of Hepatology* 1996:25;64-71.
113. Cirera I, Navasa M, Rimola A *et al. Ascites after liver transplantation* 2000;6:157-162.
114. Hadengue A, Lebrec D, Moreau R *et al.* Persistence of systemic and splanchnic hiperkinetic circulation in liver transplant patients. *Hepatology* 1993;17:175-178.

Sociedade Brasileira de Hepatologia

12

Peritonite Bacteriana Espontânea

Angelo Alves de Mattos

A cirrose, mais freqüentemente causada pelo vírus da hepatite ou pelo alcoolismo, foi a 12ª causa de morte nos Estados Unidos no início desta década.[1] A ascite é complicação freqüente na evolução das hepatopatias crônicas, sendo que seu surgimento empobrece sobremaneira o prognóstico dos pacientes.[2] Ressalte-se ser, sua presença, condição *sine qua non* para o desenvolvimento de uma temível infecção, a peritonite bacteriana espontânea (PBE).

Sendo a hepatopatia crônica, provavelmente, uma das formas mais comuns de imunodeficiência adquirida, no senso genérico do termo, não é de surpreender que as infecções bacterianas sejam eventos comuns em sua história natural. Quando avaliamos 541 internações consecutivas em nosso meio, de 426 pacientes com cirrose hepática, observamos a presença de infecção em 25% dos casos. Destas, as mais freqüentes foram a infecção do trato urinário, a PBE, a broncopneumonia e as infecções de pele.[3] No entanto, dentre as infecções que acometem os pacientes com hepatopatia crônica, a de maior importância é a PBE.

Entende-se por PBE a infecção do fluido de ascite, sem haver um foco intra-abdominal aparente causador da infecção.[4]

É importante salientar que, já nas primeiras séries de pacientes descritas na literatura, observava-se o que poderíamos considerar variantes dessa doença. Assim, em alguns casos, tínhamos quadros em tudo semelhantes à PBE, porém com exame bacteriológico no líquido de ascite negativo (ascite neutrofílica); em outros, tínhamos quadros silenciosos, com pequena resposta celular no líquido de ascite, embora com crescimento de bactérias quando cultivado (bacterioascite).[5]

A PBE e suas variantes constituem uma complicação que se desenvolve freqüentemente em pacientes cirróticos com ascite. A sua incidência oscila entre 4 e 27%. Têm um prognóstico ainda reservado, variando a mortalidade de 20 a 30%, mesmo nas séries mais atuais. Em nosso meio, na última década, a prevalência da PBE girou ao redor de 11%, com uma mortalidade de 22%.[6]

A probabilidade de um paciente com cirrose e ascite desenvolver PBE em um ano é de aproximadamente 10%.[7]

Atualmente sabe-se que as infecções, em particular a PBE, podem desencadear manifestações de extrema gravidade e complexidade, indo ao encontro, principalmente, dos distúrbios hemodinâmicos por ela causados. Em linhas gerais, o aumento da resistência ao fluxo venoso favorece o agravamento da hipertensão portal, e a vasoconstrição arterial regional desencadeia a síndrome hepatorrenal, a encefalopatia portossistêmica, a falência hepática e a insuficiência suprarenal.[8-11] Desse modo, a apresentação clínica da PBE é extremamente pleomórfica.

Desde os estudos iniciais sobre o tema,[4,5] era dito que os pacientes podiam ser assintomáticos ou apresentar um quadro de peritonite franca. No entanto, entendemos que a maior parte compreende aqueles casos com manifestações oligossintomáticas.[12]

Classicamente, a PBE é caracterizada por febre de início abrupto, calafrios, dor abdominal, sinal de Blumberg presente e diminuição dos ruídos hidroaéreos. Náuseas, vômitos e diarréia são achados comuns. Em nosso meio, a manifestação clínica mais freqüente, quando avaliados 114 casos de PBE, foi dor abdominal, seguida em freqüência pela febre e por manifestações de encefalopatia portossistêmica.[13] Esse quadro se sobrepõe àquele encontrado em um paciente com hepatopatia crônica descompensada.

A gravidade dos sintomas parece estar diminuindo nos relatos mais recentes, presumivelmente em decorrência de uma maior suspeição clínica e do uso mais rotineiro da paracentese diagnóstica nos últimos anos.

Com freqüência, os pacientes se apresentam com manifestações frustras do tipo febre de origem obscura, encefalopatia portossistêmica, dor abdominal incaracterística, falta de responsividade da ascite à terapêutica utilizada ou simplesmente um quadro de deterioração clínica.

Tendo em vista as manifestações clínicas da PBE muitas vezes atípicas e o prognóstico reservado que apresenta, caso não seja tratada de forma precoce,[14] é muito importante que seu diagnóstico seja feito de forma rápida e adequada.[15] Para tanto, é fundamental o estudo do líquido de ascite, motivo pelo qual todo paciente com ascite, admitido em hospital, deva realizar paracentese diagnóstica.[16] Embora, por razões óbvias, o esclarecimento diagnóstico esteja centrado no exame bacteriológico, em decorrência dos resultados falso-negativos e da demora em obtermos seu resultado, é importante que tenhamos, a princípio, outros índices diagnósticos.

Dos parâmetros bioquímicos, parece-nos relevante a dosagem de proteínas. Os pacientes com níveis de proteínas inferiores a 1 g/dL, pela dificuldade em destruir as bactérias, parecem ter 10 vezes mais chances de desenvolver infecção do líquido de ascite.[17] Assim, sua determinação pode selecionar possíveis candidatos a desenvolverem um quadro de PBE, permitindo, então, que nesta população sejam utilizadas medidas profiláticas, como consideraremos mais adiante.

Na realidade, o grande parâmetro prático no diagnóstico da infecção do líquido peritoneal parece ser o exame citológico do fluido de ascite através da contagem dos polimorfonucleares (contagem igual ou maior do que 250 células por mm^3).[16,18] Quando avaliamos a média de polimorfonucleares do líquido de ascite em pacientes com PBE, ela foi de 1.831,55 células por mm^3.[13]

Foi publicado um estudo,[19] sugerindo um papel de importância para as fitas que detectam esterases leucocitárias no exame de urina, quando elas são utilizadas no exame do líquido ascítico. Assim, este exame proporcionaria um diagnóstico extremamente ágil de PBE, permitindo o início da antibioticoterapia empírica. No entanto, como foi demonstrado que a contagem automatizada de células, à semelhança do que ocorre no sangue, proporciona resultados muito próximos ao método manual clássico,[20] é possível que a utilização de testes de triagem não ganhe um maior prestígio. Ressalte-se que a avaliação da utilização das fitas foi recentemente realizada por Nousbaum *et al.*,[21] que demonstraram uma baixa eficácia deste teste.

Entendemos ser de interesse um aprofundamento na utilização de técnicas de biologia molecular[22] na avaliação diagnóstica do líquido de ascite. No entanto, é importante ressaltar a existência de translocação de DNA bacteriano em pacientes cirróticos sem infecção bacteriana.[23]

Outro critério que deve ser levado em conta no diagnóstico da infecção do líquido de ascite é a diminuição do número de PMN com a terapêutica instituída.

O exame bacteriológico é realmente o padrão-ouro da PBE. É surpreendente o fato de uma única espécie de bactéria causar a infecção em 90% das situações. Outro aspecto interessante é a baixa população bacteriana nessas situações, havendo uma concentração média de 1 a 2 bactérias por mL, o que inclusive poderia explicar os freqüentes resultados falso-negativos das culturas.[24,25]

A maior parte dos microrganismos responsáveis pela PBE é integrante da flora aeróbica normal do intestino, sendo que 60 a 80% são bactérias aeróbicas Gram-negativas. A bactéria que mais freqüentemente tem sido isolada nos casos de PBE é a *E. coli,* o que vem ao encontro de nossos achados.[13] Outras bactérias, como a *K. pneumoniae, S. pneumoniae* e espécies de estreptococos, são também encontradas com relativa freqüência, sendo descrito, no entanto, um espectro muito grande de bactérias.[4,5,26-29]

É interessante notar que os anaeróbios não têm um papel de destaque na PBE, embora dominem a flora intestinal, em particular os bacteróides. A freqüência dos anaeróbios nas culturas gira ao redor de 5%. A explicação para tal poderia estar baseada no fato de esses germes não atravessarem a barreira mucosa intestinal, não sobreviverem à passagem pela corrente circulatória ou não proliferarem no líquido de ascite.[30]

A infecção peritoneal com múltiplos microrganismos ou com anaeróbios, muitas vezes, estará na dependência de uma peritonite bacteriana secundária.

Em vista de 1/3 de pacientes com PBE morrer em até 7 dias após o diagnóstico, a velocidade com que a bactéria é identificada pode ser crucial, já que a terapêutica poderá então ser reorientada. Pelo mesmo motivo torna-se fundamental que a sensibilidade das culturas aumente. Para tanto, alguns autores, tendo o grupo de Runyon[24] como incentivador, apregoam a realização do exame bacteriológico com inoculação do material coletado em frascos de hemocultura. O exame bacteriológico, quando feita a inoculação de 10 mL de líquido peritoneal em meio de hemocultura, à beira do leito, possibilitaria uma positividade que gira ao redor de 60 a 90% dos casos.[30]

Parece ser fundamental que a inoculação seja feita à beira do leito, já que teoricamente as bactérias poderiam ser destruídas no trajeto do material ao laboratório, em decorrência da refrigeração inadequada ou pela atividade antimicrobiana endógena continuada do fluido de ascite.

Quando analisamos a globalidade dos casos por nós avaliados de PBE e de suas variantes, obtivemos um exame bacteriológico positivo em 63% dos casos.[30]

É fundamental que a PBE seja diferenciada da peritonite bacteriana secundária (PBS). Embora ambas possam ser infecções letais, uma conduta conservadora em paciente com víscera oca perfurada ou uma conduta cirúrgica em um paciente com PBE são catastróficas.[4]

A PBE ocorre com uma freqüência dez vezes maior do que a PBS. Em 10 a 15% dos pacientes com infecção peritoneal, é encontrado um foco intra-abdominal de infecção.

Duas formas de PBS podem ser reconhecidas, dependendo da existência de perfuração de uma víscera oca (úlcera péptica perfurada, ruptura de um divertículo de cólon) ou não (abcesso perinefrítico, apendicite aguda).

Clinicamente não é possível a diferenciação entre a PBE e a PBS. A análise inicial do derrame peritoneal e a resposta de determinados parâmetros do líquido de ascite ao tratamento, porém, mostraram-se de valor.

Peritonite associada à perfuração pode ser identificada com base na análise bioquímica do líquido de ascite, sendo caracterizada por preencher, no mínimo, dois dos seguintes critérios: níveis de proteínas superiores a 1 g/dL; de glicose inferiores a 50 mg/dL e atividade de desidrogenase láctica superior ao seu limite máximo normal no soro.[25] Este critério peca pela baixa especificidade. No entanto, um antígeno carcinoembrionário na ascite maior do que 5 ng/mL ou uma fosfatase alcalina no líquido peritoneal maior do que 240 UI/L apresentam uma elevada acurácia no diagnóstico da PBS decorrente à perfuração.[31]

Uma amilase elevada no líquido peritoneal pode sugerir a perfuração de víscera oca.

Em regra, a contagem de PMN é mais elevada na PBS. Embora, nesses pacientes, a infecção geralmente seja causada por mais de um microrganismo e, com freqüência, por anaeróbios, o resultado das culturas, sendo tardio, pouco auxilia nesta avaliação. Observe-se que o exame bacterioscópico é mais freqüentemente positivo na PBS, demonstrando múltiplos microrganismos. O isolamento de *Candida albicans* na ausência de candidíase sistêmica ou de intervenção abdominal é sugestivo de perfuração intestinal.

Na opinião de alguns autores, uma resposta após 48 horas de tratamento, com diminuição do número de PMN e negativação do exame bacteriológico, seria de valor na diferenciação entre a PBE e a PBS sem perfuração.

Na realidade, estes critérios são utilizados não para indicar *ab initio* a necessidade de laparotomia, mas sim para que o clínico decida se deve ou não prosseguir com uma investigação mais detalhada.

Pacientes com PBS devem receber cobertura com antibióticos para anaeróbios em adição à cefalosporina de terceira geração antes do tratamento cirúrgico.

Em recente reunião do *International Ascites Club* (IAC),[18] foi estabelecido, como consenso, que deveriam ser tratados todos os pacientes com hepatopatia crônica que tivessem 250 ou mais polimorfonucleares por mm^3 no líquido de ascite. Pacientes assintomáticos, em acompanhamento ambulatorial, mesmo que com celularidade elevada no líquido de ascite, por apresentarem melhor prognóstico, poderiam ser considerados exceção a esta regra.

A droga de eleição no tratamento é uma cefalosporina de terceira geração, preferencialmente a cefotaxima.[18,26]

A duração usual da antibioticoterapia em infecções graves varia de 10 a 14 dias. Na PBE, a duração do tratamento tem sido empírica. A PBE é caracterizada pela baixa concentração de bactérias e pela falta de invasão tecidual ou de um foco de infecção. Assim, tratamentos de curta duração têm sido avaliados e parece não haver diferença na eficácia do tratamento, ou na recorrência da PBE, quando são utilizados cinco dias de cefotaxima. Tem sido nossa rotina a manutenção da antibioticoterapia por um período nunca inferior a 10 dias.[32] A dose preconizada é de 2 g de 8/8h; nos pacientes com creatinina sérica superior a 3 mg/dL o intervalo de administração pode ser prolongado para 12 horas. A despeito de eventuais variações na conduta, a dose mínima a ser utilizada seria de 2 g de 12/12 horas, e a duração mínima do tratamento de 5 dias.[16,25]

Em estudo de nosso grupo,[32] quando comparamos a cefotaxima com uma associação de antibióticos (gentamicina e ampicilina ou cefalotina), observamos uma maior eficácia com a utilização da cefalosporina de terceira geração, o que se refletiu em uma menor mortalidade (28% × 61%).

A terapêutica por via oral oferece vantagens. Nos casos de PBE não complicada, que não estivessem em uso profilático de quinolonas, baseado no estudo capitaneado pelo grupo de Barcelona, poderia ser utilizado a ofloxacina na dose mínima de 400 mg de 12 em 12 horas. Entende-se por PBE não complicada aqueles casos em que a creatinina não ultrapassa 3 mg/dL, que não tenham sangrado, que não apresentem encefalopatia portossistêmica graus II-IV, sem sepse e sem íleo paralítico.[33] Outra proposta de terapia oral poderia ser com o uso da ciprofloxacina. No entanto, o surgimento de um grande número de infecções com bactérias resistentes às quinolonas torna seu uso discutível como droga de primeira linha.

Tem sido descrito, entre outras cefalosporinas, que a ceftriaxona, em uma dose de 2 g/24 h, é efetivo no tratamento da PBE. Da mesma forma, a associação da amoxicilina com o ácido clavulânico parece ser uma opção viável e bastante econômica no tratamento dessas infecções.[25]

Seja qual for a droga utilizada no tratamento, assim que o microrganismo for identificado, o programa de antibioticoterapia, se necessário, deverá ser adequado aos resultados das culturas.

A resposta ao tratamento deve ser avaliada pela repetição da paracentese 48 horas após o início do tratamento. Quando ele for eficiente, a contagem de PMN deve cair em 25-50%, e as culturas tornarem-se negativas.[4,18]

Os pacientes com ascite neutrofílica devem ser tratados obedecendo aos mesmos preceitos aplicados àqueles com PBE. Nos casos de bacterioascite, o tratamento deve ser instituído somente naqueles pacientes sintomáticos. Quando avaliamos a sobrevida de 20 pacientes com bacterioascite, sem a utilização de antibioticoterapia, observamos que ela foi semelhante à dos pacientes com ascite estéril.[34] Nos casos assintomáticos, a paracentese deve ser repetida, sendo introduzido o tratamento medicamentoso quando houver um aumento significativo do número de polimorfonucleares.

Embora seja de fundamental importância no tratamento da PBE a utilização de antibioticoterapia adequada, diversos autores têm demonstrado a importância da função renal como fator preditivo no prognóstico desses pacientes.[35,36] Quando avaliamos 109 episódios de PBE, observamos uma mortalidade de 36 e 6,8% nos pacientes com e sem insuficiência renal respectivamente.[8]

Sort *et al.*,[37] baseados no fato de que a PBE pode estar associada a um déficit da função renal e ao partirem da premissa de que a expansão do volume plasmático preveniria esta disfunção, realizaram estudo multicêntrico, prospectivo e randomizado, utilizando infusão de albumina endovenosa (1,5 g/kg de peso no 1º dia e 1,0 g/kg de peso no 3º dia) na profilaxia da insuficiência renal nos pacientes. Constataram não só uma menor presença de hipovolemia e de déficit da função renal, como também uma queda na taxa de mortalidade no grupo que usou albumina quando comparado ao grupo-controle. Os pacientes com bilirrubina elevada (superior a 4 mg/dL) e aqueles com déficit renal seriam os mais beneficiados.[15,38,39]

A utilização de expansores plasmáticos sintéticos, comparada com albumina, em um estudo-piloto, não se mostrou eficiente em prevenir a deterioração hemodinâmica sistêmica.[40]

No que tange ao tratamento, é importante salientar que a sobrevida observada nos pacientes com PBE é substancialmente mais curta do que aquela relatada em pacientes com cirrose submetidos ao transplante hepático. Assim, o transplante hepático deve sempre ser considerado naqueles pacientes que sobrevivem a um episódio de PBE.[25,41]

Como a infecção contribui para piorar o prognóstico dos pacientes hepatopatas, entendemos ser fundamental o estabelecimento de medidas profiláticas para evitar sua ocorrência. A prevenção da PBE pode ter maior impacto na sobrevida dos pacientes com cirrose do que o tratamento de tal complicação.

A PBE, a bacteremia e outras infecções tendem a ocorrer com mais freqüência nos cirróticos após episódio de hemorragia digestiva. É também importante considerar que a probabilidade de recorrência da PBE em cirróticos é de 69% em 1 ano e que os pacientes com doença hepática mais grave e/ou concentração baixa de proteínas no líquido de ascite são aqueles que apresentam maior risco de desenvolver um episódio de PBE.[42-44]

Tendo como base essas premissas, podemos resumir a profilaxia da PBE da seguinte maneira:

A) Cirróticos com sangramento gastrointestinal recebem antibiótico por 7 dias. Ressalto que, nas recomendações da Associação Americana para o Estudo das Doenças do Fígado (AASLD), poder-se-ia utilizar uma quinolona por via parenteral, enquanto o paciente estivesse sangrando de forma ativa.

B) Cirróticos em recuperação de episódio de PBE recebem antibiótico cronicamente, até o transplante ou até o desaparecimento da ascite.

C) Para cirróticos com ascite e níveis baixos de proteína no líquido ascítico, isto é, abaixo de 1,0 g/dL, a vantagem de se instituir a antibioticoterapia profilática é discutível.

Apesar dessa simplificação, alguns comentários são necessários. Na reunião de consenso do IAC,[18] ficou acordado que a profilaxia deveria ser sempre realizada nos pacientes cirróticos com hemorragia digestiva (fato confirmado na elegante metanálise realizada por Bernard *et al.*)[42] e naqueles que já tiveram um episódio de PBE. A droga de escolha para a profilaxia foi a norfloxacina.

Classicamente, a dose preconizada para pacientes que apresentaram PBE e para pacientes com baixas taxas de proteína no líquido ascítico é de 400 mg/dia, e, para aqueles que apresentaram hemorragia variceal, de 400 mg 2 vezes ao dia durante 7 dias.

Recentemente, um estudo comparando o papel da norfloxacina e da ceftriaxona em pacientes com cirrose avançada demonstrou ser esta droga a mais efetiva em prevenir a infecção.[11]

No consenso do IAC,[18] para os pacientes com um nível de proteínas no líquido de ascite inferior a 1 g/dL, não houve uma definição sobre realizar ou não a profilaxia. O uso de antibióticos, de forma rotineira, nesses casos, poderia favorecer o surgimento de resistência bacteriana.[45] Esta matéria, no entanto, é polêmica. Nas recomendações da AASLD, é indicada a profilaxia em tais circunstâncias.[16] Existe estudo[46] que, ao avaliar pacientes com proteínas baixas no líquido de ascite, demonstrou que aqueles com hiperbilirrubinemia e com plaquetopenia eram os que tinham maior risco de desenvolver PBE. Talvez, então, seja esta a população que se beneficiaria com a antibioticoprofilaxia.

Recentemente, Fernández *et al.* [47] publicaram estudo controlado com placebo, demonstrando ser a profilaxia primária fundamental em pacientes com hepatopatia grave (Child ≥ 9, bilirrubina ≥ 3 mg/dL, creatinina ≥ 1,2 mg/dL ou Na^+ sérico ≤ a 130 mEq/L) e ascite com proteína inferior a 1,5 g/dL, inclusive aumentando a sobrevida dos mesmos.

Naqueles casos que desenvolvessem PBE na vigência da antibioticoprofilaxia, a droga a ser utilizada seria a cefotaxima. No entanto, em decorrência de uma maior freqüência de bactérias gram-positivas, particularmente de *Staphylococcus aureus* resistente à meticilina, a adição de vancomicina deve ser considerada quando há falha terapêutica.

Na tentativa de buscar uma profilaxia menos dispendiosa, Singh *et al.*[48] avaliaram, de forma prospectiva, randomizada e controlada, o papel da sulfametoxazol-trimetoprima na prevenção da PBE. Utilizando dose dupla em cinco administrações por semana, observaram uma menor incidência de infecção, sem que houvesse se constatado a presença de efeitos colaterais. Em recente estudo por nós realizado,[49] quando randomizamos uma população de 57 pacientes para a realização de profilaxia, observamos não haver diferença na prevenção da infecção e na sobrevida quando a sulfa-trimetoprima foi comparada com a norfloxacina. Assim, ela poderia ser uma opção viável a considerar-se, uma vez que, por ser menos onerosa e disponível gratuitamente na rede pública, poderia contribuir para uma maior adesão ao tratamento e estender o benefício da profilaxia a uma maior parcela da população.

Ao concluirmos, enfatizamos a importância de um real conhecimento desta complicação que com freqüência acomete o paciente cirrótico com ascite. Assim procedendo, certamente estaremos proporcionando uma maior sobrevida a esta tão sofrida população de pacientes.

REFERÊNCIAS BIBLIOGRÁFICAS

1. Ginès P, Cárdenas A, Arroyo V *et al.* Management of cirrhosis and ascites. *New Eng J Med* 2004;350:1646-1654.
2. Mattos AA, Machado SB, Balle VR *et al.* Sobrevida de pacientes cirróticos com ascite. *GED* 1998;17:17-21.
3. Mattos AA, Coral G, Menti E *et al.* Infecção bacteriana no paciente cirrótico. *Arq Gastroenterol* 2003;40:11-15.
4. Hoefs JC & Runyon BA. Spontaneous bacterial peritonitis. *Dis Mon* 1985;31:1-48.
5. Conn HO & Fessel JM. Spontaneous bacterial peritonitis in cirrhosis: variations on a theme. *Medicine* 1971;50:161-197.
6. Coral GP, Mattos AA, Damo DF *et al.* Prevalência e prognóstico da peritonite bacteriana espontânea. *Arq Gastroenterol* 2002;39:158-162.
7. Navasa M, Rodés J. Bacterial infections in cirrhosis. *Liver International* 2004;24:277-280.
8. Coral GP, Mattos AA. Renal impairment after spontaneous bacterial peritonitis: incidence and prognosis. *Can J Gastroenterol* 2003;17:187-190.
9. TSAI MH, Peng YS, Chen YC *et al.* Adrenal insufficiency in patients with cirrhosis, severe sepsis and septic shock. *Hepatology* 2006;43:673-681.
10. Del-Arbol LR, Urman J, Fernández J *et al.* Systemic, renal, and hepatic hemodynamic derangement in cirrhotic patients with spontaneous bacterial peritonitis. *Hepatology* 2003;38:1210-1218.
11. Fernández J, Del Arbol LR, Gómez C *et al.* Norfloxacin vs Ceftriaxone in the prophylaxis of Infections in patients with advanced cirrhosis and hemorrhage. *Gastroenterology* 2007;131:1049-1056.
12. Mattos AA. Peritonite bacteriana espontânea e suas variantes: epidemiologia, diagnóstico e história natural. *GED* 1994;13:97-108.
13. Coral GP, Mattos AA, Damo DF *et al.* Peritonite bacteriana espontânea: avaliação e apresentação na Irmandade Santa Casa de Misericórdia de Porto Alegre. *Revista da AMRIGS* 2002;46:147-153.
14. Jepsen P, Vilstrup H, Moller JK *et al.* Prognosis of patients with liver cirrhosis and spontaneous bacterial peritonitis. *Hepatogastroenterol* 2003;50:2133-2136.

15. Garcia-Tsao G. Bacterial infections and antibiotics in cirrhosis. In: Arroyo V, Forns X, Pagan JC *et al.* (Eds.). Progress in the treatment of liver diseases. *Ars Medica* 2003;43-50.
16. Runyon BA. Management of adult patients with ascites due to cirrhosis. *Hepatology* 2004;39:841-856.
17. Almeida JFC & Mattos AA. Proteínas de defesa do líquido de ascite nas hepatopatias crônicas. *GED* 1996;15:161-174.
18. Rimola A, Garcia-Tsao G, Navasa M *et al.* Diagnosis, treatment and prophylaxis of spontaneous bacterial peritonitis: a consensus document. *J Hepatol* 2000;32:142-153.
19. Castellote J, Lopez C, Gornals J *et al.* Rapid diagnosis of spontaneous bacterial peritonitis by use od reagent strips. *Hepatology* 2003;37:893-896.
20. Angeloni S, Nicolini G, Merli M *et al.* Validation of automated blood cell counter for the determination of polymorphonuclear cell count in the ascitic fluid of cirrhotic patients with or without spontaneous bacterial peritonitis. *Am J Gastroenterol* 2003;98:1844-1848.
21. Nousbaum J-B, Cadranel J-F, Nahon P *et al.* Diagnostic accuracy of the Multistix 8 SG reagent strip in diagnosis of spontaneous bacterial peritonitis. *Hepatology* 2007;45:1275-1281.
22. Such J, Francés R, Muñoz C *et al.* Detection and identification of bacterial DNA in patients with cirrhosis and culture negative, nonneutrocytic ascites. *Hepatology* 2002;36:135-141.
23. Francés R, Zapater P, González-Navajas JM *et al.* Bacterial DNA in patients with cirrhosis and noninfected ascites mimics the soluble immune response established in patients with spontaneous bacterial peritonitis. *Hepatology* 2008;47:978-985.
24. Runyon BA, Umland ET, Merlin T. Inoculation of blood culture bottles with ascitic fluid; Improved detection of spontaneous bacterial peritonitis. *Arch Intern Med* 1987;147:73-75.
25. Arroyo V & Navasa M. Ascites and spontaneous bacterial peritonitis. In: Schiff ER, Sorrell MF, Maddrey WC. (Eds.). *Schiff's diseases of the liver.* Philadelphia: Lippincott-Raven, 2007;527-568.
26. Felisart J, Rimola A, Arroyo V *et al.* Cefotaxime is more effective than is ampicillin-tobramycin in cirrhotics with severe infections. *Hepatology* 1985;5:457-462.
27. Garcia-Tsao G. Spontaneous bacterial peritonitis. *Gastroenterol Clin North Am* 1992;21:257-275.
28. Soriano G, Guarner C, Teixido M *et al.* Selective intestinal decontamination prevents spontaneous bacterial peritonitis. *Gastroenterology* 1991;100:477-481.
29. Such J, Guarner C, Runyon BA. Spontaneous bacterial peritonitis. In: Arroyo V, Ginès P, Rodés J *et al.* (Eds.). *Ascites and renal dysfunction in liver disease.* Massachusetts: Blackwell Science, 1999;99-115.
30. Mattos AA. Peritonite bacteriana espontânea: estudo comparativo de três técnicas no diagnóstico bacteriológico. *GED* 1994;13:145-152.
31. Wu SS, Lin OS, Chen Y-Y *et al.* Ascitic fluid carcinoembryonic antigen and alkaline phosphatase levels for the differentiation of primary from secondary bacterial peritonitis with intestinal perforation. *J Hepatol* 2001;34:215-221.
32. Mattos AA. Tratamento da peritonite bacteriana espontânea. Estudo retrospectivo. *GED* 1996;15:201-206.
33. Navasa M, Follo A, Llovet JM *et al.* Randomized, comparative study of oral ofloxacin versus intravenous cefotaxime in spontaneous bacterial peritonitis. *Gastroenterology* 1996;11:1011-1017.
34. Mattos AA, Buffé F, Mastalir ET *et al.* Sobrevida hospitalar dos pacientes cirróticos com bacterioascite. *GED* 2000;19:117-120.
35. Toledo C, Salmeron JM, Rimola A *et al.* Spontaneous bacterial peritonitis in cirrhosis: Predictive factors of infection, resolution and survival in patients with cefotaxime. *Hepatology* 1993;17:251-257.

36. Fasolato S, Angeli P, Dallagnese L *et al.* Renal failure and bacterial infections in patients with cirrhosis: epidemiology and clinical features. *Hepatology* 2007;45:223-229.
37. Sort P, Navasa M, Arroyo V *et al.* Effect of intravenous albumin on renal impairment and mortality in patients with cirrhosis and spontaneous bacterial peritonitis. *N Engl J Med* 1999;341:403-409.
38. Wong F, Bernardi M, Balk R . Sepsis in cirrhosis: report on the 7th meeting of the International Ascites Club. *Gut* May 2005;54:718-725.
39. Salerno F, Gerbes A, Ginès P *et al.* Diagnosis, prevention and treatment of hepatorenal syndrome in cirrhosis. *Gut* 2007;56:1310-1318.
40. Fernández J, Monteagudo J, Bargallo X *et al.* A randomized unblinded pilot study comparing albumin versus hydroxyethyl starch in spontaneous bacterial peritonitis. *Hepatology* 2005;42:627-634.
41. França AVC, Souza JB, Silva CM *et al.* Long-term prognosis of cirrhosis after spontaneous bacterial peritonitis treated with ceftriaxone. *J Clin Gatroenterol* 2001;33:295-298.
42. Bernard B, Grangé JD, Khac EN *et al.* Antibiotic prophylaxis for the prevention of bacterial infections in cirrhotic patients with gastrointestinal bleeding: a meta-analysis. *Hepatology* 1999;29:1655-1661.
43. Ginès P, Rimola A, Planas R *et al.* Norfloxacin prevents spontaneous bacterial peritonitis recurrence in cirrhosis: results of double-blind, placebo controlled trial. *Hepatology* 1990;12:716-724.
44. Grangé JD, Roulot D, Pelletier G *et al.* Norfloxacin primary prophylaxis of bacterial infections in cirrhotic patients with ascites: a double-blind randomized trial. *J Hepatol* 1998;29:430-436.
45. Fernández J, Navasa M, Gómez J *et al.* Bacterial infection in cirrhosis: epidemiological changes with invasive procedures and norfloxacin prophylaxis. *Hepatology* 2002;35:140-148.
46. Guarner C, Solà R, Soriano G. Risk of a first community-acquired spontaneous bacterial peritonitis in cirrhotic with low ascitic fluid protein levels. *Gastroenterology* 1999;117:414-419.
47. Fernández J, Navasa M, Planas R *et al.* Primary prophylaxis of spontaneous bacterial peritonitis delays hepatorenal syndrome and improves survival in cirrhosis. *Gastroenterology* 2007;133:818-824.
48. Singh N, Gayowski T, Yu VL *et al.* Trimethoprim-sulfamethoxazole for the prevention of spontaneous bacterial peritonitis in cirrhosis: a randomized trial. *Ann Intern Med* 1995;122:595-598.
49. Alvarez RF, Mattos AA, Corrêa EBD *et al.* Trimethoprim-sulfamethoxazole versus norfloxacin in the prophylaxis of spontaneous bacterial peritonitis in cirrhosis. *Arquivos de Gastroenterologia* 2005;42:256-262.

13

HÉRNIAS E HIDROTÓRAX HEPÁTICO

Paulo Lisboa Bittencourt
Cláudio Celestino Zollinger

INTRODUÇÃO

Hérnias e hidrotórax hepático são complicações freqüentemente observadas em pacientes com ascite, que apresentam impacto adverso na qualidade de vida do cirrótico e se associam à maior morbimortalidade a curto e médio prazos, em virtude do surgimento de complicações de difícil manejo clínico.[1-5] Não existem evidências de boa qualidade científica que norteiem a abordagem do cirrótico com hérnia ou hidrotórax hepático (HH). A maioria dos trabalhos publicados são relatos de caso ou estudos retrospectivos não controlados, sendo a maioria das recomendações existentes baseadas na opinião ou experiência pessoal de especialistas, publicadas em revisões ou documentos de reuniões de consenso. Por outro lado, a abordagem, em indivíduos sem cirrose, das hérnias de parede abdominal (HPA) e de derrame pleural (DP) encontra-se sistematizada na literatura médica e não contempla as particularidades dessas afecções observadas no cirrótico. O objetivo deste capítulo é revisar os principais pontos de controvérsia no manejo das HPA e HH no cirrótico, visando nortear a abordagem multidisciplinar desses pacientes que envolve freqüentemente hepatologistas, gastroenterologistas, cirurgiões gerais e de tórax.

HÉRNIAS NO PACIENTE CIRRÓTICO

Hérnias de parede abdominal (HPA) são protrusões do conteúdo intra-abdominal, incluindo intestino delgado, grosso, omento, mesentério e bexiga, por defeitos anatômicos (congênitos ou adquiridos) da musculatura e fáscias musculares que formam a parede abdominal.[6,7] De acordo com sua localização, elas são classificadas como umbilicais (cicatriz umbilical), hérnias de Spigel (região infra-umbilical), hérnias inguinais e femorais (virilha), hérnias incisionais (locais de sutura cirúrgica prévia) e hérnias epigástricas (na linha alba no epigástrio). A freqüência e o defeito anatômico subjacente em cada um dos tipos supracitados de HPA estão descritos no Quadro 13-1.[6] Outros tipos menos freqüentes de hérnia que não se insinuam pela parede ventral do abdome ou na virilha são as hérnias pélvicas, perineais e lombares e as hérnias internas. Hérnias de Littre e de Richter são conhecidas como hérnias que apresentam dentro do saco herniado, respectivamente, divertículo de Meckel e porção antimesentérica do intestino.[6,7]

As condições que se associam mais comumente à formação das HPA são aquelas relacionadas com o aumento da pressão intra-abdominal e com a fraqueza da musculatura da parede abdominal. Além da cirrose hepática, outras condições associadas a aumento de pressão intra-abdominal, tais como obesidade, gravidez, constipação, prostatismo, doença pulmonar obstrutiva crônica, assim como também fraqueza da musculatura abdominal, como ocorre na desnutrição, idade avançada, infecções de sítio cirúrgico e tabagismo, podem predispor ao surgimento das HPA.[6-8]

Quadro 13-1. Tipos de hérnias de parede abdominal de acordo com a topografia do defeito anatômico e freqüência populacional

Tipos de hérnias	Freqüência
Inguinal	3-4%
Direta Indireta Femoral	(65-70% dos casos) (30% dos casos) (1-2% dos casos)
Epigástrica	0,5-10%
Umbilical	2-13% (crianças com idade de um ano)
De Spigel	Rara
Incisional	1-4% das laparotomias 35-40% das laparotomias complicadas por deiscência ou infecção de ferida cirúrgica

Sua freqüência é aumentada no cirrótico graças ao aumento de pressão intra-abdominal decorrente da presença de ascite, da perda de massa muscular secundária à desnutrição protéico-calórica e, em alguns pacientes com hérnia umbilical, por acentuação da abertura da fáscia supra-umbilical por recanalização da veia umbilical associada à hipertensão portal.[1,9]

Na população em geral, as HPA mais freqüentes são as hérnias inguinais e umbilicais.[6,7] As hérnias inguinais acometem 1% dos adultos jovens, preponderantemente do sexo masculino, e cerca de 3 a 5% dos indivíduos com idade superior a 45 anos.[6] Por outro lado, a maioria das hérnias umbilicais é congênita, ocorrendo em 4 e 2% das crianças caucasóides e em 30 e 12% das afrodescendentes, ao nascimento e com um ano de idade, respectivamente.[6-8] A maioria das hérnias umbilicais congênitas desaparece após cinco anos de idade. No adulto, as hérnias umbilicais são mais freqüentes em mulheres na quinta ou sexta décadas de vida.[7]

As principais manifestações clínicas das HPA são dor e sensação de abaulamento local que é acentuada por manobras que aumentem a pressão intra-abdominal. Encarceramento, obstrução intestinal e estrangulamento podem ocorrer e constituem as complicações mais graves das HPA, assim como também escarificação ou ulceração da pele sobrejacente ao saco herniário.[6,7]

Na população em geral, indica-se correção cirúrgica das hérnias inguinais na presença de sintomas. Em pacientes assintomáticos ou com pouca sintomatologia, pode-se adotar conduta expectante porque, neste grupo de pacientes, complicações são excepcionais.[6,10,11] Correção cirúrgica pode ser feita por reparo com sutura (cirurgia de Bassini, MacVay e Shoudice) ou reparo sem tensão com uso de tela sintética (cirurgia de Lichtenstein). Reparo com uso de tela sintética é preferível por se associar à menor recorrência,[6] podendo ser feito por cirurgia aberta ou laparoscópica. Comparação dos resultados de técnica aberta (cirurgia de Lichtenstein) *vs.* laparoscópica (cirurgia de Stoppa) demonstrou menor índice de complicações e de recorrência com a técnica aberta. Pacientes submetidos à técnica laparoscópica, por outro lado, apresentaram menos dor pós-operatória e retornaram mais cedo ao trabalho, sendo a técnica laparoscópica uma opção alternativa à técnica aberta em centros com grande experiência no procedimento.[12] Cerca de 750.000 a 800.000 cirurgias de reparo de hérnia inguinal são realizadas anualmente nos Estados Unidos, e menos de 20% dos casos são abordados por via laparoscópica.[6,11]

Hérnias umbilicais que persistem após os cinco anos de idade, particularmente quando sintomáticas ou volumosas, têm indicação cirúrgica.[7] Reparo cirúrgico pode ser feito por herniorrafia com sutura primária ou com uso de tela. No adulto, o uso de reparo com tela tem se associado a menor risco de recorrência da hérnia.[7] Em adultos, estudo retrospectivo demonstrou menor risco de complicações e retorno mais precoce ao trabalho com abordagem laparoscópica, quando comparada com técnica aberta, sendo também uma opção em centros com experiência na realização do procedimento.[7,13]

Não existem estimativas sobre a freqüência de hérnia inguinal no cirrótico, mas estima-se em 20% a prevalência de hérnia umbilical em pacientes hepatopatas com ascite.[1,14] Complicações ocorrem mais freqüentemente em cirróticos com hérnia umbilical e ascite tensa ou refratária. Encarceramento e estrangulamento podem acontecer na presença de ascite volumosa[1,2,14] ou mesmo após sua redução por paracentese ou após colocação de *shunt* transjugular intra-hepático portossistêmico (TIPS).[14-18] Ulceração da pele sobrejacente à hérnia umbilical pode ocorrer, principalmente em hérnias volumosas, e se associar a vazamento de líquido ascítico e peritonite bacteriana secundária.[1,14]

Relatos de caso e de séries de casos têm descrito alta morbimortalidade e elevada recorrência de hérnia em pacientes cirróticos com ascite submetidos à correção cirúrgica eletiva de hérnia inguinal e umbilical, levando muitos centros a postergarem correção cirúrgica das HPA para o momento do transplante de fígado nos pacientes em lista de espera.[1,14] Pacientes sob maior risco de complicações, graças à presença de sintomas, hérnias volumosas ou escarificação ou adelgaçamento de pele sobrejacente devem ser submetidos à correção cirúrgica, idealmente após o controle da ascite, para evitar maior risco de recorrência.[14] Várias estratégias já foram publicadas na literatura para o manejo das HPA em pacientes com ascite refratária, incluindo *shunt* peritônio-venoso, TIPS e drenagem pós-operatória com cateter temporário de diálise.[1,14]

O uso de conduta expectante vem sendo questionado pela alta freqüência de complicações graves associadas à presença de HPA no cirrótico, aliada à elevada mortalidade relacionada com a correção cirúrgica em caráter de urgência dessas hérnias.[1,2] Poucos estudos, todos retrospectivos, investigaram os resultados da correção eletiva das hérnias inguinais e umbilicais em cirróticos.[2,19,20] Hurst *et al.*[19] descreveram evolução pós-operatória satisfatória em 18 cirróticos submetidos à correção de hérnia inguinal, relatando ausência de complicações perioperatórias e apenas uma recorrência no período de acompanhamento médio de 25 meses. Marsman *et al.*,[2] por outro lado, avaliaram 34 cirróticos, com hérnia umbilical e média de pontuação MELD de 23, submetidos a tratamento conservador (n = 13), cirurgia aberta eletiva (n = 17) ou no momento do transplante (n = 4). Os autores relataram baixo índice de complicações (17%) relacionadas com infecção de ferida cirúrgica e recorrência de hérnia em apenas quatro (23%) pacientes. Por outro lado, encarceramento ocorreu em 10 dos 13 pacientes tratados conservadoramente, sendo necessária cirurgia de urgência em seis deles. Dois pacientes faleceram por complicações relacionadas com a hérnia. Park *et al.* [20] descreveram a evolução de 53 pacientes, a maioria Child A e B, submetidos à correção cirúrgica de hérnia inguinal (n = 42), umbilical (n = 7), incisional (n = 2) e mistas (n = 2). Os autores relataram apenas um óbito em trinta dias de pós-operatório e ausência de recorrência de hérnia após acompanhamento de 24 meses, mesmo na presença de ascite refratária. Estes dados são oriundos de estudos retrospectivos e devem ser interpretados com cautela. Recentemente, estudo dinamarquês de base populacional[21] comparou a mortalidade de pacientes cirróticos e indivíduos saudáveis submetidos à correção de hérnia umbilical e inguinal, encontrando risco 3,9 e 4,4 vezes maior de mortalidade, respectivamente, em hernioplastia umbilical e inguinal no cirrótico.

Em virtude da ausência de dados, não existem recomendações formais sobre o manejo dos pacientes cirróticos com HPA. Na opinião dos autores, o tratamento clínico da ascite (Capítulos 8-10) deve ser intensificado no intuito de prevenir complicações, devendo-se sempre atentar para a possibilidade de encarceramento pós-TIPS ou paracentese. Em cirróticos com ascite refratária e hérnia umbilical, deve-se sempre avaliar elegibilidade para TIPS.[1,15,22] Pacientes com hérnias inguinais, que raramente se associam a complicações, e pacientes com hérnia umbilical pequenas, assintomáticos e com ascite controlada podem habitualmente aguardar reparo cirúrgico no momento do transplante de fígado.[14] Pacientes fora da lista de transplante ou portadores de hérnias volumosas ou sintomáticas sob risco maior de complicações são candidatos a reparo cirúrgico eletivo. Controle pré- e pós-operatório da ascite é de suma importância no intuito de prevenir complicações e recidiva.[14]

A maioria dos relatos de casuística empregou cirurgia aberta com herniorrafia sem uso de tela.[2,19,20] Como o uso de tela é capaz de reduzir recorrência de hérnia, ele pode ser empregado no cirrótico pelo risco constante de descompensação da ascite. Cirurgia laparoscópica para reparo de hérnia umbilical foi recentemente empregada com sucesso em cirróticos com e sem ascite.[23,24] No entanto, existe maior experiência na literatura com cirurgia aberta preferencialmente com emprego de tela (cirurgia de Lichtenstein).

Ruptura de hérnia umbilical com evisceração ou ulceração de pele sobrejacente com perda de líquido ascítico é complicação grave. Abordagem cirúrgica de urgência é aconselhada nesses casos. No entanto, injeção subcutânea de cola de fibrina na base da úlcera se associou, em dois relatos, à resolução da fístula,[25,26] podendo em casos selecionados ser empregada alternativamente.

HIDROTÓRAX HEPÁTICO

O hidrotórax hepático (HH) é definido pela presença de derrame pleural geralmente em quantidade superior a 500 mL em paciente cirrótico na ausência de doença cardíaca ou pulmonar.[3-5,27] Sua prevalência é de 4-6% nos pacientes com cirrose hepática, aumentando para 10% naqueles com doença descompensada.[5] Estima-se a incidência de HH em 50.000 casos por ano, sendo considerado a sétima causa mais freqüente de derrame pleural nos Estados Unidos.[28]

O derrame pleural ocorre à direita em 85% dos casos de HH, à esquerda em 13% e bilateralmente em 2%[27] e pode acometer pacientes cirróticos com e sem ascite.

A fisiopatologia do HH é a mesma da ascite (Capítulo 2), com a diferença do acúmulo preferencial de líquido na cavidade pleural pela presença de defeitos na superfície do diafragma, que permitem passagem de líquido ascítico para o espaço pleural, favorecido pela pressão negativa intratorácica.[3-5,27] Os defeitos ocorrem na porção tendinosa do diafragma, podendo ser microscópicos ou macroscópicos, usualmente menores do que 1 cm.[27] Recentemente, avaliação de 11 pacientes com HH por videotoracoscopia revelou ausência de defeito macroscópico em um paciente, múltiplas falhas em outro, bolhas de 1-2 cm em quatro e fenestrações em oito, todos os defeitos na porção tendinosa do diafragma.[29]

O HH pode ser assintomático, sendo detectado como achado radiológico ou se manifestar por sintomas atribuíveis à presença de derrame pleural, tais como dor torácica ventilatório-dependente, tosse e, mais freqüentemente, dispnéia e fadiga.[3-5] Vale a pena ressaltar a importância do diagnóstico diferencial com outras causas de dispnéia no cirrótico que podem inclusive coexistir com a presença de HH, tais como síndrome hepatopulmonar e hipertensão portopulmonar.[30,31]

O diagnóstico de HH deve ser realizado somente após seu diagnóstico diferencial com outras causas de derrame pleural (Quadro 13-2),[32] particularmente em pacientes sem ascite. Toracocentese deve ser realizada nesses pacientes ou na suspeita clínica de qualquer outra causa de derrame pleural ou de complicações de HH, tais como empiema bacteriano espontâneo.[33]

A toracocentese diagnóstica é um procedimento seguro no cirrótico e não requer habitualmente reposição de plasma ou de fatores de coagulação, mesmo em pacientes com RNI alargado. Recomenda-se, no entanto, transfusão ou aférese de plaquetas antes do procedimento, quando eletivo, na presença de trombocitopenia acentuada.[3-5,27]

A avaliação do líquido pleural em todo o paciente com HH deve incluir citologia global e diferencial, coloração de Gram, culturas (semeadas em meio de hemocultura), proteína total (PT), albumina e desidrogenase láctica (DHL). Adicionalmente, deve-se também realizar coleta sérica de PT, albumina e desidrogenase láctica. Esta avaliação inicial é importante para caracterização do derrame pleural como transudato ou exsudato e para descartar a presença de empiema bacteriano espontâneo.[3-5,27,32]

Outras análises bioquímicas, tais como pH (na suspeita de empiema), adenosina deaminase (ADA), PCR para *Mycobacterium tuberculosis* (na suspeita de tuberculose), citologia oncótica, amilase e triglicérides, devem ser solicitadas dentro de um contexto clínico específico.[32]

Quadro 13-2. Principais causas de derrame pleural de acordo com a apresentação como exsudato e transudato

Apresentação habitual como exsudato

- Doenças neoplásicas: metástases, mesotelioma, linfoma
- Doenças infecciosas: infecções piogênicas, tuberculose, actinomicose, nocardiose, infecções fúngicas, virais e parasitárias
- Tromboembolismo pulmonar
- Doenças gastrointestinais: perfuração esofágica, pancreatites, abscessos intra-abdominais, hérnia diafragmática, pós-operatório de cirurgia abdominal
- Doenças reumatológicas: artrite reumatóide, lúpus eritematoso sistêmico, linfadenopatia imunoblástica, síndrome de Sjögren, síndrome de Churg-Strauss, granulomatose de Wegener
- Síndrome pós-lesão cardíaca

Apresentação habitual como transudato

- Insuficiência cardíaca congestiva
- Doenças do pericárdio
- Hidrotórax hepático
- Síndrome nefrótica
- Diálise peritoneal
- Urinotórax
- Mixedema
- Síndrome de veia cava superior
- Doença venoclusiva
- Transplante de medula óssea

Adaptado de (32).

Em pacientes sem cirrose hepática, a diferenciação entre exsudato e transudato é realizada pelos critérios de *Light*,[28,32] sendo consideradas as seguintes características para definição de exsudato: a) relação entre PT do líquido pleural e PT sérica > 0,5 ; ou b) relação entre DHL do líquido pleural e DHL sérica > 0,6; ou c) DHL do líquido pleural maior que 2/3 o valor normal da DHL sérica.

Embora a sensibilidade desses critérios seja alta para o diagnóstico de exsudato, 20% dos pacientes com insuficiência cardíaca congestiva, particularmente aqueles que receberam diuréticos, podem exibir esses parâmetros bioquímicos. Nesses pacientes, o emprego dos gradientes de PT e de albumina (a exemplo do gradiente soro-ascite de albumina) pode auxiliar no diagnóstico diferencial. Nesse contexto, presença de gradiente soro-líquido pleural de PT e de albumina, respectivamente, maior que 3,1 g/dL e 1,2 g/dL identifica a presença de transudato pleural.[32] Em pacientes com HH, empregam-se os mesmos parâmetros. Utiliza-se freqüentemente o valor de gradiente soro-líquido pleural de albumina superior a 1,1 g/dL (como empregado no gradiente soro-ascite) para caracterizar derrame pleural como HH associado à hipertensão portal, mas é importante ressaltar que não houve validação desse critério nesse contexto.[27]

Cintilografia com injeção intraperitoneal de radiofármacos marcados com Tc-99 m para verificação da comunicação entre as cavidades pleural e peritoneal pode ser empregada em casos duvidosos, mesmo em pacientes sem ascite.[27,34] No entanto, o método é de pouca aplicabilidade, sendo excepcionalmente necessário na prática clínica.

O manejo do HH envolve diferentes estratégias terapêuticas, incluindo tratamento conservador com dieta hipossódica e diuréticos, semelhante ao empregado nos pacientes com ascite (Capítulo 8), toracocentese terapêutica, TIPS e tratamento cirúrgico com drenagem torácica associada à pleurodese e reparo dos defeitos diafragmáticos por toracoscopia associada ou não a pleurodese.[3-5,27] O emprego de *shunt* peritônio-venoso foi abandonado graças à alta freqüência de complicações e ao advento do TIPS.[27]

Tratamento conservador rigoroso com dieta hipossódica e dose plena de diuréticos deve ser instituído em todo paciente com HH.[3-5,27] Na presença de sintomas respiratórios, pode-se realizar toracocentese terapêutica, não se devendo fazer retirada de mais de dois litros de líquido pleural para evitar risco de hipotensão e edema pulmonar pós-expansão. Não se recomenda infusão de albumina em função do baixo volume de líquido que habitualmente é drenado.[27] Em pacientes com ascite, deve-se proceder inicialmente à realização de paracentese de alívio visando mobilizar o líquido da cavidade pleural. No entanto, esta manobra é muitas vezes infrutífera, sendo necessário em alguns pacientes realização de ambos os procedimentos. Pacientes com HH refratário podem se submeter a toracocenteses de repetição. No entanto, o risco de complicações do procedimento é bem superior àquele associado à paracentese, devendo-se buscar alternativas terapêuticas quando for necessário realizar mais de uma ou duas toracocenteses por mês.[3-5,27]

O emprego de TIPS para tratamento de HH foi inicialmente proposto por Strauss *et al.*[35] que descreveram controle do HH em cinco pacientes submetidos ao procedimento. Três pacientes subseqüentemente apresentaram recidiva de derrame pleural associado à oclusão do *shunt*. O uso de TIPS no HH foi avaliado em outros quatro estudos retrospectivos não controlados envolvendo mais de 100 pacientes.[36-39] Resposta completa (desaparecimento ou redução significativa do HH) e parcial (melhora clínica ou redução no número de toracocentese) foram observadas, respectivamente, em 57-71% e 11-20% dos pacientes tratados (Quadro 13-3). No entanto, complicações associadas ao TIPS, particularmente encefalopatia, insuficiência cardíaca e piora da função hepática foram observadas em 30-40% dos pacientes tratados. Por outro lado, alta

Quadro 13-3. Resumo dos estudos não controlados que avaliaram o emprego do TIPS como modalidade terapêutica para o hidrotórax hepático

Autor	n	Seguimento (meses)	Resposta completa	Resposta parcial
Gordon *et al.*, 1997	24	7	58%	20%
Siegerstetter *et al.*, 2001	40	16	71%	11%
Spencer *et al.*, 2002	21	8	63%	11%
Willputte *et al.*, 2007	28	–	57%	–

Adaptado de (36-39).

mortalidade em 30 dias, relacionada com a gravidade da doença hepática de base, foi relatada em dois desses estudos.[38,39] Graças à ausência de terapêuticas mais efetivas e aos bons resultados no controle do HH, o TIPS vem sendo considerado como terapêutica de escolha em pacientes com HH refratário que requeiram toracocentese de alívio a cada 2 ou 3 semanas.[40] Os melhores candidatos para o procedimento são os pacientes em lista de transplante de fígado Child A ou B, com idade inferior a 60 anos e sem encefalopatia hepática prévia.[27] O uso de TIPS com prótese recoberta com politetrafluoroetileno[40] se associa a menor risco de disfunção a curto e médio prazos e deve ser preconizado particularmente no paciente com MELD baixo com perspectiva de aguardar o transplante de fígado por muito tempo na lista de espera.

Drenagem torácica por tubo associada à pleurodese raramente é efetiva e se associa a alto índice de complicações, além de favorecer a criação de fístula pleurocutânea com drenagem permanente de líquido pleural.[3-5,27] A abordagem de HH com pleurodese e/ou reparo dos defeitos diafragmáticos guiados por toracoscopia foi avaliada em seis estudos retrospectivos não controlados.[41-46] Milanez de Campos *et al.*[41] descreveram a evolução pós-operatória de 18 cirróticos brasileiros submetidos à pleurodese com talco guiada por toracoscopia. Vinte e um procedimentos foram realizados com eficácia relatada em apenas 48% dos casos. A morbidade e a mortalidade (não relacionada com o procedimento) observadas em três meses foram, respectivamente, de 57 e 39%. Recorrência do HH foi relatada em 4 (19%) pacientes. A mesma abordagem foi realizada por Mouroux *et al.*[42] em oito pacientes sem maior morbidade ou mortalidade. Seis pacientes, nos quais foi possível reparo diafragmático, ficaram livres do HH sem recorrência posterior após acompanhamento de 7-36 meses. Por outro lado, Cerfolio *et al.*,[43] empregando a mesma estratégia de pleurodese guiada por toracoscopia em 41 cirróticos, associada a reparo diafragmático em apenas dois pacientes e pleurodese adicional por tubo de tórax em 17%, relataram taxa de sucesso com o procedimento de 80% com recorrência de apenas 10% e um óbito de causa não relacionada após acompanhamento médio de 4 meses. Outras séries de casos envolvendo a mesma abordagem terapêutica,[44] somente reparo cirúrgico com ou sem colocação de tela[45,46] e pleurodese guiada, toracoscopia com emprego de plasma de argônio e cola de fibrina,[47] descreveram altas taxas de sucesso com baixa morbimortalidade. Embora promissor, na ausência de evidências de maior qualidade, o emprego destas modalidades terapêuticas devem ser restritos àqueles pacientes fora de lista de transplante de fígado com contra-indicações ao uso de TIPS.[3-5,27,40]

Alguns relatos de caso têm, adicionalmente, demonstrado controle temporário ou regressão de HH com uso de vasoconstritores esplâncnicos, incluindo terlipressina, octreotide e midodrina.[48-50]

O transplante de fígado deve ser considerado em todo o paciente com HH, sendo que sua presença não se associa a maior risco de complicação pulmonar no pós-operatório do transplante.[51,52]

EMPIEMA BACTERIANO ESPONTÂNEO

O empiema bacteriano espontâneo (EBE) é caracterizado por infecção espontânea do líquido pleural de fisiopatologia semelhante à da peritonite bacteriana espontânea (Capítulo 3) e é caracterizado pela presença de pleocitose no líquido pleural à custa de polimorfonucleares (PMNN) com contagem superior a 500 células por mm^3 ou 250 células por mm^3 na presença de cultura positiva.[33] Para o diagnóstico de EBE deve-se excluir presença de pneumonia ou qualquer processo infeccioso adjacente à pleura.[27]

Em cerca da metade dos casos, o processo infeccioso é restrito à pleura, não se observando pleocitose ou crescimento bacteriano concomitante em líquido ascítico. Dessa forma, deve-se realizar sempre toracocentese em paciente com HH com suspeita de infecção, mesmo na ausência de sinais de infecção no líquido ascítico.[27]

Isolamento de flora bacteriana ocorre em 38% dos casos com uso de métodos convencionais de cultura e em 75%, quando o líquido pleural é semeado em frascos de hemocultura. As principais bactérias isoladas são *Escherichia coli, Streptococcus sp, Enterococcus sp e Klebsiella pneumoniae.*[33] O tratamento recomendado para EBE é antibioticoterapia com cefalosporinas de terceira geração com duração de 7-10 dias. Não existem dados sobre avaliação de resposta terapêutica, mas nova toracocentese em 48 horas, após o início da antibioticoterapia, para verificação de redução do número de PMNN, é recomendada para os pacientes que não apresentem melhora clínica importante.[27]

REFERÊNCIAS BIBLIOGRÁFICAS

1. Belghiti J, Durand F. Abdominal wall hernias in the setting of cirrhosis. *Semin Liver Dis* 1997;17:219-226.
2. Marsman HA, Heisterkamp J, Halm JA *et al.* Management in patients with liver cirrhosis and an umbilical hernia. *Surgery* 2007;142:372-375.
3. Strauss RM, Boyer TD. Hepatic hydrothorax. *Semin Liver Dis* 1997;17:227-232.
4. Roussos A, Philippou N, Mantzaris GJ *et al.* Hepatic hydrothorax: pathophysiology, diagnosis and management. *J Gastroenterol Hepatol* 2007;22:1388-1393.
5. Gur C, Ilan Y, Shibolet O. Hepatic hydrothorax – pathophysiology, diagnosis and treatment – review of the literature. *Liver Int* 2004;24:281-284.
6. Jeyarajah R, Harford WV. Abdominal hernias and gastric volvulus. In: Feldman M *et al.* (Eds.). *Sleisenger & Fordtran's gastrointestinal and liver disease.* Philadelphia: WB Saunders/Elsevier, 2006. p. 483-487.
7. Salameh JR. Primary and unusual abdominal wall hernias. *Surg Clin North America* 2008;88:45-60.
8. Rutkow IM, Robbins AW. Demographic, classificatory, and socioeconomic aspects of hernia repair in the United States. *Surg Clin North Am* 1993;73:413-426.
9. Shlomovitz E, Quan D, Etemad-Rezai R *et al.* Association of recanalization of the left umbilical vein with umbilical hernia in patients with liver disease. *Liver Transplantation* 2005;11:1298-1299.
10. Fitzgibbons RJ Jr, Giobbie-Hurder A, Gibbs JO *et al.* Watchful waiting vs. repair of inguinal hernia in minimally symptomatic men: a randomized clinical trial. *JAMA* 2006;295:285-292.
11. Turaga K. Inguinal hernias. Should we repair? *Surg Clin North Am* 2008;88:127-138.
12. Neumayer L, Giobbie-Hurder A, Jonasson O *et al.* Veterans affairs cooperative studies program 456 investigators. Open mesh versus laparoscopic mesh repair of inguinal hernia. *N Engl J Med* 2004;350:1819-1827.
13. Gonzalez R, Mason E, Duncan T *et al.* Laparoscopic versus open umbilical hernia repair. *JSLS* 2003;7:323-328.
14. McAlister V. Management of umbilical hernia in patients with advanced liver disease. *Liver Transplantation* 2003;9:623-625.
15. Trotter JF, Suhocki PV. Incarceration of umbilical hernia following transjugular intrahepatic portosystemic shunt for treatment of ascites. *Liver Transpl Surg* 1999;5:209-210.
16. Mallavarapu RK, Grimsley EW. Incarcerated umbilical hernia after transjugular intrahepatic portosystemic shunt procedure for refractory ascites. *Clin Gastroenterol Hepatol* 2007;5:A26.
17. Chu K, McCaughan GW. Iatrogenic incarceration of umbilical hernia in cirrhotic patients with ascites. *Am J Gastroenterol* 1995;90:2058-2059.
18. McAlister V. Management of umbilical hernia in patients with advanced liver disease. *Liver Transplantation* 2003;9:623-625.
19. Hurst RD, Butler BN, Soybel DI *et al.* Management of groin hernias in patients with ascites. *Ann Surg* 1992;216:696-700.
20. Park JK, Lee SH, Yoon WJ *et al.* Evaluation of hernia repair operation in Child-Turcotte-Pugh class C cirrhosis and refractory ascites. *J Gastroenterol Hepatol* 2007;22:377-382.
21. Hansen JB, Thulstrup AM, Vilstup H *et al.* Danish nationwide cohort study of postoperative death in patients with liver cirrhosis undergoing hernia repair. *Br J Surg* 2002;89:805-806.
22. Bajaj JS, Varma RR. TIPS as therapeutic modality for umbilical hernia in patients with advanced liver disease. *Liver Transplantation* 2004;10:159-160.

23. Belli G, D'Agostino A, Fantini C *et al.* Laparoscopic incisional and umbilical hernia repair in cirrhotic patients. *Surg Laparosc Endosc Percutan Tech* 2006;16:330-333.
24. Sarit C, Eliezer A, Mizrahi S. Minimally invasive repair of recurrent strangulated umbilical hernia in cirrhotic patient with refractory ascites. *Liver Transplantation* 2003;9:621-622.
25. Melcher ML, Lobato RL, Wren SM. A novel technique to treat ruptured umbilical hernias in patients with liver cirrhosis and severe ascites. *J Laparoendosc Adv Surg Tech A* 2003;13:331-332.
26. Sadik KW, Bonatti H, Schmitt T. Injection of fibrin glue for temporary treatment of an ascites leak from a ruptured umbilical hernia in a patient with liver cirrhosis. *Surgery* 2008;143:574.
27. Cardenas A, Kelleher T, Chopra S. Review article: hepatic hydrothorax. *Aliment Pharmacol Ther* 2004;20(3):271-279.
28. Light RW. Clinical practice. Pleural effusion. *N Engl J Med* 2002;346:1971-1977.
29. Huang PM, Chang YL, Yang CY *et al.* The morphology of diaphragmatic defects in hepatic hydrothorax: thoracoscopic finding. *J Thorac Cardiovasc Surg* 2005;130:141-145.
30. Ferreira PP, Camara EJ, Paula RL *et al.* Prevalence of hepatopulmonary syndrome in patients with decompensated chronic liver disease and its impact on short-term survival. *Arq Gastroenterol* 2008;45:34-37.
31. Huffmyer JL, Nemergut EC. Respiratory dysfunction on pulmonary disease in cirrhosis and other hepatic disorders. *Resp Care* 2007;52:1030-1036.
32. Porcel JM, Light RW. Diagnostic approach to pleural effusion in adults. *Am Fam Physician* 2006;73:1211-1220.
33. Xiol X, Castellvi JM, Guardiola J *et al.* Spontaneous bacterial empyema in cirrhotic patients: a prospective study. *Hepatology* 1996;23:719-723.
34. Benet A, Vidal F, Toda R *et al.* Diagnosis of hepatic hydrothorax in the absence of ascites by intraperitoneal injection of 99m-Tc-Fluor colloid. *Postgrad Med J* 1992;68:153.
35. Strauss RM, Martin LG, Kaufman SL *et al.* Transjugular intrahepatic portal systemic shunt for the management of symptomatic cirrhotic hydrothorax. *Am J Gastroenterol* 1994;891520-891522.
36. Gordon FD, Anastopoulos HT, Crenshaw W *et al.* The successful treatment of symptomatic, refractory hepatic hydrothorax with transjugular intrahepatic portosystemic shunt. *Hepatology* 1997;25:1366-1369.
37. Siegerstetter V, Deibert P, Ochs A *et al.* Treatment of refractory hepatic hydrothorax with transjugular intrahepatic portosystemic shunt: long-term results in 40 patients. *Eur J Gastroenterol Hepatol* 2001;13:529-534.
38. Spencer EB, Cohen DT, Darcy MD. Safety and efficacy of transjugular intrahepatic portosystemic shunt creation for the treatment of hepatic hydrothorax. *J Vasc Interv Radiol* 2002;13:385-390.
39. Wilputte JY, Goffette P, Zech F *et al.* The outcome after transjugular intrahepatic portosystemic shunt (TIPS) for hepatic hydrothorax is closely related to liver dysfunction: a long-term study in 28 patients. *Acta Gastroenterol Belg* 2007;70:6-10.
40. Boyer TD, Haskal ZJ. American Association for the Study of Liver Diseases. The role of transjugular intrahepatic portosystemic shunt in the management of portal hypertension. *Hepatology* 2005;41:386-400.
41. Milanez de Campos JR, Andrade Filho LO, de Campos Werebe E *et al.* Thoracoscopy and talc poudrage in the management of hepatic hydrothorax. *Chest* 2000;118:13-17.
42. Mouroux J, Perrin C, Venissac N *et al.* Management of pleural effusion of cirrhotic origin. *Chest* 1996;109:1093-1096.
43. Cerfolio RJ, Bryant AS. Efficacy of video-assisted thoracoscopic surgery with talc pleurodesis for porous diaphragm syndrome in patients with refractory hepatic hydrothorax. *Ann Thorac Surg.* 2006;82:457-459.

44. Ferrante D, Arguedas MR, Cerfolio RJ *et al.* Video-assisted thoracoscopic surgery with talc pleurodesis in the management of symptomatic hepatic hydrothorax. *Am J Gastroenterol* 2002;97:3172-3175.
45. Huang PM, Kuo SW, Lee JM. Thoracoscopic diaphragmatic repair for refractory hepatic hydrothorax: application of pleural flap and mesh onlay reinforcement. *Thorac Cardiovasc Surg* 2006;54:47-50.
46. Ibi T, Koizumi K, Hirata T *et al.* Diaphragmatic repair of two cases of hepatic hydrothorax using video-assisted thoracoscopic surgery. *Gen Thorac Cardiovasc Surg* 2008;56:229-232.
47. Takayama T, Kurokawa Y, Kaiwa Y *et al.* A new technique of thoracoscopic pleurodesis for refractory hepatic hydrothorax. *Surg Endosc* 2004;18:140-143.
48. Ibrisim D, Cakaloglu Y, Akyuz F *et al.* Treatment of hepatic hydrothorax with terlipressin in a cirrhotic patient. *Scand J Gastroenterol* 2006;41:862-865.
49. Barreales M, Sáenz-López S, Igarzabal A *et al.* Refractory hepatic hydrothorax: successful treatment with octreotide. *Rev Esp Enferm Dig* 2005;97:830-835.
50. Kalambokis G, Fotopoulos A, Economou M et al Beneficial haemodynamic and renal sodium handling effects of combined midodrine and octreotide treatment in a cirrhotic patient with large hepatic hydrothorax and mild ascites. *Nephrol Dial Transplant* 2005;20:2583.
52. Xiol X, Tremosa G, Castellote J *et al.* Liver transplantation in patients with hepatic hydrothorax. *Transpl Int* 2005;18:672-675.

PATOGENIA E TRATAMENTO DA HIPONATREMIA NA CIRROSE

Andrés Cárdenas
Pere Ginès

INTRODUÇÃO

A hiponatremia na cirrose pode ocorrer em decorrência de perdas excessivas de sódio e líquido extracelular pelo rim (como resultado da utilização de elevadas doses de diuréticos) ou pelo trato gastrointestinal (em conseqüência de diarréia e/ou vômitos). Nessa situação a depleção do volume e os níveis de sódio sérico melhoram após a correção da causa precipitante, ou seja, a suspensão dos diuréticos e a adequada reposição de sódio. Por outro lado, na maioria dos pacientes com cirrose avançada a hiponatremia se desenvolve em um contexto de volume extracelular expandido, ascite e retenção de sódio. Esse tipo de hiponatremia é conhecido como hiponatremia hipervolêmica ou hiponatremia dilucional (HD). Nessa condição a retenção renal de água livre de solutos é desproporcionalmente maior que a de sódio e, portanto, o sódio sérico diminui apesar de haver aumento do sódio corporal total.

A HD na cirrose é definida como uma redução do sódio sérico para valores abaixo de 130 mEq/L acompanhada da presença de ascite e/ou edema.[1,2] O nível de 130 mEq/L foi arbitrariamente definido em uma reunião de consenso. Entretanto, há muitos pacientes com cirrose e ascite com sódio sérico entre 130 e 135 mEq/L que também têm uma capacidade de eliminação de água livre de solutos reduzida.[1] Dados obtidos prospectivamente em cerca de 1.000 pacientes em um ensaio multicêntrico mostraram que a prevalência de hiponatremia na cirrose, definida como sódio sérico ≤ 135 mEq/L, foi de 49%; com níveis ≤ 130 mEq/L, ≤ 125 mEq/L e ≤ 120 mEq/L a prevalência foi de 21,6; 5,7 e 1,2%, respectivamente.[2] Quando comparados com pacientes sem hiponatremia, os hiponatrêmicos tinham doença hepática mais grave, pior controle da ascite e maiores taxas de peritonite bacteriana espontânea, encefalopatia hepática e síndrome hepatorrenal (Fig. 14-1).

PATOGENIA

A concentração de sódio sérico é regulada por uma complexa interação entre barorreceptores, osmorreceptores e sistemas neuro-humorais que incluem o estímulo da sede e o hormônio antidiurético ou arginina-vasopressina (AVP). Os níveis de AVP podem alterar-se em conseqüência do aumento ou redução da sua síntese ou ainda por redução da sua ação. Doenças, como a cirrose, podem causar hiponatremia por aumento na produção de AVP. Na cirrose, a vasodilatação arterial esplâncnica determina uma redução do volume sanguíneo ar-

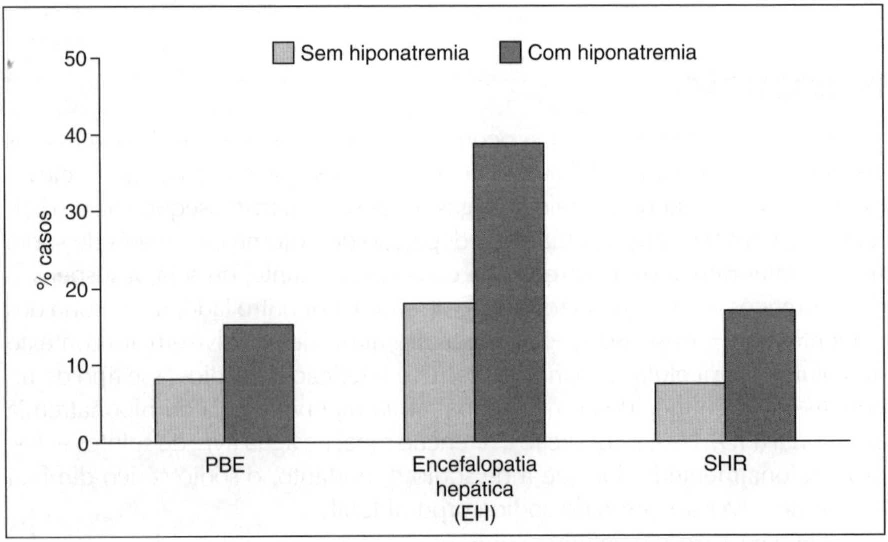

Fig. 14-1.

Dados clínicos de um grande ensaio multicêntrico em pacientes com hiponatremia. Pacientes com hiponatremia (sódio sérico ≤ 130 mEq/L) têm maior freqüência de peritonite bacteriana espontânea (PBE), encefalopatia hepática (EH) e síndrome hepatorrenal (SHR) comparado com pacientes sem hiponatremia. (Adaptado da referência 2.)

terial efetivo com conseqüente ativação de barorreceptores situados na circulação central, que estimulam uma hipersecreção não-osmótica de AVP levando à retenção de água livre de soluto e HD (Fig. 14-2).[3,4] Os efeitos biológicos da AVP são mediados por três tipos de receptores acoplados à proteína G, conhecidos como receptores V_{1a}, V_{1b} e V_2. O receptor V_{1a} é responsável pela contração de células musculares lisas vasculares determinando vasoconstrição arterial, bem como agregação plaquetária. Os receptores V_2 estão localizados na membrana basolateral (capilar) das células principais dos ductos coletores e são responsáveis pela reabsorção de água induzida por AVP. A reabsorção de água ocorre em canais seletivos de água, denominados aquaporinas (AQP). A mais importante aquaporina é a AQP_2. A ligação da AVP ao receptor V_2 estimula uma série de reações que promovem a formação de AMP cíclico (AMPc), que se liga a uma subunidade reguladora de proteinoquinase que, por sua vez, fos-

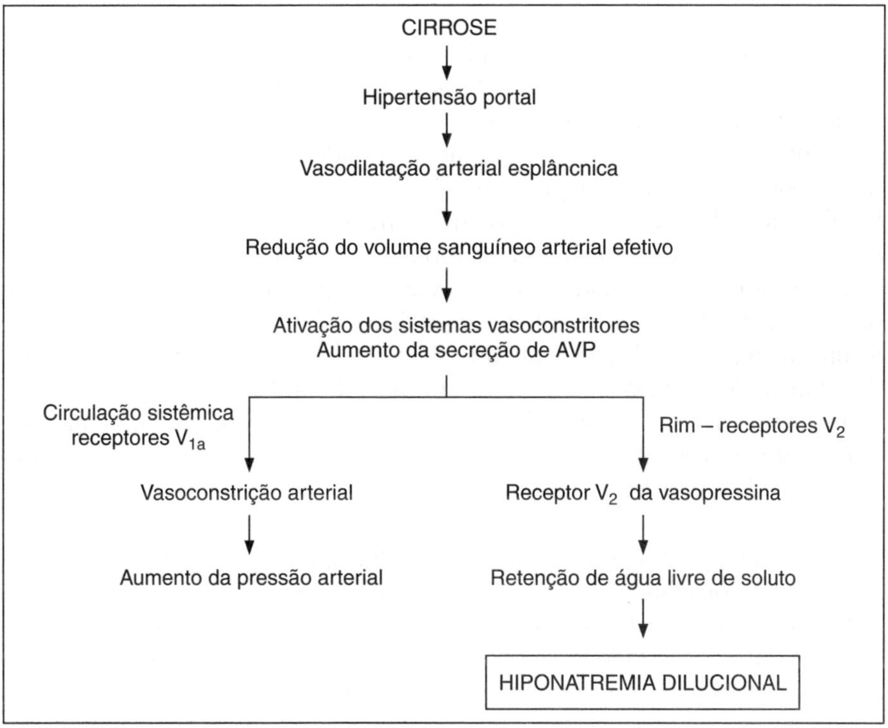

Fig. 14-2.

Mecanismo patogênico proposto para a hiponatremia dilucional na cirrose. Há uma hipersecreção não-osmótica de AVP (hormônio antidiurético) em conseqüência a uma redução do volume sanguíneo arterial efetivo que ativa barorreceptores e estimula a liberação hipotalâmica da AVP, causando retenção renal de água pela ação nos receptores V_2 e vasoconstrição arterial pela ação nos receptores V_1. AVP = arginina vasopressina.

forila a AQP2, que é então translocada de organelas vesiculares presentes no citosol para a membrana plasmática luminal (apical) das células dos ductos coletores, agindo como um canal de água, aumentando, assim, a permeabilidade à água.[5] A água que entra na célula pela membrana plasmática luminal deixa a célula através da membrana basolateral e entra na circulação sanguínea. Os dados de grandes estudos clínicos específicos, utilizando os antagonistas dos receptores V_2 da AVP, indicam que a hipersecreção de AVP desempenha um papel importante no desenvolvimento da DH, pois a administração destes medicamentos está associada a um aumento da concentração sérica de sódio em uma grande proporção de pacientes com DH.[6-9]

MANIFESTAÇÕES CLÍNICAS

Há pouca informação sobre as conseqüências clínicas da DH no contexto da cirrose. A maioria dos sintomas clínicos associados à hiponatremia em pacientes sem doença hepática está relacionada com o sistema nervoso central. As manifestações típicas de hiponatremia aguda em pacientes sem doença hepática, que vão de confusão mental e desorientação a sintomas mais graves associados à hérnia cerebral, tais como convulsões e coma, não ocorrem de forma freqüente na cirrose. Outras manifestações devidas a edema cerebral, tais como a confusão, dor de cabeça, convulsões, e, em alguns casos, morte devida à hérnia cerebral, podem ocorrer, porém informações específicas sobre os sintomas neurológicos determinados pela hiponatremia na cirrose são muito escassas. Interessantemente, dados recentes sugerem que a hiponatremia é um fator de risco para o desenvolvimento de encefalopatia hepática.[10,11] Adicionalmente, uma análise de dados de qualidade de vida relacionada com a saúde coletados utilizando o questionário SF-36 em mais de 500 pacientes com cirrose, com e sem hiponatremia incluídos em estudos multicêntricos duplo-cegos de tratamento com o antagonista do receptor V_2 satavaptan, mostrou que a concentração de sódio sérico foi um preditor independente em 6 de 8 variáveis analisadas.[12]

A existência de hiponatremia antes do transplante hepático também tem importantes conseqüências clínicas. O transplante de fígado pode determinar uma rápida correção dos baixos níveis de sódio sérico em pacientes hiponatrêmicos e um novo estado normonatrêmico pode expor esses pacientes a um maior risco de efeitos deletérios sobre o cérebro. De fato, graves complicações neurológicas, em especial uma síndrome de desmielinização osmótica, podem ocorrer em pacientes com cirrose e hiponatremia submetidos a transplante hepático.[13] Além disso, pacientes hiponatrêmicos submetidos a transplante hepático têm maior risco de complicações neurológicas, insuficiência renal e infecções bacterianas durante o primeiro mês após transplante e maior mortalidade aos 3 meses no que diz respeito a pacientes sem hiponatremia.[14]

TRATAMENTO

O método mais aceito para o manejo da HD na cirrose e em outros estados retentores de água é a restrição hídrica de cerca de 1-1,5 L/dia.[1,15] Lamentavelmente, a restrição hídrica em pacientes com cirrose e HD tem uma eficácia muito limitada na melhoria dos níveis de sódio séricos. A utilização de solução salina hipertônica não é recomendada porque pode causar uma sobrecarga adicional de sódio, com expansão do fluido extracelular e piora do edema e da ascite existentes. A expansão plasmática realizada com albumina pode corrigir transitoriamente a HD em pacientes com cirrose e ascite. Em um relato preliminar, 24 pacientes com ascite refratária e HD (sódio sérico ≤ 130 mEq/L) foram randomizados para receberem restrição hídrica isoladamente (1,5 L/dia) ou albumina intravenosa (40 g/dia) por 7 dias. Nos pacientes que receberam albumina, a concentração de sódio sérico melhorou em 65% dos pacientes.[16] Embora estes resultados sejam animadores, o período de estudo foi de apenas 1 semana. Estudos adicionais de longo prazo são necessários para confirmar estas conclusões.

▪ Terapêutica farmacológica

As abordagens farmacológicas para o manejo da HD na cirrose concentram-se na inibição da ação da AVP. Apesar de alguns fármacos utilizados para o tratamento da HD na cirrose (demeclociclina, uréia e *kappa*-opióides) terem sido reportados como eficazes, seu uso foi abandonado graças a importantes efeitos secundários.[17-20] O objetivo da terapêutica na HD, que é aumentar a excreção renal de água livre de soluto, tem sido alcançado com sucesso pelo antagonismo à ação da AVP pelo bloqueio, com antagonistas específicos (os vaptans), do receptor V_2.[21] Essas drogas têm sido avaliadas no tratamento da HD em estados de hipervolemia, tais como insuficiência cardíaca congestiva, síndrome de secreção inapropriada de hormônio antidiurético (SIADH) e cirrose. Vários antagonistas não-peptídeos dos receptores V_2, incluindo mozavaptan (OPC-31260), lixivaptan (VPA-985), satavaptan (RE-121463), tolvaptan (OPC-41061), e RWJ-351647, foram avaliados em pacientes com cirrose e ascite.[7-9,22-25] Os estudos clínicos publicados utilizando o antagonista do receptor V_2 satavaptan em pacientes com cirrose e hiponatremia estão incluídos no Quadro 14-1.

▪ Antagonistas dos receptores V_2 na cirrose e hiponatremia dilucional

A administração a curto prazo dos vaptans está associada a um aumento da concentração de sódio sérico, que geralmente ocorre nos primeiros dias de tratamento (Fig. 14-3). A normalização da concentração de sódio sérico é observada em 30-55% dos pacientes.[6,9] Além disso, em aproximadamente em um

Quadro 14-1. Estudos clínicos publicados usando antagonistas dos receptores V_2 em pacientes com cirrose, ascite e hiponatremia

Autor (referência)	Composto	Dose	Fase	Pacientes	Comentários
Wong (*Hepatology*, 2003;37:182-191)	Lixivaptan⁺	50-500 mg/dia VO por 7 dias	II	44# com hiponatremia	Aumento do V. urinário, do CH_2O, da Osm sérica e do Na sérico. Desidratação com doses de 500 mg. Taxa de *drop-out* foi de 27%
Gerbes (*Gastroenterology*, 2003; 124:933-9)	Lixivaptan⁺	100-200 mg/dia VO por 7 dias	II	60 com hiponatremia	Aumento do Na sérico, redução da Osm urinária e do peso. Sede com dose de 200 mg
Ginès (*Hepatology*, 2008;48:204-213)	Satavaptan⁺	5 mg, 12,5 mg e 25 mg diários por 2 semanas	II	110 com hiponatremia	Uso concomitante de espironolactona 100 mg/dia. Aumento do Na sérico para ≥ 135 mEq/L ou > 5 mEq/L em 50-80% dos casos
Ginès (*J Hepatol*, 2007;46:90A.)	Satavaptan⁺	5 mg, 12,5 mg e 25 mg diários por 1 ano	II	73 com hiponatremia	Uso concomitante de espironolactona 100 mg/dia. Mediana do Na sérico aumentou de 131 mEq/L a 136 mEq/L na semana 40

Osm urinária = osmolalidade urinária; Osm sérica = osmolalidade sérica; CH_2O = *clearance* de água livre; Na sérico = sódio sérico; V. urinário = volume urinário; (⁺) ensaio randomizado, duplo-cego, controlado com placebo; (#) = incluídos 5 pacientes com doença cardíaca e 5 com síndrome de secreção inapropriada de hormônio antidiurético.

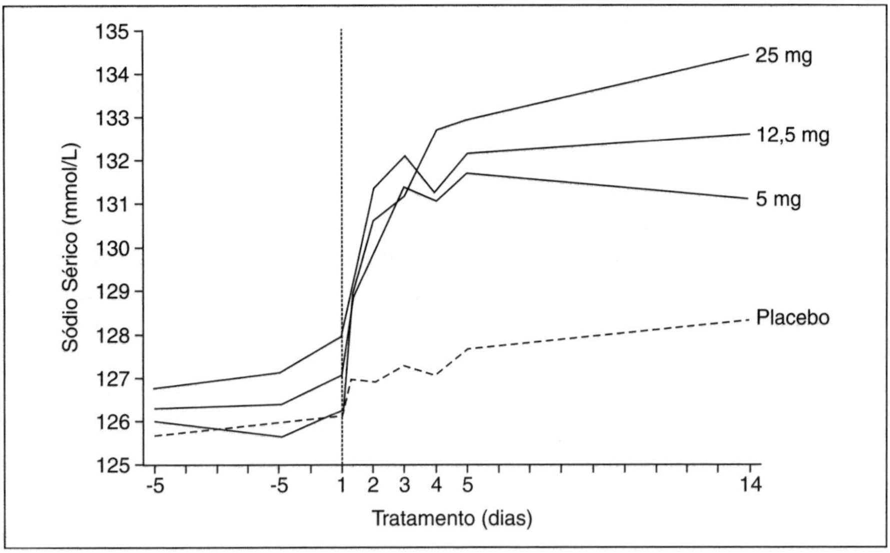

Fig. 14-3.

Concentração média de sódio sérico em pacientes com cirrose, ascite e hiponatremia randomizados para tratamento com placebo ou satavaptan 5 mg/dia, 12,5 mg/dia ou 25 mg/dia por 14 dias. (Adaptado da referência 7.)

terço adicional de pacientes o sódio sérico aumenta > 5 mmol/L, embora não atinja valores normais. Nos estudos de curta duração não foram observados efeitos adversos sobre a função renal ou função circulatória.

Dois ensaios multicêntricos, randomizados e controlados com placebo avaliaram previamente o uso de lixivaptan em pacientes com cirrose e HD.[23,24] Em ambos os estudos o lixivaptan causou um aumento dose-dependente dos níveis séricos de sódio e da depuração de água livre. No entanto, em um estudo este composto causou significativa desidratação em alguns pacientes quando doses eficazes eram utilizadas.[23] Em outro estudo poucos pacientes foram incluídos em cada grupo, e os efeitos do lixivaptan somente foram avaliados até a normalização do sódio sérico, sem informações sobre a resposta a longo prazo.[24] Dados recentes de um grande estudo multicêntrico randomizado e controlado, avaliando o uso de tolvaptan em pacientes com hiponatremia euvolêmica ou hipervolêmica (SIHAD, insuficiência cardíaca congestiva e cirrose), indicam que esse agente é eficaz em aumentar a concentração sérica de sódio quando usado por 1 mês.[6] A um subgrupo de 63 pacientes com cirrose e HD foi administrado tolvaptan e a outros 57 pacientes se administrou placebo, começando com 15 mg e com aumentos da dose de acordo com a resposta.[6,9] Tolvaptan melhorou rapidamente os níveis de sódio sérico, o balanço de líquidos e causou significativa perda de peso nos pacientes em comparação com o placebo. Além disso o tolvaptan aumentou acentuadamente a depuração renal de água livre de soluto, sem afetar a função renal. Nos pacientes com cirrose e HD, a normalização da concentração de sódio sérico (> 135 mEq/L) ocorreu em 30% dos indivíduos após 1 mês.[9] Este agente, portanto, parece ser seguro e eficaz, o que faz dele um promissor agente no tratamento da HD.

Por último, dados de um estudo multicêntrico indicam que a utilização de satavaptan a curto e a longo prazos em pacientes com cirrose e HD melhora a concentração de sódio sérico.[7,8] O uso a curto prazo (14 dias) de satavaptan em doses de 5 mg, 12,5 mg, 25 mg, 1 vez por dia em pacientes com cirrose e hiponatremia recebendo 100 mg de espironolactona, foi eficaz na correção dos níveis de sódio sérico em > 50% dos pacientes (Fig. 14-3).[7] Satavaptan também melhorou o controle da ascite, como indicado por uma diminuição do peso corporal e da circunferência abdominal.[7] Setenta e três pacientes foram seguidos por um ano. Quarenta e sete foram randomizados para satavaptan e 26 para placebo.[8] Satavaptan foi utilizado em doses de 5 mg/dia aumentando segundo a necessidade até 25 mg/dia. A maioria dos pacientes no grupo satavaptan foi mantida com doses de 5 mg ou 12,5 mg por dia. A mediana sérica da concentração de sódio no início do estudo nos pacientes tratados com satavaptan foi de 131 mEq/L e aumentou até 136 mEq/L na semana 40. Em contrapartida, no grupo placebo os valores do sódio séricos não se alteraram. Em um subgrupo de pacientes, os níveis de sódio séricos voltaram aos valores pré-tratamento após a interrupção do satavaptan. Não houve diferenças significativas entre os dois grupos no que diz respeito à incidência de eventos adversos graves. Esses resultados demonstram que a melhoria da hiponatremia determinada pela administração de satavaptan em pacientes com cirrose é mantida com o tratamento de longo prazo, e que a interrupção do tratamento leva à recorrência de hiponatremia. Os efeitos secundários mais freqüentes dos vaptans em pacientes com cirrose são sete. Esse efeito secundário foi referido em até 29% dos pacientes tratados com vaptans.[7,23,24] Adicionalmente outras preocupações com o uso desta droga incluem o desenvolvimento de hipernatremia graças ao balanço hídrico muito negativo e à insuficiência renal ocasionada por depleção do volume intravascular. Em um estudo de curto prazo hipernatremia definida como sódio sérico > 145 mmol/L ocorreu em apenas dois pacientes.[7] Como mencionado anteriormente, nos estudos de curto prazo não têm sido relatadas alterações significativas da função renal.

Os resultados destes estudos demonstram que os antagonistas dos receptores V_2 da AVP são benéficos para corrigir a HD em cirrose avançada. A utilidade clínica desses agentes na cirrose foi avaliada em estudos de curta duração e em um estudo de longo prazo, porém mais estudos controlados são necessários para avaliar a segurança, a eficácia e a aplicabilidade destes agentes em pacientes com cirrose e ascite.

REFERÊNCIAS BIBLIOGRÁFICAS

1. Ginès P, Berl T, Bernardi M *et al.* Hyponatremia in cirrhosis: from pathogenesis to treatment. *Hepatology* 1998;28:851-864.
2. Angeli P, Wong F, Watson H *et al.* Hyponatremia in cirrhosis: results of a patient population survey. *Hepatology* 2006;44:1535-1542.
3. Schrier RW, Arroyo V, Bernardi M *et al.* Peripheral arterial vasodilation hypothesis: a proposal for the initiation of renal sodium and water retention in cirrhosis. *Hepatology* 1988;8:1151-1157.
4. Cárdenas A, Ginès P. Sodium balance in cirrhosis. In: Burnier M. (Ed.). *Sodium in health and disease.* New York: Informa Healthcare, 2008. p. 317-332.
5. Ishikawa SE, Schrier RW. Pathogenesis of hyponatremia: the role of arginine vasopressin in cirrhosis. In: Ginès P, Arroyo V, Rodés J. (Eds.). *Ascites and renal dysfunction in liver disease. Pathogenesis, diagnosis and treatment.* 2nd ed. Oxford: Blackwell Science, 2005. p. 305-314.
6. Schrier RW, Gross P, Gheorghiade M *et al.* Tolvaptan, a selective oral vasopressin V2-receptor antagonist, for hyponatremia. *N Engl J Med* 2006;355:2099-112.
7. Ginès P, Wong F, Watson H *et al.* Effects of satavaptan, a selective vasopressin V(2) receptor antagonist, on ascites and serum sodium in cirrhosis with hyponatremia: a randomized trial. *Hepatology* 2008;48:204-213.
8. Ginès P, Wong F, Watson H. Long-term improvement of serum sodium by the V2-receptor antagonist satavaptan in patients with cirrhosis and hyponatremia. *J Hepatol* 2007;46:90A.
9. Afdhal N, Cardenas A, Ginès P *et al.* Randomized, placebo-controlled trial of tolvaptan, a novel v2-receptor antagonist. In: Hyponatremia: results of the SALT 2 Trial with emphasis on efficacy and safety in cirrhosis. *Hepatology* 2005;42:LB19A.
10. Guevara M, Uriz J, Arcos E *et al.* Hyponatremia is a risk factor of hepatic encephalopathy in cirrhosis: a post hoc time-dependent analysis of the international study group on refractory ascites trial. *Hepatology* 2006;44:677A.
11. Baccaro ME, Guevara M, Torre A *et al.* Hyponatremia predisposes to hepatic encephalopathy in patients with cirrosis. Results of a prospective study with time-dependent analysis. [Abstract]. *Hepatology* 2006;44:233A.
12. Ginès P, Smajda Lew E, Diamand F. Hyponatremia is a major determinant of impaired health-related quality of life in cirrhosis with ascites. *Hepatology* 2007;46:744a.
13. Abbasoglu O, Goldstein RM, Vodapally MS *et al.* Liver transplantation in hyponatremic patients with emphasis on central pontine myelinolysis. *Clin Transplant* 1998;12:263-269.
14. Londoño MC, Guevara M, Rimola A *et al.* Hyponatremia impairs early posttransplantation outcome in patients with cirrhosis undergoing liver transplantation. *Gastroenterology* 2006;130:1135-1143.
15. Verbalis JG, Goldsmith SR, Greenberg A *et al.* Hyponatremia treatment guidelines 2007: expert panel recommendations. *Am J Med* 2007;120:S1-21.
16. Jalan R, Mookerjee R, Cheshire L *et al.* Albumin infusion for severe hyponatremia in patients with refractory ascites: a randomized clinical trail. *J Hepatol* 2007;46:232A.
17. DeTroyer A, Pilloy W, Broeckaert J *et al.* Demeclocycline treatment of water retention in cirrhosis. *Ann Intern Med* 1976;85:336-337.
18. Carrilho F, Bosch J, Arroyo V *et al.* Renal failure associated with demeclocycline in cirrhosis. *Ann Intern Med* 1977;87:195-197.
19. Decaux G, Mols P, Cauchie P *et al.* Treatment of hyponatremic cirrhosis with ascites resistant to urea. *Nephron* 1986;44:337-343.
20. Gadano A, Moreau R, Pessione F *et al.* Aquaretic effects of niravoline, a kappa-opioid agonist, in patients with cirrhosis. *J Hepatol* 2000;32:38-42.

21. Gines P. Vaptans: a promising therapy in the management of advanced cirrhosis. *J Hepatol* 2007;46:1150-1152.
22. Inoue T, Ohnishi A, Matsuo A *et al*. Therapeutic and diagnostic potential of a vasopressin-2 antagonist for impaired water handling in cirrhosis. *Clin Pharmacol Ther* 1998;63:561-570.
23. Wong F, Blei AT, Blendis LM *et al*. A vasopressin receptor antagonist (VPA-985) improves serum sodium concentration in patients with hyponatremia: a multicenter, randomized, placebo-controlled trial. *Hepatology* 2003;37:182-191.
24. Gerbes A, Gülberg V, Ginès P *et al*. The VPA Study Group. Therapy of hyponatremia in cirrhosis with a vasopressin receptor antagonist: a randomized double-blind multicenter trial. *Gastroenterology* 2003;124:933-939.
25. Thuluvath PJ, Maheshwari A, Wong F *et al*. Oral V2 receptor antagonist (RWJ-351647) in patients with cirrhosis and ascites: a randomized, double-blind, placebo-controlled, single ascending dose study. *Aliment Pharmacol Ther* 2006;24:973-982.

Avaliação e Manejo da Disfunção Cardíaca na Cirrose

Fernanda Gonçalves Manhães
Renata de Mello Perez
Henrique Sergio Moraes Coelho

INTRODUÇÃO

As alterações hemodinâmicas que ocorrem nos pacientes com cirrose hepática ou hipertensão portal manifestam-se por um estado hiperdinâmico, caracterizado basicamente por elevação da freqüência cardíaca e vasodilatação periférica, acarretando redução da resistência vascular sistêmica e da pressão arterial, além de aumento no fluxo portal.[1-5]

A circulação hiperdinâmica está diretamente relacionada com a gravidade da doença hepática, e suas conseqüências serão maiores quanto maior for o grau de disfunção hepatocelular. Todavia, a disfunção hepática parece não ser necessária ao desenvolvimento das alterações hemodinâmicas que caracterizam a circulação hiperdinâmica, em oposição à presença de hipertensão portal, que parece ser um pré-requisito a sua instalação.[3]

A vasodilatação sistêmica, particularmente no leito esplâncnico, presente nos pacientes com cirrose e hipertensão portal é multifatorial, sendo causada tanto pela maior produção de vasodilatadores, como pela ação de vasodilatadores de origem sistêmica ou intestinal, não degradados graças à disfunção hepática ou à presença de colaterais portossistêmicas.[1,2,4,5] Podem estar implicados também uma maior resistência aos vasoconstritores, causada por diminuição no número de receptores e efeitos pós-receptor, e um aumento da sensibilidade à ação de vasodilatadores.[4-6] As células endoteliais esplâncnicas têm papel fundamental através da maior produção de óxido nítrico, contrastando com o leito vascular hepático, em que a deficiência deste mediador contribui para o aumento da resistência vascular. O mecanismo do aumento sistêmico dos níveis de óxido nítrico parece ser conseqüência de uma maior expressão da óxido nítrico sintetase endotelial, estimulada por endotoxinas e citocinas ou mediadores, como endotelina-1 e fator de necrose tumoral α (TNF-α).[2,4] Mediadores, como peptídeo natriurético, adrenomodulina, peptídeo relacionado com a calcitonina (CGRP), substância P e interleucinas, também parecem estar envolvidos de forma independente na vasodilatação sistêmica.[4]

As vasodilatações esplâncnica e sistêmica causam redução da resistência vascular periférica, diminuição do volume arterial efetivo e da pressão arterial, levando à ativação pelos barorreceptores de sistemas vasoconstritores, com conseqüente ativação do sistema renina-angiotensina-aldosterona (SRAA), sistema adrenérgico e aumento da produção de endotelina-1 e vasopressina, que, em última instância, levam à vasoconstrição renal, retenção renal de sódio e água e aumento do débito cardíaco e da freqüência cardíaca.[4] Este mecanismo pode ser determinante na gênese da síndrome hepatorrenal.[4]

CARDIOMIOPATIA CIRRÓTICA

O aumento do débito e do trabalho cardíaco, presente em 30 a 70% dos pacientes cirróticos nas diferentes análises, está relacionado com a gravidade da cirrose e aparece como mais uma característica da circulação hiperdinâmica, sendo conseqüência da diminuição da resistência vascular periférica, do aumento da atividade simpática, causando aumento da freqüência cardíaca e do volume sistólico e da presença de comunicações arteriovenosas.[1,2,4,5]

Todavia, estudos mais recentes vêm demonstrando que, apesar do débito cardíaco aumentado em repouso, em situações de estresse fisiológico ou farmacológico, como paracenteses de grande volume sem adequada reposição volêmica, inserção de *stent* para *shunt* portossistêmico por via transjugular (TIPS), *shunts* portossistêmicos e cirurgias, a resposta miocárdica é inferior à observada em indivíduos saudáveis.[1,2,4,5]

Estas alterações são conhecidas desde 1953,[6] em estudo de Kowalski e Abelmann, mas, por muitos anos, foram atribuídas a efeito direto do álcool, como manifestações da cardiomiopatia alcoólica subclínica ou latente.[7]

Estudo realizado em 1986, por Caramelo *et al.*, demonstrou a presença de resposta miocárdica inadequada em ratos com cirrose não-alcoólica, após infusão de solução salina, observando queda de 50% no débito cardíaco, apesar de aumento de 112% na resistência periférica total.[8] Este estudo foi um marco à medida que associou as alterações na contratilidade miocárdica à cirrose hepática *per se*, independente de sua etiologia, e não ao efeito direto do álcool, possibilitando a definição, em 1989, de cardiomiopatia cirrótica.[2] Estudos posteriores em modelos animais ou humanos confirmaram a presença de tais achados em pacientes com cirrose não-alcoólica [2,5,7]

Características clínicas

A cardiomiopatia cirrótica não possui definição estabelecida, mas pode ser caracterizada pelos seguintes critérios clínicos: 1. contratilidade sistólica ventricular normal ou aumentada em repouso; 2. contração sistólica reduzida e/ou disfunção diastólica em face de estresse fisiológico, farmacológico ou cirúrgico e 3. anormalidades elétricas.[9] Concomitantemente, há evidências de hipertrofia ventricular ou alterações estruturais de câmaras cardíacas.[1,6,10,11]

A cardiomiopatia cirrótica representa, então, uma síndrome presente nos pacientes com cirrose hepática, onde o débito cardíaco e a contratilidade são normais ou aumentadas no repouso, mas anormais na presença de estresse fisiológico, farmacológico ou cirúrgico.[11] Exemplos destas situações de estresse incluem alimentação, exercício, mudanças na posição corporal ou no volume intravascular, inserção de TIPS ou transplante hepático.[2,9,12,13] Pacientes com cirrose também exibem resposta reduzida a alguns agentes farmacológicos, como angiotensina, ouabaína, isoproterenol e dobutamina.[14,15]

Suas manifestações compreendem um espectro que varia desde uma maioria de pacientes assintomáticos com manifestações somente sob estresse a pacientes com cardiopatia em fase dilatada e baixo débito cardíaco, geralmente associada a outras etiologias.[1,2,4,5]

Os critérios de definição preliminares foram publicados recentemente e caracterizam-se por critérios diagnósticos e critérios adicionais (Quadro 15-1).[4]

Disfunção diastólica

A disfunção diastólica é uma das características da cardiomiopatia cirrótica e parece preceder a disfunção sistólica, sendo evidenciada pelo ecocardiograma, na análise do fluxo ao Doppler, demonstrando um aumento na onda A, que reflete a contribuição atrial ao enchimento ventricular, e uma diminuição na onda E, que reflete o fluxo transmitral precoce e rápido. Assim, uma menor relação E/A e um enchimento ventricular lento, com prolongamento do tempo de relaxamento isovolumétrico e do tempo de desaceleração podem ser encontrados nos pacientes cirróticos com disfunção diastólica.[4,9]

Quadro 15-1. Critérios diagnósticos

Disfunção sistólica

- Elevação inapropriada do débito cardíaco quando os pacientes são submetidos a exercício, aumento da volemia ou estímulo farmacológico
- Fração de ejeção < 55%

Disfunção diastólica

- Relação E/A < 1,0 (corrigida pela idade)
- Tempo de desaceleração > 200 ms
- Tempo de relaxamento isovolumétrico > 80 ms

Critérios secundários

- Anormalidades eletrofisiológicas
- Resposta cronotrópica anormal
- Dissincronia eletromecânica
- Intervalo QT prolongado
- Aumento de átrio esquerdo
- Aumento de massa miocárdica
- Elevação de BNP e pró-BNP
- Elevação de troponina

Gut 2008;57:268-278.

A diminuição da complacência ventricular tem como base a hipertrofia ventricular, com aumento da massa ventricular, fibrose e edema subendoteliais.[1] Estudo experimental realizado em ratos demonstrou hipertrofia excêntrica, correlacionada diretamente com a gravidade da circulação hiperdinâmica.[16] Lunseth *et al.* estudaram 108 necropsias de pacientes cirróticos, sem história de hipertensão, doença coronariana ou doença valvular e encontraram hipertrofia ventricular em um terço dos casos.[17]

Estudo de Pozzi *et al.* comparou por meio de ecocardiograma pacientes cirróticos com ascite, antes e após paracentese de grande volume, cirróticos sem ascite e um grupo de pacientes saudáveis. Os achados ecocardiográficos mostraram disfunção diastólica e menor fração de ejeção, na comparação com o grupo-controle. Apesar de presentes em ambos os grupos de cirróticos, tais achados foram mais intensos nos pacientes com ascite e reverteram parcialmente após a paracentese, sugerindo uma contribuição da ascite na gênese da alteração diastólica, pelo aumento da pressão intratorácica e pela restrição abdominal. Os pacientes com ascite também possuíam maiores níveis de epinefrina, norepinefrina, aldosterona e renina, que reduziram após a paracentese; permanecendo, todavia, maiores que nos indivíduos do grupo-controle.[18]

Valeriano *et al.*[19] avaliaram, por meio de ecocardiograma, 40 pacientes cirróticos (com e sem ascite) e 10 indivíduos saudáveis, utilizados como controle. A análise dos resultados revelou que os diâmetros de átrio esquerdo, átrio direito e diastólico do ventrículo direito foram significativamente maiores nos pacientes cirróticos, se comparados com os indivíduos saudáveis. O período pré-ejeção e a relação entre o período pré-ejeção e o tempo de ejeção ventricular foram significativamente menores nos pacientes cirróticos, mostrando uma aceleração do ciclo cardíaco. Na comparação entre os cirróticos com e sem ascite, os achados mostraram uma maior pressão sistólica estimada de artéria pulmonar e menor relação E/A nos pacientes cirróticos com ascite, demonstrando uma menor função diastólica, mesmo sem evidência de hipertrofia ventricular.

Binay *et al.*[3] estudaram a função cardíaca por meio de ecocardiograma em 35 pacientes cirróticos, dos quais 19 possuíam ascite e 16 não possuíam ascite à ultra-sonografia. Avaliaram também 15 pacientes com fibrose portal sem cirrose e 16 pacientes saudáveis. Medidas adicionais de atividade de renina plasmática e níveis de aldosterona foram realizadas nos 4 grupos de pacientes. Os diâmetros de átrios direito e esquerdo foram maiores nos pacientes com hipertensão portal do que nos controles. Foi evidenciada disfunção diastólica nos pacientes cirróticos ascíticos e pré-ascíticos e, pela primeira vez na literatura, tal alteração também foi encontrada nos pacientes com hipertensão portal sem cirrose, apesar de serem mais intensas nos pacientes cirróticos e com ascite. Os níveis de renina foram significativamente elevados nos 3 grupos de pacientes cirróticos, e os níveis de aldosterona foram elevados nos cirróticos com ascite, havendo uma relação inversamente proporcional entre os níveis de aldosterona e a relação E/A, demonstrando níveis maiores de aldosterona em pacientes com maior disfunção diastólica.

Como a maioria dos pacientes é assintomática, e falência cardíaca estabelecida não costuma ser uma característica da cirrose, a relevância clínica da disfunção diastólica e da cardiomiopatia cirrótica vêm sendo questionadas. Recentemente, Cazzaniga *et al.*[20] estudaram 32 pacientes cirróticos pela realização de ecocardiograma antes e 28 dias após a colocação de TIPS. Na análise multivariada, a presença de disfunção diastólica observada 28 dias após a colocação de TIPS (relação E/A $\leq$ 1) foi preditor independente de morte, durante acompanhamento de 19 meses.

Disfunção sistólica

Em situações de exercício ou estresse farmacológico, ocorre aumento da pressão diastólica final de ventrículo esquerdo sem correspondente aumento no índice cardíaco e na fração de ejeção, revelando uma reserva reduzida na resposta ventricular.[18,19] Um aumento de 30% na pós-carga mediada por vasoconstrição dobra a pressão capilar pulmonar, sem causar qualquer alteração no débito cardíaco.[4] Assim, a resistência vascular periférica reduzida funciona como efeito protetor de descompensação cardíaca, e sua normalização prejudica o desempenho ventricular e revela a disfunção cardíaca, antes latente.[4,5]

Limas *et al.*[15] estudaram a função ventricular esquerda em 10 pacientes com cirrose alcoólica e ascite, sem evidências de doença cardíaca, e avaliaram débito cardíaco, pressão de artéria pulmonar e resistência vascular periférica no repouso e após a infusão de angiotensina. A resistência vascular periférica, reduzida no estado basal, foi aumentada com a infusão de angiotensina, causando aumento de 20 mmHg na pressão diastólica, aumento da pressão de artéria pulmonar (média de 9,7 mmHg para 19,2 mmHg, $p < 0,001$), sem haver aumento do débito cardíaco. A administração de digital (ouabaína) não aumentou a resposta ventricular esquerda.

Resposta ao exercício

Após exercício, a fração de ejeção do ventrículo esquerdo aumenta em porcentual inferior, se comparada a controles.[4] Esta capacidade funcional reduzida pode ser atribuída a uma combinação de resposta inadequada da freqüência cardíaca ao exercício, reserva miocárdica reduzida e desgaste da musculatura esquelética, com prejuízo na extração de oxigênio. A capacidade aeróbica e a freqüência cardíaca máxima estão reduzidas na maioria dos pacientes cirróticos, como mostram os achados na ergoespirometria.[21]

A resposta cardíaca ao exercício em pacientes cirróticos foi avaliada por Wong *et al.*[21] Foram utilizados ecocardiograma e cintilografia miocárdica com radionuclídeo, antes e após exercício ergométrico em 39 pacientes cirróticos e 12 pessoas saudáveis. Os achados no ecocardiograma de repouso incluem aumento do átrio esquerdo e da fração de ejeção e hipertrofia do ventrículo esquerdo nos pacientes cirróticos, com diferença estatisticamente significativa em relação aos controles. Apesar de os valores de função diastólica estarem dentro da normalidade, houve redução do enchimento diastólico e da relação E/A em cirróticos, principalmente nos que apresentavam ascite, quando comparados aos controles. Quando em exercício, os pacientes cirróticos toleraram menor tempo de atividade, atingindo menor pico de consumo de oxigênio, diferença significativa na comparação entre pacientes com ascite e indivíduos saudáveis. Enquanto os pacientes do grupo-controle atingiram 88% do previsto, os pacientes sem ascite atingiram 71%, e os com ascite atingiram 46% da carga de trabalho. Os cirróticos apresentaram menor aumento da fração de ejeção e menor pico de freqüência cardíaca, se comparados aos controles. O consumo de oxigênio e o limiar anaeróbico também estavam reduzidos nos pacientes cirróticos, sendo tal redução mais intensa nos portadores de ascite.

A análise com cintilografia em repouso e sob estresse ergométrico revelou aumento no volume sistólico em cirróticos de etiologia alcoólica e não-alcoólica, porém em intensidade inferior à esperada na comparação com indivíduos saudáveis maximamente estressados. No mesmo estudo, houve também menor pico de freqüência cardíaca. A comparação de tais achados entre alcoólicos e não-alcoólicos não mostrou diferença significativa e foi mais intensa quanto maior a gravidade da cirrose, classificada pelo índice de Child-Pugh.[21]

Anormalidades eletromecânicas

As alterações eletrofisiológicas, ainda sem mecanismo conhecido, manifestam-se como prolongamento do intervalo QT, incompetência cronotrópica e dissincronia eletromecânica.[11]

O prolongamento do intervalo QT é encontrado em 30 a 60% dos pacientes com cirrose hepática, sendo mais intenso quanto maior a gravidade da doença hepática, com reversão após o transplante hepático.[22] Tal alteração eletrocardiográfica já estava presente em 8 dos 22 pacientes do estudo de Kowalski e Abelmann, de 1953.[8] Posteriormente, houve correlação entre a gravidade da doença hepática e o intervalo QT corrigido pela freqüência cardíaca (QTc), constituindo um marcador de disfunção autonômica.[23] Kempler *et al.* estabeleceram correlação entre o grau de prolongamento do QT, a gravidade da neuropatia autonômica e o aumento na incidência de eventos cardiovasculares de risco nos pacientes hepatopatas crônicos.[24] O prolongamento no tempo de repolarização ventricular, refletido pelo intervalo QT, pode levar à maior predisposição a arritmias ventriculares e morte súbita, mas evidências de estudos clínicos são esparsas.[1,4]

Estudo prospectivo de Bernardi *et al.*[23] observou uma prevalência de 46,8% de intervalo QT prolongado (> 440 ms) em pacientes cirróticos, em comparação com uma prevalência de 5,4% ($p < 0,001$) nos indivíduos-controles. Tal achado tinha sua prevalência aumentada progressivamente ao serem analisados cirróticos Child A, B e C (25, 51 e 60%, respectivamente), não sendo observada diferença entre as diversas etiologias de cirrose hepática. Durante acompanhamento de 23 meses, a sobrevida dos pacientes com intervalo QT prolongado foi inferior do que a sobrevida dos pacientes com intervalo de duração normal ($p = 0,025$), sugerindo que o intervalo QT prolongado pode ser um fator de risco para a morte em pacientes cirróticos.

A incompetência cronotrópica manifesta-se pela incapacidade de elevação da freqüência cardíaca frente a estímulos que causem liberação adrenérgica.[14,24]

A dissincronia eletromecânica foi evidenciada por meio de um maior tempo entre os fenômenos elétricos (intervalo QT) e a sístole mecânica (tempo entre o início da elevação da pressão sistólica e o fechamento da valva aórtica) nos pacientes cirróticos, em comparação com os indivíduos saudáveis.[9]

Marcadores laboratoriais da cardiomiopatia cirrótica

Os pacientes cirróticos podem ter níveis elevados de troponina I e peptídeos natriuréticos, como peptídeo natriurético atrial e cerebral (ANP e BNP).[24]

Pateron *et al.* observaram elevação nos níveis de troponina I em 32% dos pacientes, sem alteração nos níveis de mioglobina e creatinoquinase fração MB (CK-MB) e sem sinais clínicos, eletrocardiográficos ou ecocardiográficos de isquemia cardíaca. A elevação nos níveis de troponina I correlacionou-se com menor índice cardíaco e menor massa ventricular esquerda, quando comparados a pacientes sem tal alteração. Não houve qualquer correlação com a etiologia da doença hepática, gradiente de pressão venosa hepática, débito cardíaco ou pressão arterial pulmonar, sugerindo que a elevação nos níveis de troponina não se correlaciona com a gravidade da doença hepática ou grau de hipertensão portal.[25]

Os níveis de BNP exibem correlação com a gravidade da cirrose e marcadores de disfunção hepática, sem relação com indicadores de circulação hiperdinâmica, como débito cardíaco elevado e resistência vascular reduzida.[26,27] A elevação dos níveis de BNP não parece ser justificada pela redução de sua metabolização, e sim pela sua maior produção.[26] Em estudo de Yildiz *et al.*, os níveis de BNP correlacionaram-se com espessamento septal e de parede posterior de ventrículo esquerdo, podendo ser um marcador diagnóstico da doença cardíaca em fase inicial.[27] Houve, neste estudo, relação dos níveis de BNP com complicações da doença hepática, como ascite, peritonite bacteriana espontânea e encefalopatia hepática, mostrando uma importância prognóstica dos níveis de BNP.[27] Wong *et al.* propuseram a utilização dos níveis de BNP como teste diagnóstico da disfunção cardíaca, ao demonstrarem uma sensibilidade de 85% e uma especificidade de 74% no diagnóstico da disfunção diastólica. Os níveis baixos ou normais de BNP, portanto, apresentaram bom valor preditivo negativo.[28]

Reversibilidade após transplante hepático

A reversibilidade das alterações descritas após o transplante hepático foi comprovada em estudo de Torregrosa *et al.*[29] que avaliaram 40 pacientes cirróticos e 15 controles por meio de ecocardiograma e cintilografia miocárdica em repouso e com estresse ergométrico. Os achados de estado hiperdinâmico, hipertrofia ventricular e disfunção diastólica repetiram-se nos pacientes cirróticos, que também apresentaram um menor aumento de freqüência cardíaca, volume sistólico e índice cardíaco, ao serem submetidos ao esforço, quando comparados ao grupo-controle. A avaliação em 6 a 12 meses após o transplante mostrou normalização de todos os parâmetros alterados na análise inicial: o estado hiperdinâmico desapareceu, a função sistólica normalizou, houve regressão da hipertrofia ventricular esquerda e melhora da disfunção diastólica, além de normalização da resposta sistólica ao exercício.

Al-Hamoudi *et al.*, ao estudarem 68 pacientes cirróticos, demonstraram reversão, nas primeiras 24 horas após transplante hepático, de diversos índices da circulação hiperdinâmica, como freqüência cardíaca, pressão arterial e resistência vascular periférica.[30]

Implicações clínicas da cardiomiopatia cirrótica

A importância no estudo e no reconhecimento da cardiomiopatia cirrótica deve-se à possível relação entre a sua presença e aparecimento de falência cardíaca após a inserção de TIPS[15,16,31] *shunt* portocava[5,32] e ao aumento da morbimortalidade após o transplante hepático, por complicações cardiovasculares per e pós-operatórias precoces.[9,33,34] Além disso, nos pacientes com cirrose avançada, intensa vasodilatação e ativação do SRAA, a diminuição da função sistólica pode ser um determinante para o desenvolvimento da síndrome hepatorrenal, especialmente na presença das alterações hemodinâmicas acarretadas pela peritonite bacteriana espontânea (PBE).[5,35]

O estudo de Ruiz-del-Arbol[36] avaliou 23 pacientes com diagnóstico de PBE e comparou achados dos 8 pacientes que desenvolveram insuficiência renal com os outros pacientes que não apresentaram piora da função renal. O débito cardíaco e a resistência vascular periférica dos pacientes que apresentaram falência renal eram, respectivamente, maior e menor no momento do diagnóstico de PBE, se comparados aos 15 pacientes que não evoluíram com falência renal. Além disso, o débito cardíaco e a pressão arterial média apresentaram queda posterior significativa nos pacientes que vieram apresentar insuficiência renal, mas não se alteraram nos outros pacientes. Esta queda no débito cardíaco pode ser conseqüência da presença prévia da cardiomiopatia, levando, frente a um quadro de maior demanda metabólica, à hipoperfusão e vasoconstrição renal e, finalmente, à síndrome hepatorrenal.

O transplante hepático, por meio da restauração da pressão portal e da função hepática, juntamente com o efeito hipertensivo de alguns imunossupressores pode aumentar substancialmente a resistência vascular periférica e a pós-carga.[7] A cardiomiopatia, inaparente até então, pode tornar-se clinicamente manifesta e resultar em falência ventricular esquerda.[7]

Estudos mostram o desenvolvimento de edema pulmonar em 12 a 56% dos pacientes no período perioperatório do transplante hepático.[37,38] Em estudo de Donovan *et al.*, foi observada disfunção ventricular esquerda em 4 dos 71 pacientes transplantados (5,6%), que possuíam função cardíaca normal pré-operarória.[39] A falência cardíaca e outras complicações cardíacas contribuem para o aumento da mortalidade peri-operatória, causando 7-21% das mortes associadas ao transplante hepático.[13]

Em estudo de Ginès *et al.*, 70 pacientes cirróticos e com ascite refratária foram randomizados à colocação de TIPS ou paracenteses repetidas de grandes volumes.[40] A falência cardíaca ocorreu em 12% dos pacientes submetidos à colocação de TIPS, comparado a nenhum caso nos pacientes submetidos à paracentese. A descompensação cardíaca após implante do TIPS pode ser explicada por aumento súbito na pré-carga graças a desvio de sangue da circulação hepática para a circulação sistêmica. Ocorre aumento no diâmetro do átrio esquerdo, pressão de artéria pulmonar e resistência vascular pulmonar.[24]

Manejo da cardiomiopatia cirrótica

O diagnóstico das anormalidades cardíacas pode ser feito por meio de eletrocardiograma e ecocardiograma, lembrando que as alterações relacionadas com a disfunção sistólica somente se tornarão aparentes pelos testes diagnósticos que envolvam avaliação sob estresse farmacológico ou não-farmacológico.

O principal objetivo do diagnóstico da cardiomiopatia cirrótica baseia-se em propiciar abordagem mais cautelosa quando tais pacientes forem submetidos a cirurgias de grande porte, incluindo *shunt* portossistêmico e transplante hepático, além de paracenteses de grande volume.[9] Deve haver maior atenção também na vigência de quadros infecciosos, como, por exemplo, peritonite bacteriana espontânea, uma vez que, como demonstrado anteriormente, os pacientes com cardiomiopatia cirrótica terão mais chance de evoluir com síndrome hepatorrenal.

A cardiomiopatia cirrótica é habitualmente assintomática, representando uma situação de baixa morbimortalidade ao ser avaliada isoladamente.[41] Moller e Henriksen (2008) afirmam que a terapia é empírica, de suporte e baseada no tratamento da insuficiência cardíaca de outras etiologias, não havendo tratamento específico.[4] A terapia não-farmacológica baseia-se em repouso, restrição hídrica e de sódio e suplementação de oxigênio.[9]

Quando há manifestações clínicas de falência cardíaca, o manejo é o habitual, pelo uso de vasodilatadores e drogas com efeito inotrópico positivo. Inibidores da enzima conversora de angiotensina, entretanto, devem ser utilizados com cuidado neste grupo de pacientes, pela possibilidade de hipotensão arterial grave.[4,9] A dobutamina exibe resposta atenuada em pacientes cirróticos, graças à dessensibilização de receptores; assim como o nitroprussiato de sódio, cujo efeito vasodilatador ocorre por meio do aumento dos níveis de óxido nítrico, é ineficaz graças aos altos níveis já existentes deste mediador nesta população.[9] O uso de glicosídeos cardíacos (digoxina e ouabaína) não mostrou nenhum benefício terapêutico.[12,15]

Henriksen *et al.* avaliaram o uso de dose única do betabloqueador propranolol e observaram uma redução transitória no intervalo QT.[42] Pozzi *et al.* estudaram o uso de antagonista de aldosterona por 6 meses e pacientes sem falência cardíaca.[43] Observaram redução da hipertrofia ventricular esquerda e do espessamento de parede, com uma tendência de melhora da disfunção diastólica, sugerindo que um tempo mais prolongado de terapia pode estar associado a resultados mais significativos.

Novos tratamentos com drogas anticitocinas ou milrinona (inibidor seletivo da fosfodiesterase III, com efeito inotrópico positivo) podem ser de interesse no manejo da cardiomiopatia cirrótica, mas requerem mais estudos para sua validação.[41]

Assim, o transplante hepático, apesar de representar para estes pacientes um risco cirúrgico elevado pela chance de falência cardíaca no período pós-transplante, é a única terapia eficaz, capaz de reverter alterações como a disfunção diastólica, sistólica e o prolongamento do QT, como demonstrou estudo de Torregrosa *et al.*[29] Estudos futuros são necessários para melhor elucidação das opções terapêuticas da cardiomiopatia cirrótica, incluindo tratamento farmacológico.

REFERÊNCIAS BIBLIOGRÁFICAS

1. Liu H, Gaskari S, Lee S. Cardiac and vascular changes in cirrhosis: pathogenic mechanisms. *World Journal of Gastroenterology* 2006;12:837-842.
2. Lee S. Cardiac abnormalities in liver cirrhosis. *The western journal of medicine* 1989;151(5):530-535.
3. De B, Majumdar D, Das D *et al.* Cardiac dysfunction in portal hypertension among patients with cirrhosis and non cirrhotic patients portal fibrosis. *Journal of Hepatology* 2003;39:315-319.
4. Moller S, Henriksen J. Cardiovascular complications of cirrhosis. *Gut* 2008;57:268-278.
5. Moller S, Henriksen J. Cirrhotic cardiomyopathy: a pathophysiological review of circulatory dysfunction in liver disease. *Heart* 2002;87:9-15.
6. Kowalski HJ, Abelmann WH. Cardiac output at rest in Laennec´s cirrhosis. *Journal of Clinical Invest* 1953;32:1025-1033.
7. Ma Z, Lee S. Cirrhotic cardiomyopathy: getting to the heart of the matter. *Hepatology* 1996;24(2):451-549.
8. Caramelo C, Fernandez-Munoz D, Santos J *et al.* Effect of volume expansion on hemodynamics, capillary permeability and renal function in conscious, cirrhotic rats. *Hepatology* 1986;6(1):129-134.
9. Lee R, Glenn T, Lee S. Cardiac dysfunction in cirrhosis. Best Practice & Research Clinical. *Gastroenterology* 2007;21(1):125-140.
10. Jain D. Cardiovascular involvement in patients with liver cirrhosis. *Journal of Hepatology* 2005;42:3-4.
11. Moller S, Henriksen J. Cardiopulmonary complications in chronic liver disease. World *Journal of Gastroenterology* 2006;12(4):526-538.
12. Liu H, Song D, Lee S. Cirrhotic cardiomyopathy. *Gastroenterology Clinical Biology* 2002;26(10):842-847.
13. Kelbaek H, Eriksen J, Brynjolf I *et al.* Cardiac performance in patients with asymptomatic alcoholic and non-alcoholic cirrhosis of the liver. *American Journal of Cardiology* 1984;54(7):852-855.
14. Mikulic E, Munoz C, Puntoni L *et al.* Hemodynamic effects of dobutamine in patients with alcoholic cirrhosis. *Clinical Pharmacology Therapy* 1983;34(1):56-59.
15. Limas C, Guiha N, Lekagul O *et al.* Impaired let ventricular function in alcoholic cirrhosis with ascites: ineffectiveness of ouabain. *Circulation* 1074;XLIX:755-760.

16. Perello A, Inserte J, Godoy A *et al.* Cardiac structure and function in experimental intra-hepatic portal hypertension (abstract). *Journal of Hepatology* 2000;32:65.
17. Lunseth J. Cardiac hypertrophy in rats with carbon tetrachloride cirrhosis. *Archives of Pathology* 1965;79:644-646.
18. Pozzi M, Carugo S, Boari G *et al.* Evidence of functional and structural cardiac abnormalities in cirrhotic patients with and without ascites. *Hepatology* 1997;26:1131-1137.
19. Valeriano V, Funaro S, Lionetti R *et al.* Modification of cardiac function in cirrhotic patients with and without ascites. *The American Journal of Gastroenterology* 2000;95;(11):3200-3205.
20. Cazzaniga M, Salerno F, Pagnozzi *et al.* Diastolic dysfunction is associated with poor survival in patients with cirrhosis with transjugular intrahepatic portosystemic shunt. *Gut* 2007;56:869-875.
21. Grose R, Nolan J, Dillon J *et al.* Exercise-induced left ventricular dysfunction in alcoholic and non-alcoholic cirrhosis. *Journal of Hepatology* 1995;22:326-332.
22. Alqahtani SA, Fouad TR, Lee SS. Cirrhotic cardiomyopathy. *Seminars in Liver Disease* 2008;28:59-69.
23. Bernardi M, Calandra S, Colantoni A *et al.* QT interval prolongation in cirrhosis: prevalence, relationship with severitiy, and etiology of disease and possible pathogenic factors. *Hepatology* 1998;39(3):321-329.
24. Kempler P, Várdi A, Szalay F. Autonomic neuropathy and prolongation of QT-interval in liver disease. *Lancet* 1992;340:348.
25. Pateron D, Beyne P, Laperche T *et al.* Elevated circulating troponina I in patients with cirrhosis. *Hepatology* 1999;29:640-643.
26. Henriksen JH, Gotze JP, Fuglsang S *et al.* Increased circulating pro-brain natriuretic peptide (proBNP) and brain natriuretic peptide (BNP) in patients with cirrhosis: relation to cardiovascular dysfunction and severity of disease. *Gut* 2003;52:1511-1517.
27. Yildiz R, Yildirim B, Karincaoglu M *et al.* Brain natriuretic peptide and severity of disease in non-alcoholic cirrhotic patients. *Journal of Gastroenterology and Hepatology* 2005;20:1115-1120.
28. Wong F, Siu S, Liu P *et al.* Brain natriuretic peptide: is it a predictor of cardiomyopathy in cirrhosis? *Clinical Science* 2001;101:621-628.
29. Torregrosa M, Aguadé S, Dos L *et al.* Cardiac alterations in cirrhosis: reversibility after liver transplantation. *Journal of Hepatology* 2005;42:68-74.
30. Al-Hamoudi W, Alqahtani S, Ma M *et al.* Hemodynamics in the immediate postoperative period after liver transplantation in alcoholic and postviral cirrhosis. *Canadian Journal of Gastroenterology* 2007;21(Suppl A):S029.
31. Azoulay D, Castaign D, Bismuto H. Hemodynamic response to transjugular intrahepatic portosystemic shunt in the cirrhotic patient. Abstract. *Gastroenterology* 1993;104:87A.
32. Franco D, Vons C, de Smadja C. Should portosystemic shunt be considered in the treatment of intractable ascites in cirrhosis? *Archives of Surgery* 1998;123:987-991.
33. Sampathkumar P, Lerman A, Kim B *et al.* Post-liver transplantation myocardial dysfunction. *Liver Transplantation Surgery* 1998;4(5):399-403.
34. Glauser F. Systemic hemodynamic and cardiac function changes in patients undergoing liver transplantation. *Chest* 1990;98:1210-1215.
35. Ruiz-del-Arbor L, Urman J, Fernandez J *et al.* Systemic, renal, and hepatic hemodynamic derangement in cirrhotic patients with spontaneous bacterial peritonitis. *Hepatology* 2003;38:1210-1218.
36. Ruiz-del-Arbol L, Monescillo A, Arocena C *et al.* Circulatory function and hepatorenal syndrome in cirrhosis. *Hepatology* 2005;42(2):439-447.

37. Therapondos G, Flapan A, Plevris J *et al.* Cardiac morbidity and mortality related to orthotopic liver transplantation. *Liver Transplantation* 2004;10(12):1441-1453.
38. Liu H, Lee S. What happens to cirrhotic cardiomyopathy after liver transplantation? *Hepatology* 2005;42(5):1203-1205.
39. Donovan C, Marcovitz P, Punch J *et al.* Two-dimensional and dobutamine stress echocardiography in the preoperative assessment of patients with end-stage liver disease prior to orthotopic liver transplantation. *Transplantation* 1996;61(8):1180-1188.
40. Ginès P, Uris J, Calahorra B *et al.* Transjugular intrahepatic portosystemic shunting versus paracentesis plus albumin for refractory ascites in cirrhosis. *Gastroenterology* 2002;123:1839-1847.
41. Milani A, Zaccaria R, Bombardieri G *et al.* Cirrhotic cardiomyopaty. *Digestive and Liver Disease* 2007;39:507-515.
42. Henriksen J, Bendtsen F, Hansen E. Acute non-selective β-adrenergic blockade reduces prolonged frequency-adjusted Q-T interval (QTc) in patients with cirrhosis. *Journal of Hepatology* 2004;40:239-246.
43. Pozzi M, Grassi G, Ratti L *et al.* Cardiac, neuroadrenergic, and portal hemodynamic effects of prolonged aldosterona blockade in postviral Child A cirrhosis. *American Journal of Gastroenterology* 2005;100:1110-1116.

16 INSUFICIÊNCIA RENAL SECUNDÁRIA A DOENÇAS GLOMERULARES

Mateus Pontes Fiúza
André Castro Lyra
Luiz Guilherme Costa Lyra

INTRODUÇÃO

A classificação das nefropatias glomerulares tem sido proposta de acordo com a presença ou ausência de alterações proliferativas, em doenças primária e secundária do rim (Quadro 16-1).

Na prática clínica o achado de alterações renais associadas a um quadro de hepatite crônica ou, mais freqüentemente, de cirrose hepática tornou-se um desafio diagnóstico com muitas possibilidades etiológicas.

A ocorrência de insuficiência renal em um paciente portador de doença crônica parenquimatosa do fígado exige do médico uma investigação rápida e precisa para que causas reversíveis ou de prognóstico reservado, como é o caso da síndrome hepatorrenal (SHR), sejam adequadamente tratadas. A SHR acomete cerca de 10% dos pacientes cirróticos com ascite e caracteriza-se por insuficiência renal relacionada com uma intensa vasoconstrição da circulação renal, portanto, de origem hemodinâmica e sem alteração estrutural básica do

Quadro 16-1. Classificação das doenças glomerulares segundo a presença ou não de alterações proliferativas

Tipo de distúrbio	Alterações proliferativas	Ausência de alterações proliferativas
Distúrbio renal primário	Nefropatia por IgA	Glomeruloesclerose segmentar focal
	Nefropatia por IgM	Glomerulopatia membranosa
	Outras glomerulonefrites mesangioproliferativas	Doença de lesão mínima
	Glomerulonefrite crescêntica	Doença da membrana basal fina
	Com depósitos imunes	
	Pauci-imune	
	Glomerulonefrite membranoproliferativa	
Distúrbio renal secundário	Nefrite lúpica	Nefropatia diabética
	Glomerulonefrite pós-infecciosa	Amiloidose
	Glomerulonefrite relacionada com hepatites B e C	Nefropatia por depósito de cadeias leves
	Vasculites sistêmicas	Nefropatia relacionada com o HIV
	Granulomatose de Wegener	Síndrome de Alport
	Poliarterite nodosa	Glomerulonefrite induzida por drogas
	Púrpura de Henoch-Schönlein	
	Idiopática	

Adaptado de Hricik *et al.* (3).

rim. O estabelecimento do diagnóstico da SHR exige um conjunto de critérios visando excluir causas renais, pré-renais, ou pós-renais.[1]

O achado de proteinúria, excluindo-se causas não renais de proteinúria, como infecção recente do trato urinário, menstruação, dieta e exercícios físicos intensos, geralmente reflete uma alteração glomerular. Em pacientes com hepatopatia e proteinúria ou hematúria, na ausência de co-morbidades que se associem à nefropatia, como, por exemplo, diabetes e hipertensão arterial sistêmica, deve ser investigada uma possível glomerulopatia relacionada com a própria doença hepática.[2,3]

O objetivo deste capítulo é assinalar as alterações renais glomerulares observadas em pacientes com diferentes hepatopatias e suas implicações clínicas e terapêuticas.

NEFROPATIA POR IgA HEPÁTICA E GLOMERULOESCLEROSE HEPÁTICA

Pacientes com hepatopatias de diversas causas freqüentemente exibem sinais de lesão renal e possível disfunção do órgão. Sedimento urinário alterado com hematúria e proteinúria está presente em cerca de 10% dos pacientes cirróticos. Necropsias ou biópsias renais realizadas no momento do transplante hepático revelaram alterações glomerulares em quase todos os pacientes (adultos e crianças) com cirrose avançada. As duas formas mais comuns de lesão glomerular em cirróticos são: nefropatia por IgA hepática e a glomeruloesclerose hepática.

A **nefropatia por IgA hepática** é a mais freqüente nefropatia por IgA secundária, sendo habitualmente observada em pacientes com hepatopatia crônica secundária à doença alcoólica do fígado. O seu curso clínico geralmente é silencioso, podendo os pacientes apresentarem hematúria microscópica, leve proteinúria ou leve disfunção do órgão. À microscopia os achados são de hipercelularidade mesangial e aumento da matriz mesangial, achados semelhantes àqueles encontrados na nefropatia por IgA primária. À imunofluorescência observa-se o depósito de IgA1 (isoforma polimérica da IgA) glomerular.[4]

A **glomeruloesclerose hepática** é a lesão glomerular encontrada em cerca de 50% dos pacientes cirróticos. A microscopia eletrônica revela depósitos mesangiais eletrodensos, hipertrofia do mesângio e das células endoteliais e interposição mesangial. As paredes dos capilares apresentam-se divididas, exibindo um duplo contorno e notam-se projeções do citoplasma das células endoteliais para o espaço subendotelial em direção à membrana basal. A imunofluorescência exibe o depósito predominante de IgM, embora os depósitos de IgG e IgA são também encontrados, assim como as frações C3 e C1q do complemento.[4]

Atualmente não está perfeitamente claro se a nefropatia por IgA hepática e a glomeruloesclerose hepática representam entidades clínicas distintas, ou se seriam duas condições oriundas de um mesmo mecanismo patogênico.

A patogênese da glomerulonefrite na cirrose hepática parece refletir um defeito no clareamento de imunocomplexos nestes pacientes. O clareamento da IgA polimérica está particularmente reduzido nos pacientes com doença alcoólica do fígado. Esses complexos são habitualmente eliminados pelo fígado por meio de receptores nas células de Kupffer, ou receptores da asialoglicoproteína nos hepatócitos estando estas duas vias alteradas na cirrose alcoólica. O nível sérico de IgA está cerca de 2-4 vezes aumentado nos pacientes com doença alcoólica do fígado, fato que pode ser explicado por uma produção predominante de IgA e IgG pelos linfócitos B destes pacientes. Depósitos de IgA1 não são apenas encontrados no glomérulo como também em uma disposição linear nos sinusóides hepáticos. Níveis séricos de IgG e IgM encontram-se aumentados em pacientes com hepatopatia, enquanto têm-se descrito níveis reduzidos do complemento C3 e C4. Não se sabe se as alterações no complemento são resultado de um consumo aumentado ou se de uma baixa síntese hepática. O achado de frações C1q e C3 no glomérulo sugere algum grau de ativação e consumo renal. Outro mecanismo proposto como responsável pelo aumento de imunocomplexos circulantes em pacientes com cirrose e hipertensão portal é o desvio destes complexos originados no trato gastrointestinal via "*shunts*" portossistêmicos.[5]

RIM E VÍRUS DA HEPATITE C (VHC)

A infecção pelo vírus da hepatite C é uma condição clínica freqüente, com uma prevalência na população de diversas regiões geográficas variável entre 0,1 a 2%. Após o contato com o VHC cerca de 80% dos homens adultos e 50 a 60% de mulheres jovens e crianças evoluem para um quadro de hepatite crônica. Destes, cerca de 10-20% têm progressão da doença para cirrose. Embora os hepatócitos sejam o principal sítio de replicação do vírus da hepatite C, uma ampla variedade de condições clínicas está relacionada com o envolvimento extra-hepático, muitas vezes precedendo o diagnóstico da hepatopatia. As manifestações extra-hepáticas mais freqüentemente observadas são a crioglobulinemia mista, o linfoma não-Hodgkin, vasculite cutânea (leucocitoclástica), glomerulonefrite, neuropatia, doenças linfoproliferativas, porfiria cutânea tarda, líquen plano e síndrome de Sjögren.[6] Na literatura já foram descritas 36 manifestações extra-hepáticas relacionadas com o VHC, entretanto, documentação mais consistente foi verificada na associação do vírus com a crioglobulinemia.

Existem dois mecanismos imunológicos que relacionam o VHC com as manifestações extra-hepáticas. Primeiro o vírus consegue evitar o sistema imunológico, perpetuando a infecção crônica e desenvolvendo imunocomplexos circulantes e fenômenos auto-imunes associados. A segunda característica é que o vírus produz fatores reumatóides monoclonais (FRm), característica esta que causa a crioglobulinemia mista (criglobulinemiaVHC tipo II).

Apesar de controversa, existe a hipótese de estas manifestações extra-hepáticas do VHC serem causadas por uma replicação extra-hepática e linfotropismo do vírus. O maior indicador de replicação do VHC é a produção da fita negativa do RNA viral. O predomínio de uma fita positiva do RNA do VHC sobre uma fita negativa é encontrado durante a replicação intra-hepática do vírus, porém este fenômeno não foi detectado em células não-hepáticas. O uso de testes de reação de cadeia polimerase transcriptase reversa fita específica para detectar a fita negativa do RNA viral é freqüentemente citado como uma evidência de replicação viral, porém a possibilidade de contaminação e a baixa fita especificidade têm limitado o método. Uma nova abordagem tem sido a utilização da "Tth" enzima recombinante, a qual tem atividade independente da transcriptase e polimerase, aumentando de forma significativa a capacidade de diferenciar fitas positivas de negativas. Vários outros métodos são motivos de estudo para uma melhor caracterização da replicação viral extra-hepática, e estudos comparativos são ainda esperados para melhor validação de uma metodologia ideal.

A identificação de replicação extra-hepática viral tem grande importância na elucidação da possível relação entre a replicação em outras células que não o hepatócito, com as manifestações clínicas extra-hepáticas do vírus, além da possível relação entre o achado de fitas negativas em polimorfonucleares periféricos com reativação da doença após o tratamento. A ocorrência de manifestações extra-hepáticas do VHC não deve ser atribuída apenas à sua replicação em tecido não-hepático e sim relacionada também com questões imunológicas dependentes de fatores ambientais.[7]

A identificação das manifestações extra-hepáticas do VHC torna-se importante na prática clínica, uma vez que o próprio conhecimento destas associações desperta a rapidez diagnóstica e conseqüente tratamento. Acrescente-se ainda que os indivíduos com evidência clínica compatível com as descritas nas manifestações extra-hepáticas devem ser testados para o VHC, considerando inclusive que algumas patologias a exemplo da glomerulonefrite membranoproliferativa (GNMP) podem melhorar com o rápido tratamento antiviral. Uma metanálise sugere a associação entre a presença de crioglobulinas em pacientes infectados pelo VHC e o risco de desenvolver cirrose hepática quando comparados com pacientes também infectados por este vírus, porém sem a presença de crioglobulinas (40% *vs.* 17%).[8]

Um estudo de caso-controle realizado nos EUA (1992-1999) com 34.204 indivíduos revelou a presença de crioglobulinas no soro em 74% dos pacientes infectados pelo VHC. O risco de desenvolver a GNMP em pacientes com

VHC e crioglobulinas positivas foi de 5-7 vezes mais elevado do que indivíduos que não apresentavam hepatite C; este risco foi 2 vezes maior para os pacientes com hepatite C sem crioglobulinas detectadas quando comparados com os controles sem hepatite C.[9] A crioglobulinemia mista foi descrita como uma síndrome e caracterizada pela presença de púrpura, artralgias e fraqueza, associando-se a outras manifestações clínicas, como glomerulonefrite, linfoadenomegalia, esplenomegalia, hepatomegalia, úlceras cutâneas, dor abdominal (vasculite mesentérica), artralgia e neuropatia. A denominação crioglobulina reflete o fato de estas imunoglobulinas precipitarem quando expostas a baixas temperaturas. A classificação das crioglobulinas baseada na composição da imunoglobulina Ig separou esta condição clínica em: Tipo I – que consiste em uma Ig monoclonal; Tipos II e III, ou crioglobulinemia mista, a qual consiste em IgG policlonal e monoclonal (tipo II), ou policlonal IgM (tipo III) com atividade fator reumatóide.[10]

Glomerulonefrite, quase exclusivamente a glomerulonefrite membranoproliferativa, está associada à crioglobulinemia mista secundária ao VHC em aproximadamente um terço dos pacientes.[11] A lesão da GNMP é caracterizada por certas especificidades morfológicas: infiltrado monocítico, proliferação endocapilar, membranas com duplo contorno, grandes eosinófilos, depósitos intraluminares PAS positivos e vasculite de pequenos e médios vasos. À microscopia eletrônica, depósitos subendoteliais estão presentes em um padrão tubular e cristalino, o qual também é encontrado nas crioglobulinas. A GNMP parece ocorrer predominantemente nas crioglobulinas tipo II.[12]

Os Fatores Reumatóides monoclonais (FRm) na crioglobulinemia tipo II são possivelmente fundamentais para a deposição destas crioglobulinas nos glomérulos, e a relativa alta prevalência dos FRm na infecção pelo VHC pode ser a razão da predominância do VHC na glomerulonefrite crioglobulinêmica. Considerando-se a ampla heterogeneidade dos imunocomplexos na infecção pelo VHC, uma variedade destes imunocomplexos pode depositar-se no glomérulo, mas apenas uma porção deles, possivelmente aqueles com FRm, parece ser nefrotóxico.[13]

Alguns estudos relatam duas formas de glomerulonefrite membranoproliferativa relacionada com o VHC: GNMP associada às crioglobulinas e aquelas sem esta relação, porém outros estudos são necessários para demonstrar a relação deste vírus com outra glomerulonefrite que não a relacionada com as crioglobulinas. A prevalência do VHC em pacientes com GNMP nos EUA é de 10-20% e no Japão é de 60%. O curso clínico varia, sendo que cerca de 30% dos pacientes evoluem para uma remissão completa ou parcial, 30% apresentam exacerbação intermitente e remissão, 30% têm curso clínico indolente e 10% progridem para uma insuficiência renal crônica.[14,19]

Quadro clínico

O envolvimento renal não é infreqüente na infecção pelo vírus da hepatite C, mas na maioria das vezes passa despercebido em virtude do curso clínico com pouca sintomatologia, contribuindo para que o diagnóstico seja estabelecido em apenas uma minoria dos pacientes. O envolvimento renal pode ocorrer no início da infecção viral, com elevação das transaminases na maioria dos pacientes (70%) e evidência de envolvimento do fígado à biópsia hepática.[15]

A hipertensão arterial está presente no início da doença renal, podendo ser grave e de difícil controle. Proteinúria associada à hematúria microscópica são eventos freqüentes. A evolução clínica é habitualmente lenta, porém progressiva, e a presença de insuficiência renal moderada tem sido descrita em cerca de 50% dos pacientes.[16]

Os pacientes com hepatite crônica C podem desenvolver síndrome nefrítica aguda, e uma parcela destes pode evoluir com rápida deterioração da função renal. Alguns pacientes podem apresentar síndrome nefrótica (proteinúria maciça e hipoalbuminemia). Sugere-se, ainda, a associação do VHC com a glomerulonefrite membranosa, e, nestes casos, predominaria a clínica da síndrome nefrótica.

Entre os achados laboratoriais é relevante a presença das crioglobulinas no soro, mas torna-se necessário ter conhecimento que, temporariamente, podem não ser detectadas, o que justifica a repetição do teste quando o resultado for negativo. Embora importantes no contexto do diagnóstico, vários autores têm demonstrado a fraca relação entre os níveis das crioglobulinas circulantes e a gravidade da doença renal. O complemento sérico encontra-se alterado com diminuição dos níveis, principalmente, do C4, C1q e CH50, refletindo uma característica da glomerulonefrite crioglobulinêmica. Geralmente o C3 está normal ou discretamente diminuído. Os valores do complemento não variam muito com a atividade da doença na GNMP. Fator reumatóide positivo é uma alteração laboratorial presente nestes pacientes. As enzimas hepáticas costumam estar elevadas (AST/ALT) e o anti-HCV e RNA viral estão positivos. Por outro lado, na glomerulonefrite membranosa (GM) clássica, usualmente relacionada com um complemento sérico normal, não são encontrados os FRm e as crioglobulinas.

Tratamento

A hipertensão arterial é comum na GNMP associada ao VHC e contribui para a progressão da lesão renal e conseqüente disfunção deste órgão. Os níveis da pressão arterial devem ser reduzidos com agentes anti-hipertensivos, como os inibidores da enzima conversora da angiotensina ou bloqueadores do receptor da angiotensina II.

Nos pacientes com GNMP, o tratamento da hepatite crônica C com interferon peguilado e ribavirina revelou que após uma resposta virológica sustentada, houve redução acentuada da proteinúria e algum grau de melhora da função renal.[17] A ribavirina deve ser usada com cautela nos pacientes com função renal alterada, porque podem predispor efeitos colaterais, principalmente anemia hemolítica.

Agudizações de quadros nefríticos ou nefróticos com rápida deterioração da função renal já foram observadas. Agudizações de vasculites sistêmicas associadas às crioglobulinas podem ocorrer e devem ser tratadas com pulsos de metilprednisolona (0,5-1 g/kg/dia) e plasmaférese (3 vezes por semana por 2-3 semanas). A plasmaférese remove as crioglobulinas circulantes, prevenindo a deposição glomerular. O pulso com corticóide venoso deve ser seguido por altas doses de corticóide via oral, e a retirada destes deve acontecer em um período de 3-6 meses. O tratamento imunossupressor a longo prazo deve ser evitado em função do risco do aumento da replicação viral. Investigações recentes sugerem algum efeito benéfico com o uso de micofenolato mofetil combinado com interferon e plasmaférese em pacientes com GNMP.[18]

RIM E VÍRUS DA HEPATITE B (VHB)

Estima-se que cerca de 350 milhões de pessoas no mundo estão cronicamente infectadas pelo VHB. Este vírus está associado a infecção neonatal, hepatite aguda, hepatite crônica, cirrose e carcinoma hepatocelular. De forma semelhante ao VHC, na infecção pelo VHB ocorre envolvimento extra-hepático causado por deposição de imunocomplexos em vasos e no rim, contribuindo para o desenvolvimento de glomerulonefrite e vasculite sistêmica.

A nefropatia membranosa há décadas foi relacionada com o vírus da hepatite B, sendo a mais freqüente manifestação renal associada ao vírus. A incidência de glomerulonefrite nos pacientes com VHB varia de 0,1-25%.[19] Em áreas endêmicas, crianças infectadas pelo VHB podem apresentar, durante a infecção aguda, sintomas gripais seguidos por hematúria e proteinúria maciça (síndrome nefrótica). A função renal habitualmente é preservada nesta população sendo um evento raro a evolução para uma insuficiência renal crônica (IRC). A glomerulonefrite membranosa (GNM) em adultos tem um curso mais agressivo, e 1/3 dos pacientes evoluem para IRC, sendo pouco freqüente a remissão espontânea. À microscopia eletrônica e à imunofluorescência a GNM relacionada com o VHB apresenta-se com depósitos imunes subepiteliais que são constituídos do "antígeno e" (AgHBe) e o anticorpo anti-HBe. Geralmente, os pacientes com GNM encontram-se com o vírus em fase da replicação, com AgHBe e HBV-DNA positivos no soro. Nestes casos já foram verificados no tecido renal o HBV DNA, especificamente no citoplasma de células epiteliais do túbulo proximal, e o RNA mensageiro do antígeno "core", o AgHBc, no núcleo e citoplasma das células glomerulares e tubulares. Quando estão presentes depósitos subendoteliais e mesangiais a associação com a glomerulonefrite membranoproliferativa tipo III é mais provável. A significância destes achados patogênicos ainda é obscura.

A poliarterite nodosa (PAN) foi inicialmente descrita por Kussmaul e Maier em 1866 e se caracteriza por ser uma vasculite sistêmica de vasos pequenos e médios com acometimento freqüente de artérias viscerais e dos rins. O acometimento das artérias caracteriza-se por uma inflamação necrosante, e dilatações aneurismáticas destes vasos são características desta patologia. A alteração renal da PAN clássica é, predominantemente, uma arterite sem achados de glomerulonefrite. A insuficiência renal e a hipertensão são os principais achados relacionados com o envolvimento renal por esta vasculite. A PAN também está relacionada com infartos mesentéricos e hepáticos. A imunopatogênese dessa vasculite permanece obscura, mas acredita-se que a deposição de imunocomplexos nas paredes arteriais exerça algum papel patogênico. Recentes estudos avaliaram pacientes infectados pelo vírus mutante pré-core da Hepatite B, ou seja, a mutação na região pré-core do genoma do VHB que inibe a síntese da proteína "e", (AgHBe) com persistência da replicação viral caracterizada pelos níveis elevados do HBV-DNA, e descreveram infecção pelo VHB mutante pré-core (AgHBe negativo) associada à PAN. Estes achados são contrários à participação do antígeno HBe na formação dos imunocomplexos associados à glomerulopatia.[20]

Tratamento

O tratamento da glomerulonefrite associado ao vírus da Hepatite B parece ser efetivo em cerca de 50% dos pacientes quando utilizado o alfa-interferon em doses de 5 milhões de UI/dia ou 10 milhões de UI 3 vezes por semana. A resolução da proteinúria ocorre quando o HBV DNA torna-se negativo no soro ou acontece a soroconversão do AgHBe para o anti-HBe. Corticóides não mostraram benefícios na GNM associada ao VHB e deve ser evitado o seu uso por aumentar a replicação viral.[21] A administração por via oral dos análogos nucleosídeos, lamivudina, adefovir ou entecavir é uma opção viável e nos pacientes pós-transplantados são prioritários graças às contra-indicações para a aplicação de interferon. O adefovir pode ser empregado, porém com mais cautela, pela pequena possibilidade de nefrotoxicidade.

O tratamento da PAN relacionada com o VHB deve ter por princípio a redução rápida da inflamação vascular com corticoterapia e plasmaférese e introdução do tratamento antiviral.

OUTRAS HEPATOPATIAS COM ALTERAÇÕES RENAIS

A deficiência da alfa 1-antitripsina (AAT) deve ser suspeitada em todo o paciente com doença hepática e alterações pulmonares (enfisema). Glomerulonefrite é uma rara manifestação de deficiência da AAT. A glomerulonefrite membranoproliferativa é a alteração glomerular mais freqüentemente descrita, com a imunofluorescência detectando depósitos de IgA, IgG, IgM e complemento ao longo das alças capilares, sugerindo deposição de imunocomplexos. Esta lesão renal é reversível após o transplante hepático. Existem dúvidas se a GNMP associada à deficiência da AAT seria uma entidade nosológica distinta com mecanismo patogênico próprio, ou se representaria a conseqüência de uma doença hepática crônica avançada com concomitante deposição de imunocomplexos.[22]

O aumento da concentração do cobre urinário na doença de Wilson está relacionado com algum grau de hematúria microscópica e mínima proteinúria representando uma discreta alteração estrutural, entretanto sem apresentar perda da função renal. Há relatos de nefrocalcinose, litíase renal e acidose tubular na doença de Wilson.

A deficiência de atividade da glicose-6-fosfatase causa a doença de depósito de glicogênio tipo I(a), doença de Von Gierke, que afeta os processos de glicogenólise e neoglicogênese. As manifestações hepáticas mais freqüentes são a hepatomegalia, alterações da fosfatase alcalina e γGT, associação com adenoma e carcinoma hepatocelular. O envolvimento renal caracteriza-se por uma glomerulosclerose segmentar com proteinúria, hematúria e hipertensão arterial.[23]

A amiloidose é uma enfermidade resultante da deposição de proteínas amilóides insolúveis nos espaços extracelulares de órgãos e tecidos. A amiloidose é uma doença sistêmica, porém alterações hepáticas, como hepatomegalia, são freqüentes tanto nos tipos primário (AL) quanto secundário (AA) da doença; as modificações do perfil sorológico hepático habitualmente são mínimas, mas em alguns casos podem ocorrer hipertensão portal e colestase intra-hepática em cerca de 5% dos pacientes. O envolvimento renal reflete a deposição de material amilóide nos túbulos, e o quadro clínico geralmente consiste em uma síndrome nefrótica.

CONCLUSÃO

As alterações renais em um paciente com doença hepática correspondem a um desafio clínico que deve ser compartilhado entre o hepatologista e o nefrologista para uma melhor condução diagnóstica e terapêutica. A presença de disfunção renal e/ou alterações na urinálise pode representar apenas uma conseqüência de determinadas situações clínicas, como, por exemplo, de uma depleção volêmica por desidratação, uso de diuréticos e sangramento digestivo; ou pode ser resultado de falência cardíaca, de obstrução pós-renal, nefrotoxicidade por antibióticos ou radiocontrastes e de alterações hemodinâmicas da síndrome hepatorrenal. Por outro lado, pode representar alterações resultantes de glomerulopatias relacionadas com a própria hepatopatia. Uma ampla visão clínica e o conhecimento das manifestações extra-hepáticas relacionadas com as hepatopatias auxiliam o diagnóstico rápido e, conseqüentemente, podem contribuir para proporcionar um melhor tratamento do paciente.

REFERÊNCIAS BIBLIOGRÁFICAS

1. Ginès P, Cárdenas A, Arroyo V, Rodés J. Management of cirrhosis and ascites. *N Engl J Med* 2004;350:1646-1654.
2. Huang JF, Chuang WL, Dai CY *et al.* Viral hepatitis and proteinuria in an area endemic for hepatitis B and C infections: another chain of link? *J Int Med* 2006;260:255-262.
3. Hricik DE, Chung-Park M, Sedor JR. Glomerulonephritis. *N Engl J Med* 1998;339:888-899.
4. Lhotta K. Beyond hepatorenal syndrome:glomerulonephritis in patients with liver disease. *Semin Nephrol* 2002;22:302-308.
5. Dash SC, Bhuyan UM, Dinda AK *et al.* Increased incidence of glomerulonephritis following spleno-renal shunt surgery in non-cirrhotic portal fibrosis. *Kidney Int* 1997;52:482-485.
6. Blackard JT, Kemmer N, Sherman KE. Extrahepatic Replication of HCV: insights into clinical manifestations and biological consequences. *Hepatology* 2006;44:15-22.
7. Pham T, MacParland S, Mulrooney P *et al.* Hepatitis C virus persistence after spontaneous or treatment-induced resolution of hepatitis C. *J Virol* 2004;78:5867-5874.
8. Kayali Z, Buckwold VE, Zimmerman B *et al.* Cryoglobulinemia and cirrhosis: a meta-analysis. *Hepatology* 2002;36:978-985.
9. Brouet JC, Clauvel JP, Danon F *et al.* Biologic and clinical significance of cryoglobulins. A report of 86 cases. *Am J Med* 1974;57:775-788.
10. Agnello V. Mixed cryoglobulinemia and other extrahepatic manifestations of HCV infection. In: Liang TJ, Hoofnagle JH. (Eds.). *Hepatitis C.* New York: Academic Press, 2000. p. 295-315.
11. Agnello V, De Rosa FG. Extrahepatic disease manifestations of HCV infection: some current issues. *J Hepatol* 2004;40:341-352.
12. Pucillo LP, Agnello V. Membranoproliferative glomerulonephritis associated with hepatitis B and C viral infections: from virus like particles in the cryoprecipitate to viral localization in paramesangial deposits, problematic investigations prone to artifacts. *Curr Opin Nephrol Hypertens* 1994;3:465-470.
13. El-Serag HB, Hampel H, Yeh C *et al.* Extrahepatic manifestations of hepatitis C among united states male veterans. *Hepatology* 2002;36:1439-1445.
14. Johnson RJ, Gretch DR, Yamabe H *et al.* Membranoproliferative glomerulonephritis associated with hepatitis C virus infection. *N Engl J Med* 1993;328:465-470.
15. Johnson RJ, Wilson R, Yamabe H *et al.* Renal manifestations of hepatitis C virus infection. *Kidney Int* 1994;46:1255-1263.
16. D'Amico G, Colasanti G, Ferrario F. Renal involvement in essential mixed cryoglobulinemia. *Kidney Int* 1989;35:1004-1014.
17. Johnson RJ, Gretch DR, Couser WG *et al.* Hepatitis C virus-associated glomerulonephritis. Effect of α-interferon therapy. *Kidney Int* 1994;46:1700-1704.

18. Reed MJ, Alexander GJM, Thiru S *et al.* Hepatitis C-associated glomerulonephritis: a novel therapeutic approach. *Nephrol Dial Transplant* 2001;16:869-871.
19. Levy M, Kleinknecht C. Membraneous glomerulonephritis and hepatitis B virus infection. *Nephron* 1980;26:259-265.
20. Wartelle-Bladou C, Lafon J, Trepo C *et al.* Successful combination therapy of polyarteritis nodosa associated with a pre-core promoter mutant hepatitis B virus infection. *J Hepatol* 2001;34:774-779.
21. Conjecvaram HS, Hoofngle JH, Austin A *et al.* Longterm outcome of hepatitis B virus related glomerulonephritis after therapy with interferon alpha. *Gastroenterology* 1995;109:540-546.
22. Noble-Jamieson G, Thri S, Johnston P *et al.* Glomerulonephritis with end-stage liver disease in childhood. *Lancet* 1992;339:706-707.
23. Özen H. Glycogen storage diseases: news perspectives. *World J Gastroenterol* 2007;13:2541-2553.

17

Insuficiência Renal Induzida por Infecções Distintas da PBE

Cristiane Valle Tovo
Paulo Roberto Lerias de Almeida

Nos últimos anos, grandes avanços têm sido feitos no sentido de prevenir e tratar as complicações que ocorrem em pacientes com cirrose, tais como hemorragia por varizes, ascite, insuficiência renal, peritonite bacteriana espontânea (PBE) e encefalopatia portossistêmica.[1] Entretanto, as infecções bacterianas ocorrem com freqüência, especialmente nos casos de cirrose descompensada, constituindo importante causa de morbidade e mortalidade. Estudos prospectivos mostraram que aproximadamente um terço dos pacientes cirróticos desenvolve infecção bacteriana durante a hospitalização.[2,3] A prevalência de infecção bacteriana é ainda mais elevada em pacientes cirróticos internados por hemorragia gastrointestinal, sendo estimada em aproximadamente 45%[4]. Estes números contrastam com a prevalência de cerca de 5 a 7% observadas na população em geral.[5]

A elevada prevalência de sepse em pacientes com cirrose se relaciona com graves distúrbios dos mecanismos de defesa contra as infecções bacterianas.[5,6-8] A translocação bacteriana do intestino, a função imune comprometida e uma excessiva liberação de citocinas pró-inflamatórias são fatores implicados na patogênese da síndrome da resposta inflamatória sistêmica (SIRS) associada à cirrose.[9] Como a liberação de citocinas e vasodilatadores é um mecanismo comum a todas as infecções bacterianas e não apenas àqueles com PBE, a hipótese de que insuficiência renal em pacientes com cirrose e ascite possa ser induzida também por outras infecções, que não a PBE, deve ser considerada.[10]

A cirrose está associada a marcadas alterações na função circulatória com subenchimento arterial em conseqüência de uma intensa vasodilatação esplâncnica.[11,12] Esta disfunção circulatória pode predispor ao desenvolvimento de insuficiência renal na presença de sepse, já que um dos mecanismos de insuficiência renal na sepse é a redução da resistência vascular sistêmica com subseqüente vasoconstrição renal mediada por mecanismos neuro-humorais.[13,14]

Estudos revelaram que as infecções bacterianas mais comuns em pacientes com cirrose são a infecção do trato urinário, a pneumonia e a PBE.[10] O papel das infecções bacterianas na patogênese da insuficiência renal tem sido avaliado principalmente em pacientes com PBE.[10] A insuficiência renal é comum em pacientes com PBE, está associada a mau prognóstico,[15,16] sendo que sua alta incidência neste cenário está relacionada com a marcada disfunção circulatória e alta produção local de citocinas.[15-17] Este empobrecimento do prognóstico está em concordância com o observado nos pacientes que desenvolvem insuficiência renal em vigência de outras complicações da cirrose, como PBE ou hemorragia gastrointestinal, em especial naqueles com síndrome hepatorrenal.[16,18] Ao contrário, existe pouca informação em relação à insuficiência renal relacionada com sepse causada por infecções diferentes da PBE em pacientes com cirrose.

A ocorrência de insuficiência renal em pacientes com cirrose e sepse não relacionada com PBE está associada à marcada piora da sobrevida, mesmo em pacientes em que a insuficiência renal é reversível.[19] Nesse estudo, a mortalidade dos pacientes que desenvolvem falência renal foi 45% durante hospitalização e aumentou até 60% nos 3 meses após o diagnóstico de infecção.

Pacientes com cirrose estão predispostos ao desenvolvimento de insuficiência renal por diversas razões, incluindo depleção de volume, choque, nefrotoxicidade e doenças renais intrínsecas, como a glomerulonefrite. Em outros pacientes, a insuficiência renal se desenvolve na ausência de qualquer destes mecanismos, uma condição conhecida como síndrome hepatorrenal.[20]

A incidência exata de insuficiência renal em pacientes com cirrose é desconhecida e provavelmente subestimada. Isto pode ser explicado pelo fato de esta população de pacientes apresentar níveis de creatinina sérica falsamente baixos graças à síntese hepática diminuída de creatinina e à diminuição da massa muscular.[21]

A patogênese da insuficiência renal na presença de sepse sem doença hepática é complexa e envolve muitos fatores, incluindo produtos oriundos das bactérias, como as endotoxinas, fatores hemodinâmicos relacionados com o subenchimento da circulação arterial, aumento de produtos pró-inflamatórios, como citocinas, hormônios vasoativos, fatores vasodilatadores (p. ex., óxido nítrico) e coagulação intravascular disseminada.[13] A contribuição destes fatores para o desenvolvimento de insuficiência renal em pacientes com cirrose e sepse não relacionada com PBE não é conhecida.[19] Entretanto, é sabido que a existência de hipertensão portal e anormalidades circulatórias características de cirrose aumentam o risco de ocorrência de insuficiência renal.

A ocorrência de insuficiência renal na vigência de infecção em cirróticos pode estar relacionada com a piora da vasodilatação esplâncnica, provocando maior diminuição no volume arterial efetivo, com conseqüente ativação dos sistemas neuro-humorais (sistema renina-angiotensina-aldosterona, sistema nervoso simpático e vasopressina), provocando vasoconstrição e disfunção renal.[21,22] O aumento da renina e aldosterona em pacientes com insuficiência renal relacionada com PBE tem sido claramente associado a aumentos nas citocinas inflamatórias (fator de necrose tumoral e interleucina-6), e hormônios vasodilatadores (óxido nítrico).[15,22]

Em pacientes com cirrose, a insuficiência renal aguda pode dever-se à insuficiência pré-renal, à perfusão renal diminuída e à necrose tubular. Existem três causas de insuficiência que podem ser consideradas pré-renais: hipovolemia, sepse e síndrome hepatorrenal. Pode ocorrer também em conseqüência da administração de antiinflamatórios não-esteróides ou contrastes radiológicos administrados por via intravenosa.[21,23,24]

Estudo publicado em 2005[19] avaliou de forma prospectiva 106 pacientes com cirrose e sepse não relacionada com PBE e 100 pacientes cirróticos sem infecção, observando o desenvolvimento de insuficiência renal em 27% dos casos no grupo com sepse, comparado com 8% dos casos sem infecção ($p < 0,001$). Em 17 pacientes dentre os 83 que se internaram já com sepse (20%) a insuficiência renal já estava presente no momento do diagnóstico da sepse. A incidência de insuficiência renal em pacientes com sepse dependeu do tipo de infecção, sendo de 66% nos casos de sepse cultura-negativa, 45% nos casos de bacteremia espontânea, 35% em celulite, 29% em pneumonia, 10% nos casos de infecção do trato urinário e 18% em outras infecções ($p = 0,03$). A insuficiência renal foi caracterizada por marcada redução da taxa de filtração glomerular e alta resistência vascular renal, na presença de função tubular preservada, esta indicada pela baixa concentração de sódio urinário, osmolalidade urinária mais elevada que a plasmática e baixa excreção urinária de β2-microglobulinas, um marcador sensível de dano tubular. A proteinúria estava abaixo de 500 mg/dia em todos os pacientes. Pacientes com insuficiência renal apresentavam menor pressão arterial, maior ativação dos sistemas renina-angiotensina-aldosterona e nervoso simpático e maior concentração de peptídeo natriurético atrial do que aqueles sem insuficiência renal. Estes achados indicam que a insuficiência renal em pacientes com cirrose e sepse é caracterizada por grave vasoconstrição com função tubular preservada em presença de marcada diminuição do volume arterial efetivo. No grupo com sepse, a insuficiência renal foi reversível em 76% e irreversível nos outros 24%. Em 6 dos 7 pacientes que apresentaram quadro irreversível, não houve resolução do quadro de sepse apesar do tratamento instituído, ocorrendo o óbito com infecção ativa e falência de múltiplos órgãos. Em contraste, naqueles com quadro reversível a sepse só não foi controlada em 1/22 pacientes ($p < 0,001$).

As variáveis associadas a pior prognóstico nos pacientes com sepse, em análise univariada, foram contagem de leucócitos, temperatura corporal, creatinina sérica, nitrogênio uréico, sódio e potássio séricos, albumina, bilirrubina, tempo de protrombina, classificação de Child-Pugh e escore MELD, presença de ascite e encefalopatia portossistêmica. Na análise multivariada, apenas o escore MELD no momento do diagnóstico mostrou valor prognóstico independente. O valor do escore MELD com maior sensibilidade e especificidade para prever a sobrevida em 3 meses foi 20. A alta capacidade do escore MELD em prever o prognóstico de pacientes com cirrose e sepse não relacionada com a PBE é provavelmente em virtude do fato que este combina o valor prognóstico da insuficiência hepática ao da insuficiência renal.[19] Embora a ocorrência de hiponatremia neste estudo tenha sido bastante comum e correlacionada com mortalidade na análise univariada, não apresentou valor prognóstico quando na análise multivariada.

Mais recentemente, estudo italiano multicêntrico[10] avaliou de forma prospectiva a prevalência e o curso clínico da insuficiência renal induzida por diversos tipos de infecções bacterianas em pacientes com cirrose. Trezentos e nove pacientes foram incluídos, dos quais 75% apresentavam ascite no momento da inclusão. Infecção bacteriana foi detectada em 44% daqueles com ascite e 17% daqueles sem ascite ($p < 0,0001$). Dentre aqueles que desenvolveram infecção bacteriana, insuficiência renal foi observada em 23% dos pacientes sem ascite e 60% daqueles com ascite ($p < 0,025$). A prevalência de insuficiência renal progressiva foi maior naqueles com infecção do trato biliar ou gastrointestinal, PBE e infecção do trato urinário. As variáveis com valor prognóstico foram o escore MELD, contagem sérica de leucócitos e resolução da infecção. As principais conclusões do estudo foram que a insuficiência renal ocorre em todos os tipos de infecção bacteriana e não só naqueles com PBE; insuficiência renal progressiva ocorreu apenas em determinados tipos de infecção bacteriana; a insuficiência renal progressiva ocorreu nestes casos apesar da resolução da infecção. Insuficiência renal foi observada como complicação de todos os tipos de infecção, mas o desenvolvimento de uma forma progressiva ocorreu apenas naqueles com PBE, infecção do trato urinário e biliar ou do trato gastrointestinal. Em contraste com o observado por Terra *et al.*,[19] a forma progressiva ocorreu apesar da resolução da infecção. Parece que a existência de necrose tubular aguda como causa de insuficiência renal progressiva nestes pacientes pode ser excluída, pelo menos no momento do diagnóstico. Este achado, em conjunto com a ocorrência de pressão arterial média diminuída quando comparada àqueles sem insuficiência renal induzida por infecção, sugere que a vasoconstrição renal conseqüente ao subenchimento arterial grave foi o fator determinante causador de insuficiência renal naqueles cirróticos com infecção, bacteriana.[10] Os autores concluem que possivelmente a prevenção da insuficiência renal secundária à infecção deverá ser feita não apenas nos casos de PBE, mas também em outros tipos de infecções.

A SIRS é caracterizada pela presença de duas ou mais das seguintes condições: temperatura maior do que 38°C ou menor que 35°C; freqüência cardíaca maior de 90 bpm; freqüência respiratória acima de 20/min ou $PaCO_2$ menor de 32 mmHg; e contagem de leucócitos acima de 12.000 céls/min, abaixo de 4.000 céls/min ou mais de 10% de formas imaturas.[25] Estudo francês publicado em 2007 avaliou o papel da SIRS em cirróticos com insuficiência renal. Cem pacientes consecutivos de cinco centros franceses foram incluídos, e as causas de insuficiência renal foram hipovolemia (34%), síndrome hepatorrenal sem infecção (17%), com infecção (16%), nefrotoxicidade (2%) e multifatorial (31%). SIRS foi observada em 41%, dos quais 56% sem infecção. A mortalidade hospitalar foi 68% naqueles com SIRS e 33% naqueles sem SIRS ($p = 0{,}001$). Na análise multivariada, o escore MELD e a presença de SIRS, mas não de infecção, foram associados à piora do prognóstico. Os autores concluem que a presença de SIRS, com ou sem infecção, foi o principal fator prognóstico em pacientes cirróticos com insuficiência renal aguda.[26]

Em relação ao tratamento da insuficiência renal associada à sepse, a maioria dos estudos foi realizada em pacientes não-cirróticos. Naqueles com sepse grave, a correção da depleção de volume é crucial para prevenção da necrose tubular aguda.[23,24] Algumas questões permanecem sem resposta – a solução usada deve ser cristalóide ou colóide? Qual solução colóide deve ser administrada?[23,24]

O uso de albumina intravenosa apresenta efeitos benéficos em cirróticos com PBE que desenvolvem insuficiência renal.[16] No entanto, o benefício naqueles que desenvolvem esta complicação não associada à PBE merece estudos.

Em pacientes com choque séptico, a hipotensão pode persistir apesar da reposição adequada de volume, provendo a indicação de uso de catecolaminas.[23,24]

Como a vasoconstrição exerce importante papel na insuficiência renal induzida por sepse, tem sido sugerido que dopamina em baixas doses (menos de 3 μg/kg/min) possa prevenir a ocorrência de necrose tubular aguda naqueles pacientes com sepse grave.[23,24] Entretanto, há controvérsia em relação ao uso de dopamina em cirróticos, já que esta pode acentuar a vasodilatação esplâncnica e aumentar a pressão portal nesta população de pacientes. Esta resposta hemodinâmica pode ser deletéria *per se* em cirróticos.[21,24] Vasopressina e terlipressina promovem vasoconstrição esplâncnica adequada e têm sido usadas não apenas em pacientes com cirrose e SHR, mas também em casos de sepse resistente.[21]

Como o retardo da instituição do tratamento nos distúrbios circulatórios é um fator de risco para necrose tubular aguda naqueles com sepse grave, a instituição de terapia hemodinâmica precoce pode ser benéfica.[23]

Também o grau de gravidade da sepse na admissão em UTI é fator de risco significativo para ocorrência de necrose tubular aguda; portanto, qualquer intervenção que diminua a gravidade da doença pode ser útil. Tem sido sugerido que pacientes cirróticos podem ser beneficiados pela administração de dotrecogin-alfa (uma proteína C recombinante humana ativada que apresenta ação antiinflamatória e anticoagulante), já que cirróticos com sepse apresentam deficiência marcada na atividade da proteína C.[23]

Na população em geral, estudos demonstraram que a mortalidade relacionada com sepse pode ser diminuída pela administração de novos agentes terapêuticos, incluindo anticorpos contra fator de necrose tumoral-alfa, antagonistas dos receptores da interleucina-1, proteína C recombinante humana ativada ou terapia com corticosteróide. Entretanto, nenhum destes fatores foi especificamente avaliado em pacientes com cirrose e sepse grave. Ressalte-se que o achado recente de que insuficiência adrenal ocorre em pacientes com cirrose e sepse grave sugere que estes pacientes poderiam se beneficiar de corticoterapia.[24] No entanto, estudos que avaliem novas abordagens terapêuticas são necessários em cirróticos com sepse.

REFERÊNCIAS BIBLIOGRÁFICAS

1. Schuppan D, Afdhal NH. Liver cirrhosis. *Lancet* 2008;371:838-851.
2. Fernández J, Navasa M, Gómez J *et al.* Bacterial infeccion in cirrhosis: epidemiological changes with invasive procedures and norfloxacin prophylaxis. *Hepatology* 2002;35:140-148.
3. Borzio M, Salerno F, Piantoni L *et al.* Bacterial infection in patients with advanced cirrhosis: a multicentre prospective study. *Dig Liver Dis* 2001;33:41-48.
4. Garsia-Tsao G, Wiest R. Gut microflora in the pathogenesis of the complications of cirrhosis. *Best Pract Res Clin Gastroenterol* 2004;18:353-372.
5. Ghassemi S, Garcia-Tsao G. Prevention and treatment of infections in patients with cirrhosis. *Best Pract Res Clin Gastroenterol* 2007;21:77-93.
6. Rimola A, Soto R, Bory F *et al.* Reticuloendothelial system phagocytic activity in cirrhosis and its relation to bacterial infections and prognosis. *Hepatology* 1984;4:53-58.

7. Garcia-Tsao G. Current management of the complications of cirrhosis and portal hypertension: variceal hemorrhage, ascites and spontaneous bacterial peritonitis. *Gastroenterology* 2001;120:726-748.
8. Navasa M, Rodés J. Bacterial infections in cirrhosis. *Liver Int* 2004;24:277-280.
9. Riordan SM, Williams R. The intestinal floral and bacterial infection in cirrhosis. *J Hepatol* 2000;45:744-757.
10. Fasolato S, Angeli P, Dallagnese L *et al.* Renal failure and bacterial infections in patients with cirrhosis: epidemiology and clinical features. *Hepatology* 2007;45:223-229.
11. Schrier RW, Arroyo V, Bernardi M *et al.* Peripheral arterial vasodilatation hypothesis: a proposal for the initiation of renal sodium and water retention in cirrhosis. *Hepatology* 1988;8:1151-1157.
12. Arroyo V, Coimenero J. Ascites and hepatolorenal syndrome in cirrhosis: pathophysiological basis of therapy and current management. *J Hepatol* 2003;38(Suppl 1):S69-S89.
13. Schrier RW, Wang W. Acute renal failure and sepsis. *N Engl J Med* 2004;351:159-169.
14. Schrier RW, Wang W, Poole B *et al.* Acute renal failure: definitions, diagnosis, pathogenesis, and therapy. *J Clin Invest* 2004;114:5-14.
15. Navasa M, Follo A, Filella X *et al.* Tumor necrosis factor and interleukin-6 in spontaneous bacterial peritonitis in cirrhosis: relationship with the development of renal impairment and mortality. *Hepatology* 1998;27:1227-1232.
16. Sort P, Navasa M, Arroyo V *et al.* Effect of intravenous albumin on renal impairment and mortality in patients with cirrhosis and spontaneous bacterial peritonitis. *N Engl J Med* 1993;341:403-409.
17. Fernández J, Navasa M, Garcia-Pagan JC *et al.* Effect of intravenous albumin on systemic and hepatic hemodynamics and vasoactive neurohormonal systems in patients with cirrhosis and spontaneous bacterial peritonitis. *J Hepatol* 2004;41:384-90.
18. Guevara M, Fernández-Esparrach G, Alessandria C *et al.* Effects of contrast media on renal function in patients with cirrhosis: a prospective study. *Hepatology* 2004;40:646-651.
19. Terra C, Guevara M, Torre A *et al.* Renal failure in patients with cirrhosis and sepsis unrelated to spontaneous bacterial peritonitis: Value of MELD escore. *Gastroenterology* 2005;129:1944-1953.
20. Arroyo V, Ginès P, Gerbes AL *et al.* Definition and diagnostic criteria of refractory ascites and hepatorenal syndrome in cirrhosis. International Ascites Club. *Hepatology* 1996;23:164-176.
21. Bertrosian AP, Agarwal B, Douzinas EE. Acute renal dysfunction in liver diseases. World *J Gastroenterol* 2007;13:5552-5559.
22. Tandon P, Garcia-Tsao G. Bacterial infections, sepsis and multiorgan failure in cirrhosis. *Semin Liver Dis* 2008;28:26-42.
23. Moreau R, Lebrec D. Acute renal failure in patients with cirrosis: perspectives in the age of MELD. *Hepatology* 2003;37:233-243.
24. Moreau R, Lebrec D. Diagnosis and treatment of acute renal failure in patients with cirrhosis. *Best Pract Res Clin Gastroenterol* 2007;21:111-123.
25. American College of Chest Physicians-Society of Critical Care Medicine Consensus Conference. Definitions for sepsis and organ failure and guidelines for the use of innovative therapies in sepsis. *Crit Care Med* 1992;20:864-874.
26. Thabut D, Massard J, Gangloff A *et al.* Model for end-stage liver disease escore and systematic inflammatory respose are major prognostic factors in patients with cirrhosis and acute functional renal failure. *Hepatology* 2007;46:1872-1882.

18

Insuficiência Renal Causada por Drogas no Paciente Cirrótico

Aécio Flávio Meirelles de Souza
Fábio Heleno de Lima Pace
Kátia Valéria Bastos Dias Barbosa

INTRODUÇÃO

A história natural da progressão da hepatopatia crônica envolve, quase invariavelmente, o desenvolvimento concomitante de variável grau de disfunção renal. A lesão renal pode estar relacionada com a doença hepática subjacente (p. ex., hepatite viral C, doença de Wilson, hepatopatia alcoólica), com as alterações hemodinâmicas que ocorrem na hepatopatia avançada ou, ainda, podem ser determinadas ou desencadeadas pelo uso de medicações e agentes nefrotóxicos.[1] Efeitos deletérios de fármacos sobre a função renal em pacientes cirróticos têm sido descritos desde tempos mais remotos.[2] Na atualidade, representam um desafio clínico na abordagem do paciente com hepatopatia crônica, haja vista a própria complexidade da doença, associada ao uso cada vez mais freqüente, principalmente durante intercorrências clínicas, de múltiplos agentes terapêuticos, muitos dos quais individualmente ou em combinação têm o potencial de desenvolver nefrotoxicidade ou agravar a disfunção renal prévia.

DISFUNÇÃO RENAL NO PACIENTE CIRRÓTICO

A base fisiopatológica para as alterações na hemodinâmica circulatória do paciente hepatopata crônico fundamenta-se na presença e agravamento da hipertensão portal, no desencadeamento de disfunção circulatória, com sucessiva estimulação homeostática do sistema renina-angiotensina, sistema nervoso simpático e hormônio antidiurético que, em última análise, concorrem para determinar vasoconstrição renal, conseqüentemente, retenção de sódio e água e deterioração da função renal.

Esta cascata de eventos neuro-hormonais implica na redução da capacidade renal de excretar sódio e água livre, sendo a diminuição da perfusão renal, concomitante à redução do gradiente de filtração glomerular (GFG), as principais anormalidades da função renal relacionadas com a presença de cirrose, cujo curso evolutivo é, na maioria das vezes, progressivo.[4] A progressão da disfunção renal no cirrótico foi descrita e subdividida em cinco fases sucessivas (Quadro 18-1).

Portanto, considerando este painel de anormalidades, o paciente com hepatopatia crônica convive num ambiente crítico que lhe confere, de forma particular, maior suscetibilidade para o desenvolvimento de lesões renais, desencadeadas por agentes potencialmente nefrotóxicos. Não obstante, a síndrome hepatorrenal,[6] e, outrossim, as diversas formas de apresentação clínica da falência renal – necrose tubular aguda, nefrite intersticial, glomerulopatias – configuram-se entre as principais causas de morbimortalidade no paciente cirrótico, consistindo, sobretudo, em um evento preditivo e determinante do prognóstico.[7]

PRINCIPAIS CLASSES DE MEDICAMENTOS CORRELACIONADOS COM A NEFROTOXICIDADE EM PACIENTES COM HEPATOPATIA CRÔNICA

Drogas com efeito nefrotóxico podem induzir falência renal por diversos mecanismos (Quadro 18-2). Mais comumente, drogas com excreção renal exercem efeito nefrotóxico direto sobre os túbulos renais, induzindo lesão e morte celular, na vigência de necrose tubular aguda ou determinam inflamação no interstício, como na nefrite intersticial aguda. Outros tipos de lesão nefrotóxica tubular incluem a nefrose osmótica induzida por soluções hipertônicas e a obstrução tubular por precipitação de drogas (nefropatias cristalinas).[8]

A necrose tubular aguda é, em geral, um evento dose-dependente que ocorre, mais freqüentemente, em pacientes com alto risco para nefrotoxicidade (idade avançada, disfunção renal preexistente, uso de múltiplos agentes nefrotóxicos) e, caracteristicamente, é de natureza não inflamatória. Em contraste, a nefrite intersticial aguda é uma resposta inflamatória idiossincrásica à exposição por agentes tóxicos.[9]

Quadro 18-1. Fases da progressão da disfunção renal no paciente cirrótico

Fases	Características
FASE 1: Metabolismo anormal de sódio na cirrose compensada	Perfusão renal, GFG e *clearance* de água livre normais, com redução da resposta natriurética
FASE 2: Retenção renal de sódio, ausência de ativação do SRAA e SNS	Perfusão renal, GFG e *clearance* de água livre normais, com retenção primária de sódio e água livre. Início da formação de ascite
FASE 3: Estímulo dos vasoconstritores endógenos com perfusão renal e GFG normais	Retenção intensa de sódio (NaU < 10 mEq/d) e água livre, ativação SRAA e SNS. DC e RVP preservados; rara hiponatremia (ADH normal)
FASE 4: Desenvolvimento da Síndrome Hepatorrenal do tipo 2	Redução moderada e progressiva da perfusão renal e GFG (< 40 mL/min); Creatinina sérica >1,5 mg/dL; deterioração da hemodinâmica circulatória; hiponatremia (ativação ADH)
FASE 5: Desencadeamento da Síndrome Hepatorrenal do tipo 1	Redução intensa e rapidamente progressiva da perfusão renal com aumento de 100% da creatinina sérica com respeito aos valores basais em menos de 2 semanas, para valores superiores a 2,5 mg/dL; falência da hemodinâmica circulatória e hiponatremia grave

GFG = gradiente de filtração glomerular; SRAA = sistema renina-angiotensina-aldosterona; SNS = sistema nervoso simpático; NaU = excreção urinária de sódio; DC = débito cardíaco; RVP = resistência vascular periférica; ADH = hormônio antidiurético.

Algumas drogas podem ser indiretamente nefrotóxicas, via modulação do fluxo sanguíneo intra-renal, por conseguinte, tornando os rins vulneráveis à isquemia. Embora mais raramente, drogas podem desencadear glomerulonefrite ou fenômenos relacionados com vasculites.[8]

Outro fator que contribui para a variabilidade do comportamento farmacocinético das drogas, em pacientes com doença hepática, são as alterações secundárias na função renal que ocorrem durante o curso clínico da cirrose. Esta é freqüentemente alterada como resultado de uma perfusão renal reduzida e um aumento da reabsorção do sódio no túbulo proximal. A discrepância entre o grau de comprometimento da função renal e o nível de creatinina sérica pode ser responsável por subestimar a função renal. Isto se baseia na redu-

Quadro 18-2. Mecanismos possíveis de insuficiência renal induzida por drogas

Nefrotoxicidade direta

Lesão tubuloepitelial

- Necrose tubular aguda (p. ex., aminoglicosídeos, anfotericina B)
- Nefrose osmótica (p. ex., soluções hipertônicas)

Nefrite intersticial

- Nefrite intersticial alérgica aguda (p. ex., cefalosporinas, sulfonamidas, quinolonas)
- Necrose papilar (p. ex., antiinflamatórios não-esteróides)

Doença glomerular

- Glomerulonefrite (p. ex., d-penicilamina, inibidores da enzima de conversão da angiotensina)
- Vasculite renal (p. ex., d-penicilamina, hidralazina)

Uropatia obstrutiva

- Nefropatia cristalina (p. ex., aciclovir)

Nefrotoxicidade indireta

Redução do fluxo sanguíneo intra-renal

- Ex.: antiinflamatórios não-esteróides, inibidores da enzima de conversão da angiotensina

ção da massa muscular e na taxa reduzida de produção hepática de creatina que é o substrato para a produção muscular da creatinina. Esse fato deve ser levado em consideração quando for necessária a correção da dose de medicamentos de toxicidade renal dose-dependente no indivíduo cirrótico.

A seguir, serão discutidos aspectos relevantes implicados na nefrotoxicidade causada por medicações de uso freqüente na abordagem do paciente cirrótico.

Antibióticos

Aminoglicosídeos

Os aminoglicosídeos constituem uma classe de antibióticos que, seja pela eficácia em infecções bacterianas graves por germes gram-negativos, seja pelo custo terapêutico, continuam a ser utilizadas, apesar de ototoxicidade e nefrotoxicidade bem estabelecidas. A insuficiência renal aguda é freqüente, com elevação de creatinina ocorrendo entre 10 a 20% dos casos.[10]

Os aminoglicosídeos são drogas que não se ligam a proteínas, não sofrem metabolização, sendo primariamente excretadas por filtração glomerular. O número de grupos catiônicos contidos na molécula de cada droga desta classe de antibióticos determina o seu potencial de toxicidade.[11] A neomicina é a mais nefrotóxica, sendo proscrito seu uso parenteral. A gentamicina e a tobramicina têm potencial intermediário, e a amicacina, a droga menos nefrotóxica da classe.[12]

Os fatores de risco relacionados com a indução de nefrotoxicidade são os seguintes: tipo de aminoglicosídeo, níveis séricos elevados, dose cumulativa, duração e freqüência da administração, paralelos àqueles relacionados com o paciente, tais como, idade, disfunção renal preexistente, hipoalbuminemia, insuficiência hepática, redução da perfusão renal e o uso concomitante de drogas nefrotóxicas.[13]

A expressão clínica da nefrotoxicidade pelos aminoglicosídeos, freqüentemente evidenciada pela elevação dos níveis de creatinina, ocorre, em geral, após 5 a 10 dias de administração do antibiótico. A insuficiência renal aguda é, caracteristicamente, de caráter não-oligúrico.[8]

Várias medidas preventivas foram propostas para atenuar o risco de nefrotoxicidade: reposição de cálcio, uso concomitante de antibióticos beta-lactâmicos e, até mesmo, o emprego de antioxidantes. No entanto, a intervenção clínica mais aplicada, embora de impacto real controverso, é a administração em dose única diária.[15] Medida importante para o cálculo adequado da dose é a correta determinação da taxa de filtração glomerular, haja vista que, em indivíduos idosos e com baixa massa muscular corpórea, a creatinina sérica pode subestimar a efetiva taxa de filtração glomerular, contribuindo para o uso de doses elevadas e desnecessárias da droga. Todavia, pacientes cirróticos que, em geral, apresentam redução da massa muscular merecem maior atenção. A monitorização da taxa de filtração glomerular deve ser realizada ao longo do tratamento. Ao lado disso, manter o volume circulatório adequado deve ser conduta prioritária. Ressalta-se que ao ser indicado o uso de agentes aminoglicosídeos, principalmente em pacientes idosos e com disfunção renal preexistente, o risco-benefício deve ser devidamente ponderado. Se houver evidência clínica de nefrotoxicidade, a medicação deverá ser substituída e, eventualmente, suporte temporário dialítico poderá ser necessário até a recuperação da função renal.[8]

Vale ressaltar que, na abordagem da encefalopatia hepática, é comum o emprego de neomicina oral ou na forma de enemas via retal, com a finalidade de esterilização da flora colônica. Embora seu potencial nefrotóxico seja alto, é raro o desenvolvimento de necrose tubular aguda quando utilizadas essas vias de administração, dada a absorção sistêmica limitada do fármaco.[8]

Anfotericina B

Com os avanços no suporte clínico e intensivo, que se traduziram em ganho de sobrevida, e a introdução de métodos diagnósticos e terapêuticos invasivos na abordagem do paciente com hepatopatia crônica, imunologicamente comprometido, paralelamente ao uso ampliado de antibióticos de largo espectro, as infecções fúngicas se tornaram freqüentes neste subgrupo de pacientes.[16]

A anfotericina B, agente antifúngico potente e de espectro abrangente, representa uma alternativa terapêutica acessível na maioria dos hospitais da rede pública e privada. No entanto, seu emprego é limitado pelo perfil nefrotóxico. A lesão renal é decorrente de vasoconstrição arterial sistêmica e renal, subseqüente isquemia e alteração na permeabilidade da membrana celular para o sódio e o potássio, ocasionando necrose tubular aguda.[17]

Clinicamente, manifesta-se com elevação de escórias nitrogenadas e oligúria, associados à perda característica dos íons sódio, potássio e magnésio. Os fatores de risco para a toxicidade pela anfotericina incluem insuficiência renal preexistente, uso concomitante de outras substâncias nefrotóxicas, altas doses diárias e cumulativas e depleção de volume.[17]

Medidas preventivas visando à redução dos riscos devem ser estabelecidas. Na vigência do desenvolvimento de nefrotoxicidade, a droga deverá ser substituída por antifúngicos alternativos, tais como fluconazol, voriconazol e caspofungin. Várias formulações lipídicas de anfotericina B estão disponíveis no mercado. Embora mais dispendiosas, representam uma opção secundária, menos agressiva, em pacientes com maior risco.[18]

Penicilinas e cefalosporinas

Antibióticos integrantes da classe das penicilinas e das cefalosporinas são de emprego freqüente no paciente cirrótico. Estão indicadas no tratamento de infecções pulmonares e renais, comuns em hepatopatas crônicos, bem como representam, ao lado das quinolonas, a escolha terapêutica no tratamento da peritonite bacteriana espontânea. Embora de ocorrência rara, agentes antimicrobianos destas classes, de perfil farmacológico bastante seguro, podem induzir lesão renal aguda do tipo nefrite intersticial.[16]

A nefrite intersticial aguda é uma lesão inflamatória, de caráter imunoalérgico, condição que afeta os túbulos e interstício renais, resultando em disfunção renal uniformemente reversível. É difícil a identificação de pacientes que apresentam suscetibilidade individual, considerando que se trata de uma reação idiossincrásica.[16]

A apresentação clínica é representada pela elevação aguda das escórias nitrogenadas, associada à insuficiência renal não-oligúrica, de ocorrência, aproximadamente, 2 semanas após o início do tratamento, podendo ser mais precoce em pacientes previamente sensibilizados. Manifestações sistêmicas incluem febre, artralgia, *rash* cutâneo e eosinofilia típicas das reações de hipersensibilidade. As anormalidades urinárias correspondem à presença de piúria, eosinofilúria e proteinúria leve.

O tratamento envolve a suspensão da medicação. A resolução completa dos sintomas e a recuperação da função renal requerem semanas ou meses. Em casos selecionados, o emprego de corticoterapia com prednisona na dose de 0,5 a 1 mg/kg/d por 1 a 4 semanas pode ser benéfico para a recuperação da função renal.[19]

Outras classes de antibióticos, de interesse na abordagem do paciente cirrótico, podem causar nefrite intersticial aguda: as sulfonamidas (clinicamente também se manifesta com *rash* cutâneo), fluroquinolonas, rifampicina, além da vancomicina.[16]

Antiinflamatórios não-esteróides

Pacientes com doença hepática crônica, em especial aqueles já com cirrose estabelecida, podem apresentar retenção de água e sódio graças ao uso de antiinflamatórios não-esteróides (AINEs). Isto ocorre em virtude de os AINEs inibirem as enzimas ciclooxigenase-1 (COX-I) e COX-2 que são responsáveis pela síntese de prostaglandinas. Estas são importantes vasodilatadores renais que contribuem de modo significativo para a manutenção da perfusão renal. Insuficiência renal tem sido descrita com uso de vários AINEs, como aspirina, indometacina, ibuprofeno.

São grupo de risco para o desenvolvimento de nefrotoxicidade induzida por AINEs, portadores de insuficiência renal e indivíduos com redução da perfusão renal, como os cirróticos com hipertensão portal e ascite. Nestes casos a manutenção da perfusão renal está diretamente ligada à produção de prostaglandinas, cuja produção é inibida pelo uso de AINEs, levando à vasoconstrição renal, retenção de sódio e água, o que resulta no surgimento de falência renal, edema e ascite. Geralmente, após a suspensão dos AINEs a função renal se normaliza em torno de 3 a 5 dias. Em geral, cerca de 5% dos pacientes que utilizam AINEs podem desenvolver comprometimento da função renal, sendo que os cirróticos apresentam uma marcada incidência destes efeitos colaterais. Nestes pacientes, a perfusão renal adequada depende fortemente da ação vasodilatadora das prostaglandinas, que se opõem aos efeitos sistemas vasoconstritores hiperativados, para a preservação da função renal. A nefrotoxicidade associada aos AINEs parece estar relacionada com o tipo do medicamento, a dose e a duração do mesmo. A indometacina é a principal causadora de efeitos renais adversos, enquanto o ácido acetilsalicílico é o que menos altera a função renal. O uso simultâneo de outras substâncias nefrotóxicas, como aminoglicosídeos, por exemplo, potencializa os efeitos colaterais dos AINEs.[20]

Teoricamente, os inibidores da ciclooxigenase (COX-2), se empregados por períodos curtos, seriam desprovidos de nefrotoxicidade. Entretanto, nos cirróticos seus efeitos nefrotóxicos ainda não estão claramente definidos, necessitando estudos adicionais. Deste modo, a aspirina e os AINEs devem ser evitados em pacientes cirróticos, pelo risco potencial de complicações renais. Em casos de extrema necessidade deve ser evitado o uso da indometacina, dando-se preferência aos inibidores da COX-2 por curtos períodos ou, alternativamente, os antiinflamatórios esteróides.

Diuréticos

Os diuréticos compõem um grupo de drogas freqüentemente utilizadas em portadores de cirrose hepática. Habitualmente, furosemida e espironolactona são prescritas para o tratamento da ascite relacionada com a hipertensão portal. Atuam, basicamente, por aumento da natriurese (inibição da captação de sódio no ramo ascendente da alça de Henle) e redução dos níveis de aldosterona (antagonismo da aldosterona) secundariamente elevados no cirrótico, respectivamente.

Para o tratamento da ascite no cirrótico é necessário respeitar a quantidade diária de mobilização de líquido ascítico. Dessa forma, indivíduos com ascite e edema de membros inferiores podem perder até 1.000 mL/dia, enquanto naqueles sem edema a perda permitida não deve exceder 500 mL/dia. A extrapolação destes limites diários pode mobilizar líquido do espaço intravascular e, por conseguinte, levar ao surgimento de insuficiência renal do tipo pré-renal. Caso haja evidência de comprometimento da função renal após a instituição da terapia diurética, esta deve ser imediatamente suspensa, e pode ser necessária a reposição volêmica para reversão da falência renal. A nefrite intersticial aguda induzida pela furosemida é de incidência rara, e portadores de cirrose hepática não parecem ter suscetibilidade aumentada.[21]

Anti-hipertensivos

Inibidores da enzima conversora de angiotensina e bloqueadores de receptores da angiotensina

Os inibidores da enzima conversora de angiotensina (IECA) e os bloqueadores de receptores de angiotensina (BRA) são drogas anti-hipertensivas extremamente eficazes e com número reduzido de eventos adversos. São eficazes no tratamento da hipertensão arterial principalmente em situações de hiper-reninemia (idosos e brancos). Estas drogas foram experimentadas no tratamento da ascite em portadores de cirrose hepática; entretanto a incidência de efeitos colaterais, tais como hipotensão arterial e piora da função renal, tem desestimulado o seu uso neste contexto clínico.

Portadores de cirrose hepática são especialmente suscetíveis aos efeitos colaterais destas drogas. Para que possamos compreender este fato é necessária a revisão de alguns conceitos. A taxa de filtração glomerular é habitualmente regulada pelo tônus vasomotor das arteríolas aferentes e eferentes renais. Em situações de comprometimento da perfusão renal, como observada em cirróticos, a taxa de filtração glomerular é mantida principalmente pela vasodilatação das arteríolas aferentes e vasoconstrição das eferentes. Como já postulado, o paciente cirrótico apresenta alterações hemodinâmicas que resultam na ativação de sistemas vasoconstritores que levam à hipoperfusão renal secundária à vasoconstrição das arteríolas renais aferentes. Os IECA e os BRA podem reduzir a taxa de filtração glomerular por inibição da angiotensina II que é responsável pela vasoconstrição das arteríolas eferentes. Portanto, no cirrótico a vasoconstrição das arteríolas aferentes inerentes a suas alterações hemodinâmicas associada à perda da vasoconstrição das arteríolas eferentes produzida por estas drogas explica a maior suscetibilidade destes indivíduos no desenvolvimento de falência renal.

Classicamente, a piora da função renal é observada 3 a 5 dias após o início da droga, e a insuficiência renal que se instala é do tipo pré-renal. Qualquer situação de hipoperfusão renal (choque, insuficiência cardíaca descompensada, estenose arterial renal bilateral, cirrose hepática) é fator predisponente para o surgimento da falência renal. Portanto, é recomendado que portadores de cirrose hepática e ascite não utilizem tais drogas.[8]

Imunossupressores

Apesar da melhora dramática da sobrevida do enxerto e do paciente submetido ao transplante de fígado observada após a introdução dos inibidores de calcineurina o seu uso pode ser limitado em função de sua nefrotoxicidade. O surgimento de insuficiência renal no pós-transplante hepático é freqüente. Em um estudo que envolveu 883 pacientes submetidos ao transplante hepático a incidência de doença renal crônica (DRC) após um período de acompanhamento de 10 anos foi de 8%.[22] A infecção crônica pelo VHC e o uso de inibidores de calcineurina (ciclosporina ou tacrolimus) foram fatores de risco associados ao desenvolvimento de DRC no pós-transplante hepático.

Estudos têm demonstrado que a ciclosporina causa vasoconstrição das arteríolas renais o que resulta na redução do fluxo renal e na diminuição da taxa de filtração glomerular; entretanto o mecanismo exato de nefrotoxicidade permanece não esclarecido.

A insuficiência renal induzida por estas drogas pode se manifestar clinicamente por falência renal aguda reversível ou desenvolvimento de doença renal crônica (DRC) de caráter irreversível. A nefrotoxicidade com comprometimento agudo da função renal, relacionada com estes agentes, se manifesta clinicamente por hipertensão, hipercalemia, acidose tubular renal, aumento da reabsorção de sódio e oligúria. Tais efeitos são observados semanas ou meses após o início das drogas e são claramente dose-dependentes e relacionados com as concentrações séricas destas drogas. Por outro lado, a DRC induzida por estes agentes não tem relação com os níveis séricos destas drogas e pode ocorrer sem disfunção renal aguda prévia.

Não está estabelecido se as novas drogas desta classe – sirolimus – têm um menor potencial nefrotóxico quando comparado à ciclosporina. O uso de medidas visando à prevenção da insuficiência renal tem sido instituído. Estudos são conflitantes se o uso de bloqueadores de canais de cálcio tem efeito protetor na prevenção da falência renal induzida por estes agentes. Kuypers *et al.* demonstraram melhor função do enxerto ao final de dois anos em pacientes submetidos a transplante renal cadavérico em uso de ciclosporina.[8,23]

Outras classes de drogas com potencial nefrotoxicidade

Contrastes radiográficos

Radiocontrastes iodados determinam lesão renal por vários mecanismos, compreendendo desde alterações hemodinâmicas isquêmicas à agressão direta das células tubulares renais.[24] Constituem um grupo de grande significância clínica, dado o uso cada vez mais freqüente e necessário de métodos de imagem na avaliação propedêutica de pacientes cirróticos. A patogênese da nefropatia por contraste resulta em hipoxemia medular, possivelmente mediada por alterações na liberação de óxido nítrico, endotelina e adenosina, paralelamente a efeitos citotóxicos diretos do meio de contraste, determinando necrose tubular aguda.[25]

A presença de disfunção renal preexistente, diabetes melito, hipertensão arterial e idade avançada são os principais fatores predisponentes. Como é freqüente a redução do *clearance* de creatinina no hepatopata crônico, a suscetibilidade destes pacientes às lesões renais pelo contraste iodado é considerável. A ocorrência de nefrotoxicidade grave varia de 1 a 13%, podendo ser progressiva e irreversível em pacientes com lesão renal prévia subjacente.[16]

A falência renal induzida por contrastes radiológicos manifesta-se clinicamente em 12 a 24 horas, com perfil não-oligúrico, sendo a elevação da creatinina, mais freqüentemente, moderada e transitória, com recuperação da função renal em três a cinco dias. No entanto, alguns pacientes experimentam elevação progressiva das escórias nitrogenadas, atingindo níveis dialíticos rapidamente.[26]

O risco de nefrotoxicidade pode ser minimizado com hidratação prévia com solução salina isotônica (1 mL/kg/h – intervalo de 6-12 horas prévias e posteriores ao exame), com alguns autores advogando o uso de soluções alcalinas com bicarbonato de sódio.[27] A medida mais promissora, a despeito de críticas, parece ser o emprego profilático de acetilcisteína 1.200 mg/dia, em duas doses, na véspera e no dia do exame, sobretudo em pacientes com *clearance* inferior a 60 mL/minuto.[28] Contudo, em pacientes de maior risco, a opção pela ultra-sonografia e pela ressonância magnética é a alternativa mais apropriada.

Soluções hiperosmolares

O uso de agentes hiperosmolares (amido hidroxietílico, dextrana) para expansão plasmática tem sido relacionado com ocorrência de lesão renal do tipo nefrose osmótica, com lesão tubular proximal e subseqüente disfunção renal.[29]

Vale ressaltar que, em virtude do alto custo da expansão plasmática com albumina, eventualmente estes agentes são empregados como expansores alternativos em pacientes cirróticos. É importante a ciência de que, além de definidamente não substituírem o emprego da albumina,[30] podem agravar ou induzir lesão renal aguda.

Soluções hiperosomolares devem ser utilizadas com precaução em pacientes com disfunção renal prévia. Caso haja opção por utilizá-las, preferir agentes de baixa osmolaridade e com dose máxima diária de 33 mL/kg/dia.[8]

Quelantes do cobre

A d-penicilamina é um agente quelante de cobre, empregado no tratamento da doença de Wilson. A administração de d-penicilamina pode determinar proteinúria em 4 a 7% dos pacientes, com gravidade suficiente para determinar síndrome nefrótica. A proteinúria, que pode estar associada à azotemia leve, geralmente resulta de nefropatia membranosa. Raramente, ocorre glomerulonefrite rapidamente progressiva acompanhada de alveolite hemorrágica (síndrome de Goodpasture). A proteinúria desaparece após interrupção do tratamento, podendo prolongar-se, no entanto, por meses. O uso de corticosteróides pode ser necessário em casos mais graves e sem remissão clínica espontânea.[31]

Antivirais

A nefrotoxicidade associada ao Interferon (IFN), embora rara, tem sido descrita desde a década de 1980 principalmente em ensaios clínicos na área de oncologia. Em indivíduos com doença hepática crônica há relatos de toxicidade renal associada ao IFN em portadores de cirrose hepática induzida pelo vírus da hepatite C (VHC). Na literatura médica publicada até o ano de 2002 há 17 casos de nefrotoxicidade relacionada com o IFN. Destes, dois são descritos em portadores de hepatite crônica C e dois em pacientes com infecção crônica pelo vírus da hepatite B (VHB). A principal manifestação clínica da nefrotoxicidade relacionada com o IFN é proteinúria. Esta pode ocorrer em 15 a 20% dos indivíduos tratados com IFN, mas de um modo geral esta é leve, reversível e sem significado clínico. Quando ocorre doença renal significativa a apresentação clássica é insuficiência renal aguda associada ou não à síndrome nefrótica. Tipicamente a falência renal surge precocemente e é usualmente reversível após a interrupção do tratamento. Entre os 17 casos descritos, os achados histológicos observados em 10 são bastante variáveis, não havendo um padrão típico de lesão. Há achados compatíveis com necrose tubular aguda, nefrite intersticial, glomerulonefrite membranosa, membranoproliferativa e segmentar focal entre outros. Há a hipótese de que os casos descritos em portadores de hepatite crônica C sejam, na verdade, indivíduos com doença renal induzida pelo VHC não identificada antes do tratamento e exacerbada durante a terapia antiviral com IFN. O papel da ribavirina no surgimento da nefrotoxicidade não se encontra definido. Não há casos descritos de doença renal induzida pela monoterapia com ribavirina; entretanto, é possível que a ribavirina atue de forma sinérgica na indução da falência renal associada ao IFN, mas ainda não há comprovação científica.

Possivelmente, a nefrotoxicidade associada ao IFN é idiossincrásica. Apesar de ocorrer raramente é necessária a supervisão sistemática da função renal em indivíduos tratados com INF.[32]

MANUSEIO DE MEDICAMENTOS EM PORTADORES DE DOENÇA HEPÁTICA

A doença hepática pode alterar substancialmente a farmacodinâmica de várias drogas, por meio da diminuição da atividade enzimática provocada pela insuficiência funcional do órgão, como também pela redução do fluxo sanguíneo hepático, desviado pelos *shunts* portossistêmicos intra ou extra-hepáticos. Associa-se a esses fatores a hipoalbuminemia, observada, com freqüência, em portadores de doença hepática. Desse modo, eles apresentam uma importante alteração na farmacocinética de várias drogas, levando a uma redução do seu clareamento sistêmico e aumentando seus efeitos adversos. O Quadro 18-3 resume algumas drogas que devem ser evitadas em pacientes com cirrose.

Quadro 18-3. Drogas que devem ser evitadas em portadores de cirrose hepática

Drogas	Eventos adversos
Inibidores da enzima conversora de angiotensina e bloqueadores dos receptores da angiotensina	Insuficiência renal aguda, hipotensão arterial, resistência à terapia diurética
AINEs	Insuficiência renal aguda, sangramento gastrointestinal, inibição da agregação plaquetária
Aminoglicosídeos	Insuficiência renal aguda
Benzodiazepínicos	Encefalopatia hepática

Os pacientes com hepatopatias agudas apresentam diminuição da atividade enzimática, em função da necrose hepatocitária. Nesses casos, o fluxo sanguíneo hepático está normal ou até aumentado, não afetando, inicialmente, o metabolismo das drogas com altas taxas de excreção, como o propranolol, mas principalmente daquelas que têm baixas taxas de excreção, como o diazepam, cuja eliminação está relacionada primordialmente com a integridade do hepatócito.

Nos portadores de cirrose hepática, a disponibilidade dos medicamentos é mediada por numerosos fatores. A doença hepática crônica, com conseqüente diminuição da massa celular funcionante, acarreta redução da atividade enzimática, alterando a capacidade intrínseca do fígado para eliminar as drogas, modificando profundamente o metabolismo e a eliminação de algumas delas. As derivações portossistêmicas provocadas pela hipertensão portal diminuem a eliminação dos medicamentos, sobretudo daqueles com altas taxas de excreção, como o propranolol e a lidocaína. Elas retardam a sua eliminação pré-sistêmica pelo desvio do fluxo sanguíneo hepático, aumentando conseqüentemente a disponibilidade sistêmica do medicamento e, em virtude disso, podendo também aumentar os efeitos colaterais determinados por esses fármacos. A hipoalbuminemia que ocorre na cirrose hepática relaciona-se com a taxa de ligação protéica das drogas, acarretando aumento do volume de distribuição da fração não ligada às proteínas séricas, intensificando também a sua biodisponibilidade, o que tem sido demonstrado em cirróticos, com certas substâncias, como o diazepam e a ampicilina, entre outras.

Outro fator que contribui para a variabilidade do comportamento farmacocinético das drogas, em pacientes com doença hepática crônica, são as alterações secundárias na função renal que ocorrem durante o curso clínico da cirrose, como já enunciado anteriormente.

Alguns medicamentos, como a digoxina, têm sua eliminação pouco alterada com a insuficiência hepática, porque são fracamente metabolizados pelo fígado e têm alta taxa de excreção renal. Na maioria dos casos, as substâncias que requerem transformação hepática para sua eliminação têm depuração alterada. Isso deve ser sempre levado em consideração quando são medicados portadores de hepatopatias, assinalando-se, ainda, como já foi descrito, que o comportamento dos pacientes com doença hepática aguda difere daqueles com hepatopatias crônicas. Além do mais, os pacientes com doença descompensada, manifestada pela presença de icterícia, ascite ou encefalopatia, reagem diferentemente daqueles cuja lesão é menos grave.

Os derivados benzodiazepínicos, como o clordiazepóxido e o diazepam, são inicialmente oxidados (fase I) para, a seguir, serem conjugados com o ácido glicurônico (fase II), sendo eliminados na urina como glicuronídeos. Os portadores de hepatopatias agudas e crônicas apresentam redução do clareamento e aumento da meia-vida dessas substâncias. Os inibidores enzimáticos, como a cimetidina, que retardam o metabolismo de alguns medicamentos que utilizam a via oxidativa, reduzem o metabolismo do diazepam, prolongando sua eliminação, aumentando seus efeitos indesejáveis. Os compostos, como o oxazepam e o lorazepam, que não necessitam da fase oxidativa, sendo conjugados diretamente com o ácido glicurônico, não têm seu metabolismo alterado com a doença hepática. Inversamente ao que ocorre com outros derivados benzodiazepínicos, eles não apresentam alterações metabólicas se usados concomitantemente com drogas inibidoras enzimáticas, sendo então os tranqüilizantes mais seguros a serem indicados para os pacientes com insuficiência hepática.

Não há alterações significativas no metabolismo e eliminação da clorpromazina nos cirróticos. Para explicar o aumento dos efeitos indesejáveis que ela acarreta, tem-se sugerido um provável aumento da sensibilidade cerebral dos hepatopatas a essa droga.

A meia-vida de eliminação do fenobarbital está aumentada em até uma vez e meia, havendo redução da excreção urinária dos seus metabólitos. Alterações do metabolismo de outros derivados barbitúricos têm sido demonstradas, provavelmente relacionadas com a hipoalbuminemia que se observa em hepatopatas crônicos.

A morfina é metabolizada pela conjugação com o ácido glicurônico, sendo eliminada na bile e na urina. Os portadores de hepatopatias apresentam pequena alteração do metabolismo dessa substância, possivelmente relacionada com a taxa de albumina sérica. No entanto, os pacientes cirróticos têm marcada sensibilidade para a morfina, de modo semelhante ao que se observa com a clorpromazina.

O clareamento sistêmico da meperidina está diminuído nos portadores de hepatite aguda, em conseqüência da redução da atividade enzimática, como também nos hepatopatas crônicos em virtude de formação de derivações portossistêmicas.

Já os salicilatos apresentam metabolismo retardado em pacientes cirróticos pela hipoalbuminemia e pela redução da eliminação pré-sistêmica o que agrava seus efeitos nefrotóxicos.

A transformação da prednisona em prednisolona, que é o composto ativo, é feita pelo metabolismo hepático. Nos hepatopatas, uma menor concentração do composto ativo tem sido demonstrada, quando se usa prednisona, enquanto maiores níveis são obtidos com a prednisolona. No entanto, não se evidenciaram diferenças significativas nos resultados quando se utiliza qualquer das duas drogas. Os pacientes com hipoalbuminemia e que recebem tratamento prolongado com esteróides desenvolvem efeitos colaterais mais intensos e mais graves pela maior quantidade de droga livre não ligada às proteínas plasmáticas, duplicando esses efeitos indesejáveis quando a concentração de albumina sérica é menor que 2,5 g/100 mL.

Algumas substâncias antimicrobianas têm seu metabolismo alterado nos portadores de doença hepática, geralmente com aumento da sua meia-vida de eliminação. Ampicilina, lincomicina, clindamicina, rifampicina, isoniazida, cloranfenicol são exemplos de medicamentos que necessitam ser usados cautelosamente nos hepatopatas. Outros antibióticos, como as penicilinas e as cefalosporinas, podem ser usados com segurança, devendo ajustarem-se às doses, no entanto, quando em presença de insuficiência hepatorrenal. As tetraciclinas devem ser evitadas, nos pacientes com grave insuficiência hepática, pelo seu potencial hepatotóxico.

A maior dificuldade para o manuseio seguro de uma droga em um paciente acometido de doença hepática é a inexistência de um parâmetro confiável, que possa ser avaliado rotineiramente e que forneça uma relação entre o grau de insuficiência hepática e o ajuste a ser feito na dose da substância administrada. Enquanto a determinação das taxas de creatinina sérica norteia o uso de muitos medicamentos nos portadores de insuficiência renal, os testes de função hepática não refletem, de modo satisfatório, a evolução do metabolismo das drogas usadas em hepatopatas.

No entanto, alguns conceitos têm contribuído para um uso mais racional dos medicamentos nos cirróticos. A classificação de Child-Pugh é o método mais usado para acessar a gravidade da doença hepática e estimar seu prognóstico. Admite-se, também, que ele possa ser útil no ajuste da terapêutica a ser utilizada pelos cirróticos. Assim, pacientes com cirrose hepática compensada, Child-Pugh A, têm provavelmente mínimas alterações do clareamento das drogas. Neste caso, doses normais podem ser prescritas inicialmente para estes pacientes. Já aqueles com doença hepática grave, Child-Pugh C, necessitam pelo menos uma redução inicial de 50% da dose dos medicamentos que são metabolizados pelo fígado. As drogas eliminadas por glicuronização devem ser preferidas àquelas eliminadas por oxidação. A administração oral dos medicamentos, com altas taxas de excreção hepática, deve ser cuidadosa, com redução na sua dosagem usual, em virtude da possibilidade de maior concentração sanguínea. A sensibilidade aumentada dos cirróticos para muitos medicamentos, como diuréticos, sedativos e aminoglicosídeos, entre outros, deve ser lembrada no seu manuseio. Assim sendo, a administração de medicamentos aos pacientes com doença hepática deve ser criteriosa, individualizando-se a dose de acordo com a resposta terapêutica a ser obtida.

REFERÊNCIAS BIBLIOGRÁFICAS

1. Davis CL, Gonwa TA, Wilkinson AH. Pathophysiology of renal disease associated with liver disorders: implications for liver transplantation. Part I. *Liver Transplantation* 2002 Feb.;8(2):91-109.
2. Perez-Ayuso RM, Arroyo V, Camps J *et al.* Effect of demeclocycline on renal function and urinary prostaglandin E2 and kallikrein in hyponatremic cirrhotics. *Nephron* 1984;36(1):30-37.
3. Gines P, Fernandez-Esparrach G, Arroyo V *et al.* Pathogenesis of ascites in cirrhosis. *Semin Liver Dis* 1997;17(3):175-189.
4. Arroyo V, Gines P. Arteriolar vasodilation and the pathogenesis of the hyperdynamic circulation and renal sodium and water retention in cirrhosis. *Gastroenterology* 1992 Mar.;102(3):1077.
5. Arroyo V, Gines P, Gerbes AL *et al.* Definition and diagnostic criteria of refractory ascites and hepatorenal syndrome in cirrhosis. International Ascites Club. *Hepatology* 1996 Jan.;23(1):164-176.
6. Arroyo V, Fernandez J, Gines P. Pathogenesis and treatment of hepatorenal syndrome. *Semin Liver Dis* 2008 Feb.;28(1):81-95.
7. Schepke M, Appenrodt B, Heller J *et al.* Prognostic factors for patients with cirrhosis and kidney dysfunction in the era of MELD: results of a prospective study. *Liver Int* 2006 Sept.;26(7):834-839.
8. Pannu N, Nadim MK. An overview of drug-induced acute kidney injury. *Crit Care Med* 2008 Apr.;36(4 Suppl):S216-23.
9. Perazella MA. Drug-induced renal failure: update on new medications and unique mechanisms of nephrotoxicity. *Am J Med Sci* 2003 June;325(6):349-362.
10. Rybak MJ, Abate BJ, Kang SL *et al.* Prospective evaluation of the effect of an aminoglycoside dosing regimen on rates of observed nephrotoxicity and ototoxicity. *Antimicrob Agents Chemother* 1999 July;43(7):1549-1555.
11. Humes HD. Aminoglycoside nephrotoxicity. *Kidney Int* 1988 Apr.;33(4):900-911.
12. Bennett WM, Wood CA, Houghton DC *et al.* Modification of experimental aminoglycoside nephrotoxicity. *Am J Kidney Dis* 1986 Nov.;8(5):292-296.
13. Bertino JS Jr, Booker LA, Franck PA *et al.* Incidence of and significant risk factors for aminoglycoside-associated nephrotoxicity in patients dosed by using individualized pharmacokinetic monitoring. *J Infect Dis* 1993 Jan.;167(1):173-179.
14. Perez de la Cruz MJ, Cadorniga R, Ochoa MC *et al.* Chronopharmacokinetics and calcium in the prevention of gentamicin-induced nephrotoxicity in rabbits. *Biopharm Drug Dispos* 1998 Sept.;19(6):407-412.
15. Barza M, Ioannidis JP, Cappelleri JC *et al.* Single or multiple daily doses of aminoglycosides: a meta-analysis. *BMJ* 1996 Feb. 10;312(7027):338-345.
16. Taber SS, Mueller BA. Drug-associated renal dysfunction. *Crit Care Clin* 2006 Apr. 22; viii (2):357-374.
17. Joannidis M. Drug-induced renal failure in the ICU. *Int J Artif Organs* 2004 Dec.;27(12):1034-1042.
18. Walsh TJ, Finberg RW, Arndt C *et al.* Liposomal amphotericin B for empirical therapy in patients with persistent fever and neutropenia. National Institute of Allergy and Infectious Diseases Mycoses Study Group. *N Engl J Med* 1999 Mar. 11;340(10):764-771.
19. Rossert J, Ronco P. [How to slow the progression of chronic renal insufficiency]. *Rev Prat* 2001 Feb. 28;51(4):378-384.
20. Whelton A. Nephrotoxicity of nonsteroidal anti-inflammatory drugs: physiologic foundations and clinical implications. *Am J Med* 1999 May 31;106(5B):13S-24S.

21. Westphal JF, Brogard JM. Drug administration in chronic liver disease. *Drug Saf* 1997 July;17(1):47-73.
22. Fisher NC, Nightingale PG, Gunson BK *et al.* Chronic renal failure following liver transplantation: a retrospective analysis. *Transplantation* 1998 July;15;66(1):59-66.
23. Kuypers DR, Neumayer HH, Fritsche L *et al.* Calcium channel blockade and preservation of renal graft function in cyclosporine-treated recipients: a prospective randomized placebo-controlled 2-year study. *Transplantation* 2004 Oct. 27;78(8):1204-1211.
24. Goldenberg I, Matetzky S. Nephropathy induced by contrast media: pathogenesis, risk factors and preventive strategies. *CMAJ* 2005 May 24;172(11):1461-1471.
25. Bertolini L, Meschi M, Detrenis S *et al.* [Serum concentration of some tumor markers in renal failure]. *Recenti Prog Med* 2005 May;96(5):221-225.
26. Weisbord SD, Palevsky PM. Radiocontrast-induced acute renal failure. *J Intensive Care Med.* 2005 Mar./Apr.;20(2):63-75.
27. Merten GJ, Burgess WP, Rittase RA *et al.* Prevention of contrast-induced nephropathy with sodium bicarbonate: an evidence-based protocol. *Crit Pathw Cardiol* 2004 Sept.;3(3):138-143.
28. Goldenberg I, Shechter M, Matetzky S *et al.* Oral acetylcysteine as an adjunct to saline hydration for the prevention of contrast-induced nephropathy following coronary angiography. A randomized controlled trial and review of the current literature. *Eur Heart J.* 2004 Feb.;25(3):212-218.
29. Legendre C, Ducloux D, Ferroni A *et al.* Acyclovir in preventing cytomegalovirus infection in kidney transplant recipients: a case-controlled study. *J Med Virol* 1993;(Suppl 1): 118-122.
30. Moore KP, Wong F, Gines P *et al.* The management of ascites in cirrhosis: report on the consensus conference of the International Ascites Club. *Hepatology* 2003 July;38(1):258-266.
31. Feehally J, Wheeler DC, Mackay EH *et al.* Recurrent acute renal failure with interstitial nephritis due to D-penicillamine. *Ren Fail* 1987;10(1):55-57.
32. Willson RA. Nephrotoxicity of interferon alfa-ribavirin therapy for chronic hepatitis C. *J Clin Gastroenterol* 2002 July;35(1):89-92.

19

Insuficiência Renal Hipovolêmica na Cirrose

José Galvão-Alves

INTRODUÇÃO

A insuficiência renal aguda (IRA) é condição clínica comum de agravamento à saúde e de mortalidade elevada.[1] Acomete cerca de 5 a 7% dos pacientes admitidos em um hospital geral e mais de 30% daqueles conduzidos à unidade de terapia intensiva.[2] Classicamente divide-se em pré-renal, renal e pós-renal, sendo o primeiro tipo responsável pela maioria das falências renais agudas[2] (Quadro 19-1). Na IRA pré-renal o mecanismo patogênico principal é a hipoperfusão renal que, se mantida, culmina em isquemia parenquimatosa e insuficiência renal intrínseca.

A diminuição do fluxo renal relaciona-se com três condições: diminuição do volume circulante, também denominada "hipovolemia verdadeira", vasodilatação devida à alteração na resistência vascular e, por último, baixo débito cardíaco.[3]

O tema por nós abordado refere-se à hipovolemia no paciente cirrótico, onde por princípio já existe vasodilatação sistêmica,[4,5] o que agrava sobremaneira a perfusão renal (Quadro 19-2).

Quadro 19-1. Classificação das insuficiências renais agudas

Insuficiência renal aguda Classificação	
Pré-renal	• Hipovolemia • Baixo débito cardíaco • Vasodilatação sistêmica
Renal (intrínseca)	• Necrose tubular aguda • Glomerulonefrite aguda • Nefrite intersticial aguda
Pós-renal	• Obstrução do trato urinário – Benignas – Malignas

Quadro 19-2. Teoria da vasodilatação arterial na cirrose

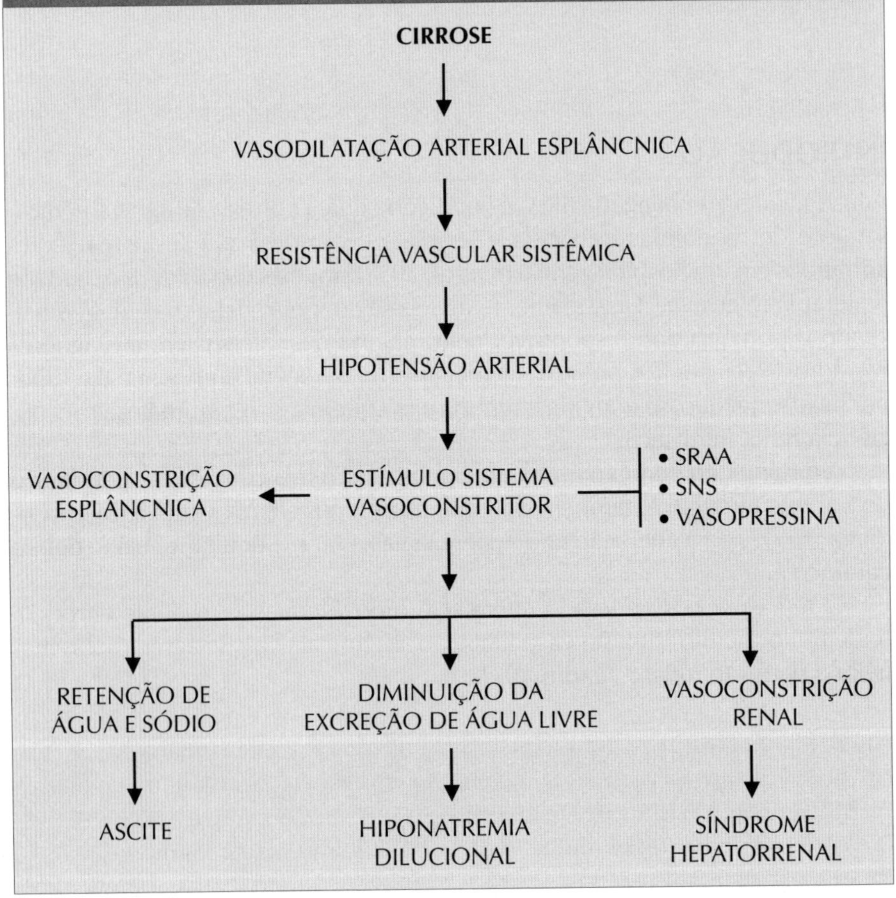

DEFINIÇÃO

Insuficiência renal aguda

Em pacientes previamente saudáveis a IRA é diagnosticada quando o nível de creatinina no soro eleva-se mais do que 50% de seu valor basal ou acima de 1,5 mg%.[6-8] Já em portadores de falência renal preexistente, a IRA é considerada quando a creatinina eleva-se acima de 50% de seu valor inicial.

FISIOPATOLOGIA

O rim no paciente cirrótico é "órgão-alvo" e sujeito a descompensações agudas e crônicas.

De acordo com a teoria da vasodilatação, a desestruturação da arquitetura hepática com conseqüente hipertensão portal sinusoidal e a liberação de drogas vasodilatadoras (óxido nítrico)[4] provocam uma extensa vasodilatação arterial esplâncnica com conseqüente hipotensão arterial sistêmica.[4,5,9] Esta, por sua vez, é percebida por barorreceptores presentes na circulação central que estimulam a síntese de sistemas vasoconstritores endógenos, como o sistema renina – angiotensina – aldosterona (SRAA), sistema nervoso simpático (SNS) – adrenérgico, e a liberação de peptídeo vasoativo, como a vasopressina.[9] Na tentativa de corrigir a vasodilatação esplâncnica e a hipotensão arterial, portanto, a economia humana libera sistemicamente drogas vasoconstritoras que são, também, capazes de aumentar a volemia pela retenção de sódio e água.[9] Como conseqüência, inicialmente equilibra-se a pressão arterial, porém, estes mesmos mediadores agem retendo sódio e água, diminuindo a excreção de água livre e, ainda pior, criando um estado de fragilidade renal através da vasoconstrição de seu sistema arterial.[9]

Portanto, o paciente cirrótico é portador de um "rim isquêmico" e, por conseguinte, extremamente suscetível a variações da perfusão renal.

ESTADOS DE HIPOVOLEMIA

1. **Perda volêmica**:[6,10] aqui identifica-se a "hipovolemia verdadeira" onde a perda de sangue (hemorragia), diarréia, diurese excessiva, grande queimado, pancreatites agudas, peritonites e seqüestros extravasculares provocam um estado de diminuição de volume intravascular com conseqüente má perfusão renal.

Em pacientes com cirrose, sujeitos a todas as condições citadas anteriormente, indubitavelmente destacam-se a diurese excessiva e, em especial, as hemorragias digestivas e as decorrentes de distúrbios de coagulação.

Então, úlceras sangrantes, varizes esofagogástricas rotas, ou um distúrbio hidroeletrolítico podem agravar a isquemia crônica renal e despertar uma insuficiência inicialmente pré e, se mantida, intrínseca do rim.

2. **Alteração da resistência vascular**:[4,5] o estado de vasodilatação sistêmica decorre de sepse, anafilaxia, anestesias e drogas vasodilatadoras, que têm, como denominador comum, a hipotensão arterial e a má perfusão renal. Em pacientes com cirrose essas condições são ainda mais graves por tratar-se de paciente previamente vasodilatado.
3. **Baixo débito cardíaco**: esta condição, com diminuição da fração de ejeção, leva a baixo fluxo renal sendo interpretada pelos rins como um estado de hipovolemia. Isto é visto em inúmeras cardiopatias (choque cardiogênico, insuficiência cardíaca congestiva, tamponamento pericárdico, arritmias e doenças valares) e talvez na cardiomiopatia cirrótica.[11]

Portanto, quando nos defrontamos com o hepatopata crônico, em especial, com o paciente cirrótico, temos um campo propício à má perfusão renal, com um ponto de equilíbrio extremamente estreito.

No paciente cirrótico existe uma tendência à hipotensão arterial em razão da elevação de óxido nítrico no território esplâncnico com conseqüente vasodilatação esplâncnica. Além disso, tem sido sugerido que esses pacientes possam apresentar um déficit contrátil miocárdico que seria caracterizado por elevação de peptídeo natriurético tipo B (BNP) e pró-peptídeo natriurético tipo B (Pró-BNP), dois marcadores de disfunção cardíaca.[12] A resposta cardíaca ao estresse no cirrótico é deprimida. Logo, duas das condições responsáveis por estados hipovolêmicos estão presentes no cirrótico – alterações da resistência vascular[4,5] e baixo débito cardíaco[11,12] – o que o torna candidato constante à hipovolemia (verdadeira e relativa), com agravamento da isquemia renal e falência renal aguda.[8,9,10]

Na cirrose descompensada é quando geralmente se dá a insuficiência pré-renal. Estes pacientes estão mais sujeitos a hemorragias graves por varizes, síndrome de resposta inflamatória sistêmica por sepse, uso abusivo de diuréticos, para controle de edema e ascite, distúrbios gastrointestinais, como diarréia e vômitos, e variadas infecções, como peritonite bacteriana espontânea, infecção urinária, respiratória e da pele.

Estas situações ocorrem num paciente com função renal limítrofe e, portanto, com alto risco de falência aguda. Salienta-se que a insuficiência prérenal é reversível se a causa básica for corrigida.[6,10]

Outro cuidado a ser observado no paciente com cirrose é a descompensação da função renal quando da administração de antiinflamatórios não-esteróides (AINE).[13,14] As prostaglandinas vasodilatadoras (prostaglandina E2 e prostaciclina) são substâncias importantes na manutenção do fluxo sanguíneo renal, especialmente em hepatopatas. Ao bloqueá-los, os AINH estarão contribuindo para uma marcante hipoperfusão renal e subseqüente insuficiência pré-renal.[13,14]

DIAGNÓSTICO

Considerando-se que a IRA ocorre principalmente na cirrose descompensada, o diagnóstico de cirrose não constitui dificuldade. Podem ocorrer situações em que os pacientes apresentem-se com IRA e só então a hepatopatia crônica ser identificada, porém isto não é o habitual. Na realidade o que geralmente preocupa ao clínico é identificar a etiologia da insuficiência renal aguda, o que nem sempre é tão simples.[15]

AVALIAÇÃO CLÍNICA

As manifestações da IRA são bastante pobres e inespecíficas e quando presentes relacionam-se mais freqüentemente com a uremia ou com a doença de base. O débito urinário costuma estar reduzido, e a urina, concentrada. Em se tratando de etiologias pré-renais deve-se observar o estado hemodinâmico com especial atenção para a pressão arterial, hipovolemia, estado infeccioso (febre, calafrio) e distúrbios cardíacos, capazes de ocasionar baixo débito. Este cuidado em se identificar precocemente estas condições nos permite uma intervenção mais rápida impedindo, por vezes, a falência renal tão comum no hepatopata. Uma vez sobrepondo-se ao paciente cirrótico uma uremia, as manifestações extrarenais destas passam a predominar e elevar o risco de óbito.[2,3]

É fundamental uma história adequada do uso de drogas nefrotóxicas em especial de antiinflamatórios não-esteróides, capazes de descompensar gravemente a função renal de um hepatopata. Estas drogas devem ser evitadas ao máximo, senão proibidas.

AVALIAÇÃO LABORATORIAL

A presença de leucocitose com desvio à esquerda pode nos orientar quanto a infecções bacterianas concomitantes; a queda de hemoglobina e hematócrito, de maneira rápida e progressiva, nos alerta para o risco de hemorragia. Devem-se realizar, rotineiramente, radiografia de tórax e ecocardiograma visando à identificação de infecções pulmonares e avaliação estrutural e funcional do coração. Em presença de ascite esta deverá ser puncionada em busca do diagnóstico de peritonite bacteriana espontânea. Ao diagnóstico da uremia pré-renal, devemos associar dados essenciais, como a avaliação funcional do fígado e rins[3,16] (Quadro 19-3).

Quadro 19-3 Avaliação do paciente com cirrose e insuficiência renal
Avaliação hepática
• Testes de função hepática e coagulação
• Testes hematológicos básicos
• US e TC de abdome
• Endoscopia digestiva alta
Avaliação renal
• Creatinina e eletrólitos no soro
• Sódio urinário/24h
• Osmolalidade urinária
• Proteinúria/24h
• Elementos anormais e sedimentos (urina)

Esta conduta, embora pareça primária, é freqüentemente esquecida, e com isto perdemos momentos preciosos ao controle da estabilidade hemodinâmica e conseqüente perfusão renal.

O rim do hepatopata apresenta-se em isquemia, mas seu parênquima é estruturalmente preservado. Logo, na disfunção pré-renal há maior absorção de uréia, fazendo a relação sanguínea desta sobre a creatinina elevada (Quadro 19-4). A excreção urinária de sódio é baixa (< 20 mmol/L), e a osmolalidade, elevada (> 500 mOsm/kg). A elevação da osmolalidade urinária bem como um sedimento (EAS) normal demonstra que os rins estão estruturalmente aptos em sua função (Quadro 19-4).

Devemos estar atentos para o uso de diuréticos, que podem elevar a excreção urinária de sódio. Já o paciente com necrose tubular aguda tem concentração de sódio urinária alta (> 40 mmol/L) e a osmolalidade urinária menor que 350 mOsm/kg.

É fundamental a diferenciação entre insuficiência pré-renal e a necrose tubular aguda já instalada. Assim, no hepatopata crônico por vírus deve-se

Quadro 19-4 Uremia pré-renal	
• Relação BUN/Creatinina	> 20:1
• Concentração de sódio urinário	< 20 mmol/L
• Fração de excreção de sódio	< 1
• Osmolalidade urinária	500 mOsm/Kg
• Sedimento urinário	Inocente

BUN = nitrogênio uréico do sangue.

sempre pesquisar a concentração de crioglobulinas, o fator reumatóide e a concentração de complemento na pesquisa de glomerulonefrite por crioglobulinemia mista.[8,17]

TERAPÊUTICA

O paciente cirrótico com insuficiência pré-renal deve estar internado em uma unidade fechada, onde seus parâmetros clínicos e laboratoriais sejam monitorizados continuamente.

Geralmente trata-se de um "hipovolêmico verdadeiro", cuja reposição hídrica e/ou de sangue, associada ou não a drogas vasoativas, como as catecolaminas em baixa dose, pode reverter o quadro inicial.

Um segundo grupo compreende os pacientes com sepse grave, cuja correção do distúrbio hemodinâmico é imprescindível para evitar-se a necrose tubular aguda. Aqui acreditamos que a reposição de albumina seja o ideal, no entanto, a literatura é controversa quanto a isto.[9,18]

Caso necessitemos da associação de drogas vasoconstritoras, para uma maior estabilidade hemodinâmica, acreditamos que os análogos da vasopressina (Terlipressina) que tem uma potente ação sobre receptores V1 e baixa atividade agonista sobre V2, os análogos da somatostatina (octeotride) que atuam como inibidores do glucagon e os agonistas α-adrenérgicos (midodrine e noradrenalina) sejam os mais indicados.[9,19]

A administração de albumina e terlipressina nos parece ideal pois tem uma ação vasoconstritora direta sobre o território esplâncnico e promove a expansão do volume plasmático. Esta associação melhora a filtração glomerular e reduz o nível de creatinina plasmática.[9,19,20] O uso de dopamina é reservado no hepatopata com comprometimento renal.[19,20]

Por fim recomendamos a busca da causa constante da má perfusão renal pois ao corrigi-la estaremos evitando a lesão renal intrínseca e sua alta morbimortalidade.

REFERÊNCIAS BIBLIOGRÁFICAS

1. Nash K, Hafeez A, Hou S. Hospital-acquired renal insufficiency. *Am J Kidney Dis* 2002;39:930-936.
2. Liu KD, Chertow GM. Acute renal failure. In: Fauci AS, Braunwald E, Kasper DL *et al. Harrison's internal medicine.* New York: McGraw-Hill Medical, 2008. p. 1752-1761.
3. Watnick S, Morring G. Kidney disease. In: Mcphee SJ, Papadakis MA, Tierney JR LM. *Current medical diagnosis and treatment.* New York: McGraw-Hill, 2008. p. 785-815.
4. Iwakiri Y, Groszmann RJ. The hyperdynamic circulation of chronic liver diseases: from the patient to the molecule. *Hepatology* 2006;43(Suppl 1):S121-131.
5. Moreau R, Lebrec D. Molecular and structural basis of portal hypertension. *Clin Liver Dis* 2006;10:445-457.

6. Thadhani R, Pascual M, Bonventie JV. Acute renal failure. *N Engl J Med* 1996;334:1448-1460.
7. Sort P, Navasa M, Arroyo V *et al.* Effect of intravenous albumin on renal impairment and mortality in patients with cirrhosis and spontaneous bacterial peritonitis. *N Engl J Med* 1999;341:403-409.
8. Moreau R. Diagnosis and treatment of acute renal failure in patients with cirrhosis. *Best Practice and Research Clinical Gastroenerology* 2007;21(1):111-123.
9. Cardenas A, Gines P, Rodes J. Renal complications and hepatorenal syndrome. In: Schiffer, Sorrel MF, Maddrey WC. *Schiff's diseases of the liver.* Philadelphia: Lippincort Williams and Wilkins, 2007;497-512.
10. Moreau R, Lebrec D. Acute renal failure in patients with cirrhosis: perspectives in the age of MELD. *Hepatology* 2003;37:233-243.
11. Liu H, Lee SS. Cardiac dysfunction in cirrhosis. In: Arroyo V, Sanhez-Fucyo A, Fernandez-Gomes J *et al. Advances in the therapy of liver diseases.* Barcelona: ARS Medica, 2007. p. 103-113.
12. Henriksen JM, Gotze JP, Fuglsang S *et al.* Increased circulating pro-brain natriuretic peptide (pro BNP) and brain natriuretic peptide (BNP) in patients with cirrhosis: relation to cardiovascular dysfunction and severity of disease. *Gut* 2003;52:1511-1517.
13. Clive DM, Stoff JS. Renal syndrome associated with non-steroid anti-inflammatory drugs. *N Engl J Med* 1984;310:563-572.
14. DE Lédinghen V, Heresbach D, Fourdan O *et al.* Anti-inflammatory drugs and variceal bleeding: a case-control study. *Gut* 1999;44:270-273.
15. Uchino S. The epidemiology of acute renal failure in the world. *Curr Opin Cut Care* 2006;12:538-543.
16. Molitoris BA. Acute kidney injury. In: Goldman L, Ausiello D. *Cecil medicine.* Philadelphia: WB Saunders/Elsevier, 2008. p. 862-866.
17. Couser WG. Glomerulonephritis. *Lancet* 1999;353:1509-1515.
18. Schortgen F, Lacherade JC, Bruneel F *et al.* Effect of hydroxyethylstared and gelatin on renal function in severe sepsis: a multicenter randomized study. *Lancet* 2001;357:911-916.
19. Gines P, Cárdenas A, Arroyo V. Management of cirrhosis and ascites. *N Engl J Med* 2004;350:1646-1654.
20. Sort P, Navasa M, Arroyo V *et al.* Effect of intravenous albumin on renal impairment and mortality in patients with cirrhosis and spontaneous bacterial peritonitis. *N Engl J Med* 1999;341:403-409.

Nefrotoxicidade Biliar e Insuficiência Renal na Cirrose

Gustavo Henrique S. Pereira
João Luiz Pereira

INTRODUÇÃO

A associação entre insuficiência renal aguda (IRA) e icterícia foi inicialmente descrita no início do século XX em pacientes submetidos à cirurgia para descompressão das vias biliares.[1,2] Apesar da incidência relativamente baixa (10%) apresenta uma taxa de mortalidade 5 a 6 vezes superior a encontrada em pacientes que não desenvolvem IRA, números estes que pouco se modificaram nos últimos 25 anos.[3] A lesão renal encontrada nestas circunstâncias é a necrose tubular aguda (NTA), semelhante àquela presente em estados de insuficiência circulatória e choque.[4] Curiosamente, apenas os pacientes ictéricos parecem estar sob maior risco, fundamentalmente graças à maior suscetibilidade à hipotensão após hemorragia no peroperatório.[5-7] Estes achados levaram à formulação de alguns questionamentos:

- Qual o efeito da icterícia na função renal e cardiovascular?
- Qual o mecanismo fisiopatogênico da IRA associada à icterícia obstrutiva?

- A icterícia (colemia) possui um efeito tóxico direto sobre o parênquima renal, independente da IRA associada à hepatopatia aguda/crônica?
- Qual dos componentes da bile é o possível responsável por este fenômeno?

Neste capítulo, discutiremos os mecanismos fisiopatológicos envolvidos na IRA associada à icterícia, seu impacto sobre a morbimortalidade em pacientes submetidos à manipulação cirúrgica das vias biliares, sua profilaxia e tratamento.

FISIOPATOLOGIA

A quase totalidade dos estudos referentes à fisiopatologia foi conduzida em experimentos animais. O modelo mais empregado é a ligadura do ducto biliar principal (LDBP), associada ou não à secção deste. Como os animais submetidos a este procedimento invariavelmente apresentam graus variados de lesão necroinflamatória e disfunção hepáticas, foram estudados animais submetidos à anastomose colédoco-caval (ACC). Este modelo permitiria analisar com maior fidelidade o efeito dos componentes da bile na ausência de lesão hepatocelular. A interpretação dos dados obtidos a partir destes estudos é, contudo, sujeita a vários fatores confundidores: a LDBP e mesmo a ACC, não são modelos de colemia "pura", cursando com graus variados de lesão hepatocitária.[8] Conforme o tempo decorrido após a sua realização e espécie estudada, o mecanismo de lesão renal predominante pode ser devido à icterícia ou à lesão hepatocitária. A própria necessidade de realização dos experimentos sob anestesia, com conhecido efeito sob o sistema cardiovascular e renal, introduz um importante viés à análise dos resultados obtidos[9] (Fig. 20-1).

ALTERAÇÕES CARDIOVASCULARES

Os animais submetidos à LDBP exibem significativas alterações hemodinâmicas. Ainda que apenas em cães ocorra diminuição da resistência vascular periférica (RVP) e da pressão arterial (PA) em estado basal, em todos os modelos de estudo observam-se maior suscetibilidade à depleção volêmica e menor resposta às substâncias vasoconstritoras.[10,11] Estes achados são decorrentes do maior acúmulo de sangue no leito esplâncnico e menor capacidade de constrição no leito vascular periférico,[12] cujo mecanismo celular subjacente é um defeito na expressão de receptores alfa1-adrenérgicos.[13] Os ácidos biliares possuem efeito cronotrópico[14] e inotrópico[15] negativos, mediados pela formação de uma camada sobre a membrana celular dos miócitos e por estímulo vagal[15,16] e por depleção intracelular de glicogênio,[17] respectivamente. Apesar de não se observarem alterações no estado basal, possivelmente em virtude da menor pós-carga a que estão submetidos, nota-se menor resposta contrátil específi-

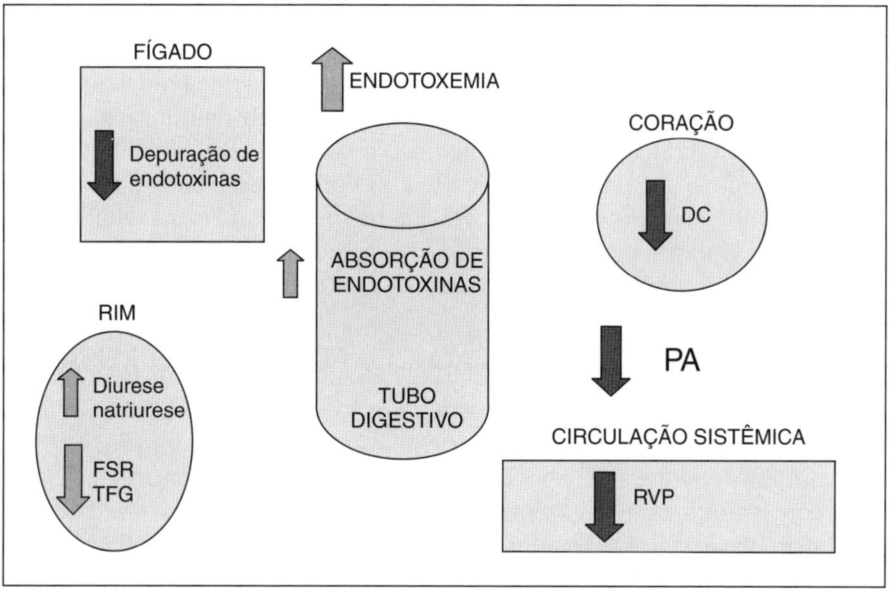

Fig. 20-1

Fisiopatologia da IRA associada à icterícia no pós-operatório.

ca a estímulo de receptores beta-adrenérgicos cardíacos mediado pelo isoproterenol.[18,19] Estes dados apontam para a existência de uma cardiomiopatia induzida pela icterícia. A combinação de diminuição da capacidade de aumento da RVP e do DC torna estes pacientes especialmente suscetíveis às variações pressóricas no período pós-operatório.

ALTERAÇÕES RENAIS

Nos primeiros momentos após a instalação da icterícia, ainda que ocorra diminuição do fluxo sanguíneo renal, mantém-se a taxa de filtração glomerular (TFG), à custa de vasoconstrição ao nível da arteríola eferente mediada por prostaglandinas (PGE2, PGI2).[20] Ocorre aumento da diurese por redução da reabsorção de sódio no túbulo proximal, graças à inibição dos canais de Na^+/H^+ sensíveis à amilorida, possibilitando a excreção de metabólitos cuja eliminação hepática encontra-se diminuída.[21,22]

A exacerbação da diurese persiste por aproximadamente 48-72 horas. A partir deste momento, quando a diminuição da RVP e a das respostas cronotrópicas e inotrópicas cardíacas são máximas, diminuem-se a natriurese e a capacidade de concentração urinária. Mesmo no contexto de diminuição da RVP, ocorre marcante vasoconstrição renal e cerebral.[23] Estes eventos somados contribuem para pôr em risco acentuado de hipotensão e insuficiência renal aguda (IRA) os animais submetidos à LDBP/ACC.

Em animais submetidos à infusão isolada de bile na artéria renal ou na circulação sistêmica são observados apenas os aumentos de natriurese e diurese, sem que ocorra redução do fluxo sanguíneo renal ou da taxa de filtração glomerular.[24] Logo, a alta prevalência de IRA e mortalidade em pacientes com icterícia obstrutiva em pós-operatório decorre de mecanismo extra-renal. A perda volêmica durante a cirurgia tem seu efeito potencializado pela reduzida capacidade de manutenção da circulação e perfusão tissular.

ENDOTOXEMIA E CORRELAÇÃO COM DISFUNÇÃO RENAL

O fígado possui importante papel na depuração de toxinas oriundas do trato digestivo, impedindo sua chegada à circulação sistêmica, num processo de duas fases que envolve interação entre células de Kupffer e hepatócitos.[25] Pacientes com icterícia obstrutiva têm diminuição na eficácia deste processo, o que resulta em níveis séricos elevados de endotoxinas, os quais irão deflagrar uma cascata de eventos biológicos que resultará, dentre outros, em graus variados de disfunção renal.

Entre 25 e 85% dos pacientes com obstrução biliar apresentam endotoxemia, e sua presença possui estreita relação com o desenvolvimento de IRA.[26-29] A ausência de sais biliares no tubo digestivo aumenta a absorção entérica de endotoxinas, o que, somado a diminuição da capacidade de desintoxicação hepática resulta em níveis séricos elevados de endotoxinas. Um dos possíveis mediadores da disfunção circulatória e IRA através da endotoxemia é o óxido nítrico (ON). Níveis elevados de endotoxinas levam ao aumento de produção de citocinas como a IL-1 e o TNF-alfa a partir das células de Kupffer por meio do aumento de expressão da ON-sintase e conseqüente desregulação do GMP cíclico intracelular.[30,31]

PROSTAGLANDINAS E TROMBOXANOS

Outra linha de evidência sugere que os ácidos biliares sejam capazes de aumentar a produção de radicais livres de oxigênio (RLO) a partir das mitocôndrias das células tubulares renais, além de macrófagos e neutrófilos. O estresse oxidativo resultante promoveria a formação de várias substâncias vasoativas, como a endotelina 1 (ET1) e F2 isoprostanos, produtos com propriedades semelhantes às prostaglandinas e formados a partir da peroxidação lipídica. Estas substâncias causam vasoconstrição renal e diminuição da taxa de filtração glomerular, e assim contribuiriam para o desenvolvimento de IRA.[32] Vários estudos demonstraram o aumento da produção glomerular e dos níveis urinários de Tromboxano B2 (TXB2), acompanhados por aumento da PGE2 urinária.

Observa-se ainda redução de produção cortical e aumento da produção medular de endotelina 1 (ET1), com conseqüente aumento dos níveis séricos e urinários.[33-35] A inibição das ações do TXB2 e ET1 pela administração de Daltobran e Bosentan, antagonistas de receptores TXA2/PGH2 E ET-A/ET-B respectivamente, foi capaz de impedir a redução no *clearance* de creatinina e da capacidade de concentração urinária associada ao aumento dos níveis séricos e urinários destas substâncias.

PREVENÇÃO E TRATAMENTO

Apesar de ser tema de produções científicas desde a primeira metade do século XX e de conferir um prognóstico bastante reservado aos pacientes por ela acometidos, há relativamente poucos estudos clínicos que tratam da IRA associada à icterícia obstrutiva. Estes, por sua vez, foram em sua maior parte desenvolvidos ao longo da década de 1980 e carecem de desenho metodológico adequado (Quadro 20-1).

Os primeiros estudos, conduzidos na segunda metade da década de 1970, avaliaram a importância da drenagem biliar pré-operatória. Uma vez que os níveis séricos de bilirrubina correlacionam-se diretamente com a incidência e o grau de IRA pós-operatória, a diminuição da hiperbilirrubinemia, quer seja por drenagem interna ou externa, poderia ser uma medida eficaz, como comprovado em modelos experimentais.[37,38] Apesar dos resultados iniciais favoráveis,[39,40] estudos posteriores mostraram aumento na incidência de complicações relacionadas com a drenagem e do tempo de permanência hospitalar, sem qualquer benefício sobre a mortalidade.[41-48] A análise destes trabalhos em conjunto é tarefa árdua. Poucos foram desenvolvidos de forma prospectiva e controlada e não há uniformidade quanto à população estudada (obstruções benignas *versus* malignas) ou quanto ao método e tempo de drenagem. Muitos

Quadro 20-1. Prevenção e tratamento da IRA associada à icterícia no pós-operatório – Medidas estudadas
Prevenção da disfunção circulatória
• Hidratação venosa
Estímulo à diurese
• Manitol
• Dopamina
Diminuição de toxinas
• Drenagem biliar
• Ácidos biliares
• Lactulona

autores empregaram tanto a drenagem interna quanto a externa ao longo do mesmo trabalho, as quais possuem efeitos fisiopatológicos distintos, bem como um tempo de drenagem inferior a 4-6 semanas, supostamente o período mínimo para reverter as lesões hepáticas e promover recuperação plena da imunidade celular e do sistema reticuloendotelial.[49,50] Mais importante, poucos autores avaliaram especificamente a incidência de IRA como um desfecho de estudo. Mesmo com estas ressalvas, conclui-se que a drenagem biliar pré-operatória não possui qualquer efeito benéfico sobre a morbimortalidade, ainda que dados tratando especificamente da função renal não sejam definitivos.

Posteriormente, foi preconizada a utilização do manitol nos primeiros dias de pós-operatório como medida de prevenção da IRA, graças à sua capacidade de expansão plasmática e de estímulo à diurese, os quais manteriam o fluxo sanguíneo e impediriam obstrução tubular renais.[51] Contudo, os resultados de um ensaio clínico randomizado não corroboraram a utilização desta medida, visto haver redução do *clearance* de creatinina no grupo tratado com manitol, possivelmente por exacerbação da depleção volêmica.[52] Como parte das medidas terapêuticas direcionadas à melhora da perfusão renal, um estudo comparou o efeito da infusão contínua de dopamina em doses baixas (3 mcg/kg/min) nas 48 horas de pós-operatório imediato, não se evidenciando nenhum efeito adicional desta sobre o débito urinário ou no *clearance* de creatinina.[53]

A estreita associação entre endotoxemia e IRA em pacientes ictéricos motivou a adoção de medidas que reduzissem a absorção entérica de endotoxinas e, conseqüentemente, dos níveis de citocinas séricas, como forma de profilaxia no período perioperatório. O uso de ácidos biliares, dos quais o mais estudado foi o deoxilato de sódio, mostrou resultados conflitantes.[55-58] A lactulose, apesar do menor número de estudos disponíveis, mostrou resultados mais consistentes.[58-61] Apenas um estudo compara estas duas drogas, sem mostrar superioridade de uma sobre a outra. Ressalte-se que os estudos desenvolvidos contavam com pequena casuística, especialmente considerando-se a grande prevalência desta condição na prática diária, empregavam diferentes regimes terapêuticos e na maior parte das vezes não foram randomizados e duplos-cegos.

CONCLUSÕES

Apesar de a sua descrição original datar de quase um século, a IRA no pós-operatório de pacientes ictéricos submetidos à manipulação das vias biliares, inicialmente descrita como nefropatia colêmica, permanece uma condição pouco estudada e de elevada morbimortalidade.

Diferentes linhas de pesquisa experimental conduzidas nas últimas décadas ressaltaram o papel central dos distúrbios do sistema cardiovascular (caracterizados por incapacidade de manutenção dos níveis pressóricos face a diferentes agravos no período peroperatório) e, em menor grau, os da endotoxemia (a partir da absorção do trato gastrointestinal) e da produção renal de substâncias vasoativas (levando à perda de capacidade de auto-regulação da pressão de perfusão e da taxa de filtração glomerular) na gênese desta patologia.

Por ter a hipoperfusão tissular como seu componente fisiopatogênico mais importante, medidas que previnam e revertam a hipovolemia e hipotensão são fundamentais para evitar esta série de eventos nocivos e são as medidas profiláticas e terapêuticas principais. A diminuição dos níveis séricos de endotoxinas a partir do bloqueio da sua absorção entérica no pré-operatório possivelmente possui efeito benéfico na profilaxia. Medidas análogas às empregadas em casos de nefropatia por pigmento, como a diminuição dos níveis séricos de bilirrubina (o suposto componente tóxico) ou o aumento do fluxo urinário (a fim de evitar obstrução tubular), não têm qualquer efeito benéfico comprovado e devem ter seu uso rotineiro desencorajado.

REFERÊNCIAS BIBLIOGRÁFICAS

1. Helwig FC, Schulz CB. A liver kidney syndrome. Clinical pathological and experimental studies. *Surg Gynecol Obstet* 1930;55:570-580.
2. Walker JG. Renal failure in jaundice. *Proc R Soc Med* 1962;55:570-574.
3. Green J, Better OS. Systemic hypotension and renal failure in obstructive jaundice – Mechanistic and therapeutic aspects. *J Am Soc Nephrol* 1995;5:1853-1871.
4. Dawson JL. Acute post-operative renal failure in obstructive jaundice. *Ann R Coll Surg Engl* 1968;42:163-181.
5. Glenn F, McSherry CK. Etiological factors in fatal complications following operations upon the biliary tract. *Ann Surg* 1963;157:695.
6. Zollinger RM, Williams RD. Surgical aspects of jaundice. Surgery 1956;30:1016-1030.
7. Williams RD, Elliott DW, Zollinger RM. The effect of hypotenslon in obstructive jaundice. *Arch Surg* 1960;81:334-340.
8. Aylward TD, Schowengerdt CG, Bove K. Experlmental hyperbilirubinernia: effect on glomerular filtration. *J Surg* 1973;15:1-4.
9. Mazze RI, Schwartz FD, Slocum HL *et al.* Renal function during anesthesia and surgery. Effects of halothane anesthesia. *Anesthesiology* 1963;24:279-284.
10. Bomzon A, Rosenberg M, Gall D *et al.* Systemic hypotension and decreased pressor response in dogs with chronic bile duct ligation (CBDL). *Hepatology* 1986;6:595-600.
11. Finberg JPM, Syrop HA, Better OS. Blunted pressor response to angiotensin and sympathomimetic amines in bile duct ligated dogs. *Clin Sci* 1981;61:535-539.
12. Bomzon L, Wilten PB, McCalden TA. Impaired skeletal muscle vasomotor response to infused noradrenaline in baboons with obstructive jaundice. *Clin Sci Mol Med* 1978;55:109-112.
13. Jacob G, Said O, Finberg J *et al.* Peripheral vascular neuroeffector mechanisms in experimental cholestasis. *Am J Physiol* 1993;265:G579-G586.
14. Joubert P. Cholic acid and the heart: *in vitro* studies of the effect on heart rate and myocardial contractility in the rat. *Clin Exp Pharmacol Physiol* 1978;5:9-16.
15. Enriquez de Salamanca R, Toni P, Montes MJ *et al.* Negative chronotropic effect of cholic acid on isolated rat heart. *Med Chir Dig* 1985;14:585-589.
16. Joubert P. An *in vivo* investigation of the negative chronotropic effect of cholic acid in the rat. *Chin Exp Pharmacol Physiol* 1978;5:1-8.

17. Tajuddin M, Tariq M, Bilgrami NI *et al.* Biochemical and pathological changes in the heart following bile duct ligation. *Adv Myocardiol* 1980;12:209-212.
18. Binah O, Bomzon A, Blendis LM *et al.* Obstructive Jaundice blunts myocardial response to isoproterenol: a clue to the susceptibility of jaundiced patients to shock? *Clin Sd* 1985;69:647-653.
19. Lee SS, Marty J, Mantz J *et al.* Desensitization of myocardial B-adrenergic receptors in cirrhotic rats. *Hepatology* 1990;12(48):1-485.
20. Zambraski EJ, Dunn MJ. Importance of renal prostaglandins in control of renal function after chronic ligation of the common bile duct in dogs. *J Lab Chin Med* 1984;103:549-559.
21. van Berg Henegouwen GP, Brandt KH, Eyssen H *et al.* Sulphated and unsulphated bile acids in serum, bile and urine of patients with cholestasis. *Gut* 1976;17:861-869.
22. Sellinger M, Haag K, Burckhardt G *et al.* Sulfated bile acids inhibit Na(+)-H(+) antiport in human kidney brush-border membrane vesicules. *Am J Physiol* 1990 Apr.;258(4 Pt 2):F986-989.
23. Better OS, Bomzon A. Effects of jaundice on the renal and cardiovascular systems. In: Epstein M. (ed.). *The kidney in liver disease.* Philadelphia: Williams & Wilkins, 1988. p. 508-534.
24. Alon U, Berant M, Mordechovitz D *et al.* The effect of intrarenal infusion of bile on kidney function in the dog. *Clin Sci* (Lond) 1982 Apr.;62(4):431-433.
25. Fox ES, Broitman SA, Thomas P. Biology of disease: bacterial endotoxins and the liver. *Lab Invest* 1990;63:733-739.
26. Bailey ME. Endotoxin bile salts and renal function in obstructive jaundice. *Br J Surg* 1976;63:774-778.
27. Ingoldby CJ, McPherson GAD, Blumgart LH. Endotoxemia in human obstructive jaundice. *Am J Surg* 1984;147:776-771.
28. Acalovschi I, Chirileanu T. Acute renal failure in obstructive diseases of the extrahepatic biliary ducts. *Med Interne* 1984 July/Sept.;22(3):203-208.
29. Ding JW, Andersson R, Soltesz V *et al.* Obstructive jaundice impairs reticuloendotelial function and promotes bacterial translocations in the rat. *J Surg Res* 1994 Aug.;57(2):238-245.
30. Van Bossuyt H, Desmaretz C, Gaeta GB *et al.* The role of bile acids in the development of endotoxemia during obstructive jaundice in rat. *J Hepatol* 1990;10:274-279.
31. Inan M, Sayek I, Tel BC *et al.* Role of endotoxin and nitric oxide in the pathogenesis of renal failure in obstructive jaundice. *Br J Surg* 1997 July;84(7):943-947.
32. Bomzom A, Holt S, Moore K. Bile acids, oxidative stress and renal function in biliary obstruction. *Semin Nephrol* 1997 Nov.;17(6):549-562.
33. Holt S, Marley R, Fernando B *et al. Acute cholestais-induced renal failure: effects of antioxidants and ligands for the thromboxane A2 receptor. Kidney Int* 1999 Jan.;55(1):271-277.
34. Kramer HJ. Impaired renal function in obstructive jaundice: roles of the thromboxane and endothelin systems. *Nephron* 1997;77(1):1-12.
35. O'Neill P, Wait RB, Kahng KU. Obstructive jaundice and renal failure in the rat: the role of prostaglandins and the renin angiotensin system. *Surgery* 1990 Aug.;108(2):356-362.
36. Kramer HJ, Scwarting K, Bäcker A *et al.* Renal endothelin system in obstructive jaundice: its role in impaired renal function of bile-duct ligated rats. *Clin Sci* 1997 June;(92):579-585.
37. Sarac AM, Aktan AO, Moini H *et al.* Role of endothelin in obstructive jaundice. *Dig Dis Sci* 1999 Feb;44(2):356-363.
38. Gouma DJ, Coelho JC, Schlegel JF *et al.* The effect of preoperative internal and external biliary drainage on mortality of jaundiced rats. *Arch Surg* 1987;122:731-734.

39. Greve JW, Maessen JG, Tiebosch T *et al.* Prevention of postoperative complications in jaundiced rats: internal biliary drainage *versus* oral lactulose. *Ann Surg* 1990;212:221-227.
40. Takada T, Hanyu F, Kobayashi S *et al.* Percutaneous transhepatic cholangial drainage: direct approach under fluoroscopic control. *J Surg Oncol* 1976;8:83-97.
41. Nakayama T, Ikeda A, Okuda K. Percutaneous transhepatic drainage of the biliary tract: technique and results in 104 cases. *Gastroenterology* 1978;74:554-559.
42. Karsten TM, Allema JH, Reinders M *et al.* Preoperative biliary drainage, colonisation of bile and postoperative complications in patients with tumours of the pancreatic head: a retrospective analysis of 241 consecutive patients. *Eur J Surg* 1996;162:881-888.
43. Karsten TM, Davids PH, van Gulik TM *et al.* Effects of biliary endoprostheses on the extrahepatic bile ducts in relation to subseqüent operation of the biliary tract. *J Am Coll Surg* 1994;178:343-352.
44. Karsten TM, Coene PP, van Gulik TM *et al.* Morphologic changes of extrahepatic bile ducts during obstruction and subseqüent decompression by endoprosthesis. *Surgery* 1992;111:562-568.
45. Sohn TA, Yeo CJ, Cameron JL *et al.* Do preoperative biliary stents increase postpancreaticoduodenectomy complications? *J Gastrointest Surg* 2000;4:258-267.
46. Povoski SP, Karpeh MSJ, Conlon KC *et al.* Association of preoperative biliary drainage with postoperative outcome following pancreaticoduodenectomy. *Ann Surg* 1999;230:131-142.
47. Heslin MJ, Brooks AD, Hochwald SN *et al.* A preoperative biliary stent is associated with increased complications after pancreatoduodenectomy. *Arch Surg* 1998;133:149-154.
48. Povoski SP, Karpeh MS, Conlon KC *et al.* Preoperative biliary drainage: impact on intraoperative bile cultures and infectious morbidity and mortality after pancreaticoduodenectomy. *J Gastrointest Surg* 1999;3:496-505.
49. Sewnath ME, Karsten TM, Prins MHP *et al.* A meta-analysis on the efficacy of preoperative biliary drainage for tumors causing obstructive jaundice. *Ann Surg* 2002;236:17-27.
50. Koyama K, Takagi Y, Ito K *et al.* Experimental and clinical studies on the effect of biliary drainage in obstructive jaundice. *Am J Surg* 1981;142:293-299.
51. Aronson DC, Chamuleau RA, Frederiks WM *et al.* Reversibility of cholestatic changes following experimental common bile duct obstruction: fact or fantasy? *J Hepatol* 1993;18:85-95.
52. Glenn F, McSherry CK. Etiological factors in fatal complications following operations upon the biliary tract. *Ann Surg* 1963;157:695.
53. Gubern JM, Sancho JJ, Simó J *et al.* A randomized trial on the effect of mannitol on postoperative renal function in patients with obstructive jaundice. *Surgery* 1988 Jan.;103(1):39-44.
54. Parks RW, Diamond T, McCrorry DC *et al.* Prospective study of postoperative renal function in obstructive jaundice and the effect of perioperative dopamine. *Br J Surg* 1994 Mar.;81(3):437-439.
55. Evans HJ, Torrealkba V, Hudd C *et al.* The effect of preoperative bile salt administration on postoperative renal function in patients with obstructive jaundice. *Br J Surg* 1982 Dec.;69(12):706-708.
56. Cahill CJ. Prevention of postoperative renal failure in patients with obstructive jaundice – the role of bile salts. *Br J Surg* 1983 Oct.;70(10):590-595.
57. Cahill CJ, Pain JA, Bailey ME. Bile salts, endotoxin and renal function in obstructive jaundice. *Surg Gynecol Obster* 1987 Dec.;165(6):519-522.
58. Hori Y, Ohyangi H. Protective effect of the intravenous administration of ursodeoxycholic acid against endotoxemia in rats with obstructive jaundice. *Surg Today* 1997;27(2):140-144.

59. Pain JA, Cahill CJ, Gilbert JM *et al.* Prevention of postoperative renal dysfunction in patients with obstructive jaundice: a multicentre study of bile salts and lactulose. *Br J Surg* 1991 Apr.;78(4):467-469.
60. Pain JA, Bailey ME. Experimental and clinical study of lactulose in obstructive jaundice. *Br J Surg* 1986 Oct.;73(10):775-778.
61. Uslu A, Cayci M, Nart A *et al.* Renal failure in obstructive jaundice. *Hepatogastrioenterology* 2005 Jan./Feb.;52(61):52-54.

21

Profilaxia da Insuficiência Renal na Cirrose

Raymundo Paraná
Delvone Almeida

INTRODUÇÃO

Entre as várias complicações da cirrose, a alteração da função renal é uma das mais freqüentes e complicadas para o manejo. Diversas situações clínicas, que têm como desfecho final a hipoperfusão renal, induzem a esse comprometimento.

O reconhecimento ágil de fatores precipitantes para o desenvolvimento desse quadro pode reverter em muitos casos a evolução da insuficiência renal que habitualmente se associa à perda da integridade funcional do fígado. É prudente que os profissionais envolvidos no cuidado de pacientes com cirrose estejam atentos em estabelecer rotinas de cuidados que possam prevenir essa complicação, que envolve desde a simples e prudente hidratação oral ao uso judicioso de diuréticos, entre as diversas abordagens.

Avanços na terapêutica foram alcançados nos últimos anos, contudo, a profilaxia desse evento tem um lugar de destaque no manejo da cirrose, possibilitando redução de inúmeros danos que ocorrem uma vez estabelecida a doença renal e garantindo maior sobrevida a essa população.

Nesse capítulo, daremos enfoque à profilaxia dos fatores precipitantes para insuficiência renal.

INSUFICIÊNCIA RENAL – PROFILAXIA DOS FATORES PRECIPITANTES EM CIRRÓTICOS

■ Uso de diuréticos

Os edemas apresentados pelo paciente cirrótico, incluindo ascite e edema de membros inferiores, demandam o uso de diuréticos, mas estes medicamentos requerem especial avaliação. É necessário ajuste contínuo da dose, prevenção e correção de desequilíbrios eletrolíticos e prevenção da desidratação. É importante que se tenha nítido conhecimento dos hábitos alimentares do paciente, com especial atenção para as quantidades de sódio e água ingeridos.

Pelas características hemodinâmicas do paciente cirrótico, preferem-se diuréticos que eliminem de forma gradual o excesso de líquido presente no organismo e que não levem à espoliação excessiva de potássio, à desidratação e a outros desequilíbrios. Caso estes cuidados não sejam observados, podem-se precipitar quadros de encefalopatia hepática e insuficiência renal. Deve-se entender um paciente cirrótico como um indivíduo com intensa vasodilatação esplâncnica e vasoconstrição renal. A filtração glomerular é mantida por mecanismos de compensação pela produção de prostaglandinas da medular renal, mas este mecanismo compensatório pode falhar, caso o volume plasmático efetivo reduza, a vasoconstrição piore por outros fatores ou a medular não possa mais produzir prostaglandinas na medida do necessário.

Pelo exposto anteriormente, a escolha inicial são os diuréticos poupadores de potássio ou inibidores competitivos da aldosterona (espironolactona).[1] Estes espoliam pouco e agem mais apropriadamente na fisiopatogenia dos distúrbios circulatórios e renais do paciente cirrótico. Face a uma resposta deficiente a estes diuréticos, recorre-se então a associação com os diuréticos de alça, cujo protótipo é a furosemida.

Uma vez prescritos esses diuréticos, são necessárias revisões freqüentes em consultas ambulatoriais regulares. É comum que o paciente, em uso de diuréticos, retorne às consultas subseqüentes já sem os edemas que motivaram o seu atendimento anterior, de forma que se possa reduzir e até retirar essas medicações. Do contrário, teremos como conseqüência uma elevada espoliação de líquidos, retenção ou eliminação indesejada de solutos, com conseqüente insuficiência renal pré-renal; transtornos de comportamento, sono e humor, na encefalopatia hepática e queixas de fadiga, mal-estar geral e inapetência.

Hemorragia digestiva

O distúrbio circulatório decorrente da hipertensão portal pode ser amplamente agravado quando os pacientes cirróticos apresentam hemorragias do trato gastrointestinal decorrentes de ruptura de varizes esofágicas ou colônicas, gastropatia ou colopatia portal, além dos sangramentos de eventuais úlceras pépticas.[2]

A determinação de valores de pressão portal não é realizada com regularidade na prática clínica, porque essa mensuração requer exames invasivos que sejam realizados por profissionais experientes.[3] Contudo, é necessário acompanhamento endoscópico regular para avaliação da progressão do calibre das varizes e da intensidade da gastropatia ou colopatia, de forma a introduzir o uso preventivo de betabloqueadores, associado, quando indicado, às terapêuticas endoscópicas para erradicação das varizes, com a ligadura e esclerose.[4,5]

Uma vez ocorrida a hemorragia, traduzida clinicamente por melena ou hematêmese, os indivíduos devem ser levados a unidades de tratamento especializadas com monitorização contínua, devendo receber reposição volêmica adequada, antibioticoprofilaxia, hemotransfusão, quando necessária, além do uso de vasoconstritores, entre os quais análogos da vasopressina (ornipressina e terlipressina) e análogos da somatostatina (octeotride).[6,7] O manejo inadequado destes pacientes graves conduz invariavelmente a complicações que terão como conseqüência o agravamento de situações clínicas que já decorrem da própria hemorragia, como a insuficiência renal, as infecções, a encefalopatia e a descompensação da função hepatocelular.

Infecções

As infecções no paciente cirrótico determinam alterações hemodinâmicas mediadas por citocinas circulantes, que têm como resultante final as disfunções circulatórias. Culmina com endotoxemia, depressão miocárdica, piora da insuficiência hepática, ativação do sistema renina-angiotensina-aldosterona e insuficiência renal.[8]

Dentre todas as infecções bacterianas que ocorrem no cirrótico, a peritonite bacteriana espontânea (PBE) é a mais conhecida e estudada.[9] Estudo conduzido por Sort *et al.*,[10] há pouco menos de uma década (1999), demonstrou que o tratamento da PBE com cefalosporinas de 3ª geração associada à infusão com altas doses de albumina humana por via endovenosa (1,5 g/kg no momento do diagnóstico e 1,0 g/kg 48 horas depois) como expansor plasmático, determinava menor incidência de alterações da função renal (10%), quando comparado ao tratamento sem o expansor (33%), com redução da mortalidade hospitalar (29 *vs.* 10%).

O sangramento gastrointestinal aumenta o risco de infecções bacterianas graves em pacientes cirróticos, incluindo PBE. Em pacientes cirróticos com sangramento gastrointestinal, a incidência de infecções bacterianas é de 20 a 40%, com uma incidência de PBE variando entre 10 a 20%.[8,11,12,13] A prevenção de infecções causadas por organismos gram-negativos em pacientes cirróticos internados por hemorragia digestiva alta foi objeto de estudo nos últimos anos.[14,15] A utilização de norfloxacina foi considerada eficaz na prevenção de PBE e outras infecções causadas por organismos entéricos em pacientes cirróticos com hemorragia gastrointestinal.[16] A dose de 400 mg, 2 ×/dia, por sete dias, reduziu a incidência de infecções (10 *vs.* 37,2%; p = 0,001), de bacteremia e/ou PBE (3,3 *vs.* 16,9%) e de infecção urinária (0 *vs.* 18,6%). Reduzindo a freqüência de infecções, reduz-se o impacto da incidência de complicações renais, uma vez que, por si só, as alterações hemodinâmicas implicadas nos processos de hemorragia digestiva já têm estreita relação com o aumento da incidência dessas complicações.

Outra abordagem para redução das complicações infecciosas e, por conseguinte, a redução das complicações renais em pacientes ambulatórias é a profilaxia de PBE. Entre pacientes com ascite sem episódios prévios de PBE, algumas variáveis estão relacionadas com um maior risco de desenvolvimento dessa condição, que são a desnutrição, a elevação dos níveis séricos de bilirrubina, o prolongamento do tempo de protrombina, a elevação sérica de AST e a baixa concentração protéica do líquido ascítico.[17] Diante dessas evidências, instituiu-se, como profilaxia primária, o tratamento de pacientes sem episódios prévios de PBE e, como profilaxia secundária, o tratamento de pacientes com diagnóstico prévio, visando ao controle da recorrência.

O reconhecimento precoce da instalação das infecções, em situações em que o paciente apresenta algumas peculiaridades, como evolução desfavorável inexplicável; piora súbita da função hepática; redução da resposta ao uso de diurético; instalação de encefalopatia hepática; transtornos metabólicos, como hipercalemia, hiponatremia e acidose metabólica, entre tantos, deve suscitar o espírito investigativo imediato por parte daqueles que acompanham clinicamente os pacientes cirróticos, de forma a amenizar as complicações renais decorrentes.

Em situações particulares, como nas ascites refratárias, que necessitem de paracenteses de repetição, a colocação do *shunt* portossistêmico intra-hepático (TIPS) deverá ser considerada precocemente na profilaxia das complicações, sobretudo as renais.[18]

O pronto tratamento da sepse com uso de antibióticos de largo espectro, mesmo sem a identificação da etiologia, aliado ao uso de vasoconstritores são armas fundamentais em pacientes críticos suscetíveis ao desenvolvimento de insuficiência renal.

Paracentese

Em todo o paciente com ascite recém-diagnosticada, ascite tensa, ascite refratária ou quando houver suspeita de peritonite bacteriana espontânea, deverá ser realizado o estudo do líquido ascítico. Esse procedimento é bastante utilizado como ferramenta diagnóstica, quando é feita a coleta do líquido ascítico para análise laboratorial e cultivo. Além disso, a paracentese também é terapêutica nas ascites tensas ou refratárias. Contudo, a retirada de grandes volumes de ascite está associada a alterações circulatórias, com ativação do sistema renina-angiotensina-aldosterona, que culminam com a alteração da função renal.[19]

Para prevenir as complicações renais decorrentes da paracentese, desde a década de 1980, alguns estudos deram embasamento à prática que se tornou universalizada, da realização da paracentese com infusão de expansores plasmáticos, entre eles o dextrana 70, a poliglina e a albumina sérica humana. Esta última apresenta menor risco de complicações circulatórias.[20] Segundo as diretrizes da AASLD, a infusão de albumina após paracentese pode não ser necessária para uma única paracentese de menos de 4 a 5 L.[21] Contudo, a prática nos orienta a avaliar as condições clínicas do paciente a sofrer esta intervenção, sobretudo, naqueles internados com condições clínicas outras que favorecem o desenvolvimento de alterações da função renal, como as infecções e hemorragias. Para paracentese de maiores volumes que os citados, recomenda-se a infusão de 6 a 8 g de albumina por litro de líquido ascítico removido.

Uso de outros fármacos

Uso de antiinflamatórios não-esteróides, de aminoglicosídeos e fungicidas (anfotericina B) torna o cirrótico vulnerável ao desenvolvimento de alterações da função renal, particularmente os mais idosos; os que se apresentam desidratados ou com distúrbios eletrolíticos e os que apresentam outras co-morbidades, como o diabetes melito e a insuficiência cardíaca. Em estudo recente, conclui-se que apenas o fato de ser portador de cirrose não torna o indivíduo predisposto à insuficiência renal, quando submetido ao uso dos contrastes radiológicos.[22]

No entanto, em face da suscetibilidade dos cirróticos ao desenvolvimento de insuficiência renal, em princípio, deve-se optar por não prescrever estas drogas e agentes. O arsenal terapêutico disponível na maioria dos centros para tratamento de pacientes cirróticos permite uma multiplicidade de opções terapêuticas, que torna possível a substituição desses medicamentos sem comprometimento da eficácia do tratamento. Contudo, diante da perspectiva da necessidade de uso desses fármacos, a correção da volemia, aliadas ao ajuste do equilíbrio eletrolítico, da glicemia sérica e do controle do desempenho cardiovascular, deverão estar associados ao seu emprego.

O Quadro 21-1 resume as condutas profiláticas que devem ser utilizadas para evitar o desenvolvimento de insuficiência renal em pacientes com cirrose.

Quadro 21-1 Resumo simplificado de condutas profiláticas para insuficiência renal em pacientes cirróticos ambulatoriais e hospitalizados

Pacientes ambulatoriais

1. Uso judicioso e controlado de diuréticos
2. Tratamento profilático da hipertensão portal
3. Antibioticoprofilaxia para PBE
4. Vigilância na identificação e tratamento de infecções
5. Identificação precoce e hospitalização na hemorragia digestiva

Pacientes hospitalizados

1. Expansão volêmica adequada
2. Agilidade na identificação e tratamento de infecções
3. Uso de albumina venosa durante paracenteses superiores a 4 e 5L
4. Uso de albumina venosa durante tratamento da PBE
5. Uso de vasoconstritores arteriais em falência hemodinâmica
6. Antibioticoprofilaxia na hemorragia digestiva
7. Evitar o uso de drogas e agentes nefrotóxicos

REFERÊNCIAS BIBLIOGRÁFICAS

1. Ginès P, Arroyo V, Rodés J. Phamacotherapy of ascites associated with cirrhosis. *Drugs* 1992;43:316-332.
2. Kayacetin E, Efe D, Dogan C. Portal and splenic hemodynamics in cirrhotic patients: relationship between esophageal variceal bleeding and the severity of hepatic failure. *J Gastroenterol* 2004;39:661-667.
3. Vorobioff JD. Hepatic venous pressure in practice: how, when and, why. *J Clin Gastroenterol* 2007;41(10 Suppl 3):S336-343.
4. Lay CS, Tsai YT, Lee FY *et al.* Endoscopic variceal ligation *versus* propranolol in prophylaxis of first variceal bleeding in patients with cirrhosis. *J Gastroenterol Hepatol* 2006;21:413-419.
5. Villanueva C, López-Balaguer JM, Aracil C *et al.* Maintenance of hemodynamic response to treatment for portal hypertension and influence on complications of cirrhosis. *J Hepatol* 2004;40:757-765.
6. Brandenburger LA, Regenstein FG. Variceal hemorrhage. *Curr Treat Options Gastroenterol* 2002;5:73-80.
7. Abraldes JG, Dell'Era A, Bosch J. Medical management of variceal bleeding in patients with cirrhosis. *Can J Gastroenterol* 2004;18:109-113.
8. Wong F, Bernardi M, Balk R *et al.* Sepsis in cirrhosis: report on the 7th meeting of the International Ascites Club. *Gut* 2005; 54:718-725.
9. Navasa M, Fernández J, Rodés J. Bacterial infections in liver cirrhosis. *Ital J Gastroenterol Hepatol* 1999;31:616-625.

10. Sort P, Navasa M, Arroyo V *et al.* Effect of intravenous albumin on renal impairment and mortality in patients with cirrhosis and spontaneous bacterial peritonitis. *N Engl J Med* 1999;341:403-409.
11. Garcia-Tsao G. Bacterial infections in cirrhosis. *Can J Gastroenterol* 2004;18:405-406.
12. de Mattos AA, Coral GP, Menti E *et al.* Bacterial infection in cirrhotic patient. *Arq Gastroenterol* 2003;40:11-15.
13. Strauss E, Caly WR. Spontaneous bacterial peritonitis: a therapeutic update. *Expert Rev Anti Infect Ther* 2006;4:249-260.
14. Fernández J, Ruiz del Arbol L, Gómez C *et al.* Norfloxacin vs ceftriaxone in the prophylaxis of infections in patients with advanced cirrhosis and hemorrhage. *Gastroenterology* 2006;131:1049-1056.
15. Almeida D, Paraná R. Current aspects of antibiotic prophylaxis for upper gastrointestinal bleeding in cirrhosis patients. *Braz J Infect Dis* 2002;6:266-268.
16. Soriano G, Guarner C, Tomás A *et al.* Norfloxacin prevents bacterial infection in cirrhotics with gastrointestinal hemorrhage. *Gastroenterology* 1992;103:1267-1272.
17. Llach J, Rimola A, Navasa M *et al.* Incidence and predictive factors of first episode of spontaneous bacterial peritonitis in cirrhosis with ascites: relevance of ascitic fluid protein concentration. *Hepatolgy* 1992;16:724-727.
18. Sandhu BS, Sanyal AJ. Management of ascites in cirrhosis. *Clin Liver Dis* 2005;9:715-732.
19. Ginès P, Cárdenas A, Arroyo V *et al.* Management of cirrhosis and ascites. *N Engl J Med* 2004;350:1646-1654.
20. Ginès A, Fernández-Esparrach G, Monescillo A *et al.* Randomized trial comparing albumin, dextran 70, and polygeline in cirrhotic patients with ascites treated by paracentesis. *Gastroenterology* 1996;111:1002-1010.
21. Runyon BA. Practice Guidelines Committee, American Association for the Study of Liver Diseases (AASLD). *Hepatology* 2004;39:841-856.
22. Guevara M, Fernández-Esparrach G, Alessandria C *et al.* Effects of contrast media on renal function in patients with cirrhosis: a prospective study. *Hepatology* 2004;40:1474.

22

SÍNDROME HEPATORRENAL

Carlos Terra

INTRODUÇÃO

A síndrome hepatorrenal (SHR) é uma síndrome potencialmente reversível que ocorre em pacientes com cirrose, ascite e insuficiência hepática, bem como em pacientes com insuficiência hepática aguda ou hepatite alcoólica. Ela se caracteriza por insuficiência renal, graves alterações na função circulatória, intensa estimulação dos sistemas vasoativos endógenos (sistema renina-angiotensina-aldosterona – SRAA –, sistema nervoso simpático – SNS – e hormônio antidiurético – HAD), com intensa vasoconstrição renal, redução da taxa de filtração glomerular (TFG) e diminuição da capacidade renal de excretar sódio e água livre,[1,2] sem qualquer lesão renal histológica que justifique essas alterações.

Embora a disfunção circulatória da cirrose seja classicamente considerada como conseqüência de uma vasodilatação arterial esplâncnica, dados recentes sugerem que uma função cardíaca inadequada pode também desempenhar um papel significativo na sua patogênese.

A incidência anual de SHR em pacientes com cirrose e ascite foi estimada como sendo de 8%.[3] Graças à natureza funcional desse tipo de insuficiência renal, não há nenhum marcador diagnóstico específico para ela, e o diagnóstico depende da exclusão de outras causas de insuficiência renal. A SHR é a complicação da cirrose associada a pior prognóstico e, por muitos anos, considerou-se como um evento terminal da doença. Entretanto, tratamentos eficazes têm sido introduzidos recentemente com melhora da sobrevida a curto prazo, permitindo, dessa maneira, que um maior número de pacientes alcance o transplante hepático, considerando o tratamento de eleição para pacientes nessa fase da doença hepática.

DIAGNÓSTICO E TIPOS CLÍNICOS DE SHR

▪ Diagnóstico

A primeira etapa no diagnóstico da SHR é a demonstração de uma TFG reduzida, e isso freqüentemente é difícil ao se tratar de pacientes com cirrose avançada.[6-8] A massa muscular e, conseqüentemente, a liberação de creatinina estão consideravelmente reduzidas nestes pacientes e, assim, eles podem apresentar concentração sérica de creatinina normal ainda que tenham uma TFG muito baixa (Fig. 22-1). Similarmente, a uréia sintetizada pelo fígado pode estar reduzida em conseqüência da insuficiência hepática. Conseqüentemente, o diagnóstico falso-negativo da SHR é relativamente comum. A despeito dessas limitações, há um consenso segundo o qual para se estabelecer o diagnóstico de SHR, a creatinina sérica deve ser maior que 1,5 mg/dL ou o *clearance* de creatinina menor que 40 mL/min.

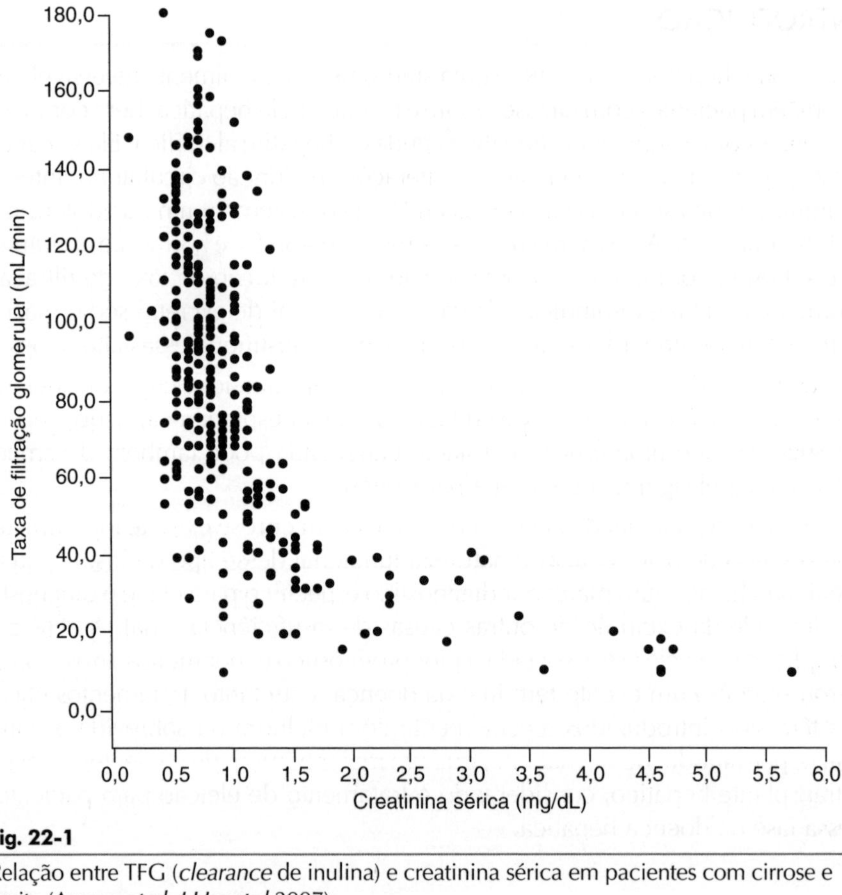

Fig. 22-1

Relação entre TFG (*clearance* de inulina) e creatinina sérica em pacientes com cirrose e ascite (Arroyo *et al. J Hepatol* 2007).

A segunda etapa para um diagnóstico acurado de SHR é a diferenciação com outros tipos de insuficiência renal. Por causa da falta de testes específicos, o diagnóstico de SHR deve ser baseado na exclusão de outras causas de insuficiência renal na cirrose[10] (Fig. 22-2). A insuficiência renal aguda de origem pré-renal graças a perdas fluidas renais ou extra-renais deve ser investigada. Se a insuficiência renal for secundária à depleção de volume, a função renal melhora rapidamente após a expansão do volume, fato que não ocorre quando se trata de SHR. Mesmo quando não há nenhuma história de perdas fluidas, a função renal deve ser avaliada após a suspensão da terapia diurética e a expansão do volume plasmático com 1,5 litro de solução salina isotônica, com objetivo de afastar a hipovolemia como causa da insuficiência renal. A presença de choque antes do início da insuficiência renal aponta para um diagnóstico de necrose tubular aguda. Pacientes com cirrose e infecções podem desenvolver insuficiência renal transitória, que se resolve com o tratamento da infecção. Conseqüentemente, o diagnóstico de SHR em pacientes cirróticos com infecções bacterianas deve ser feito apenas em pacientes sem choque séptico e

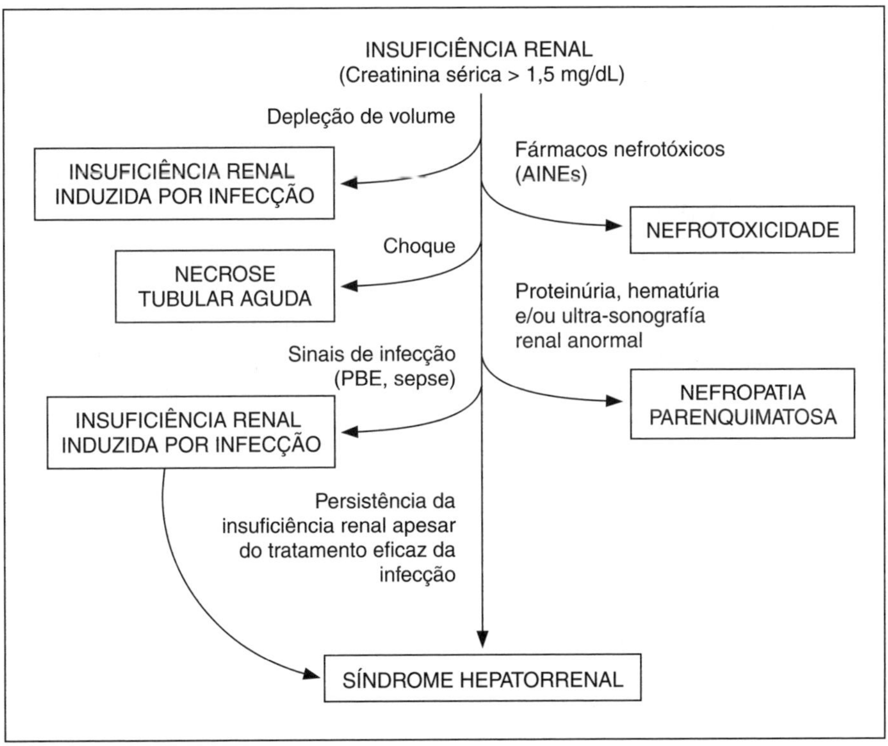

Fig. 22-2

Diagnóstico diferencial da síndrome hepatorrenal (Ginès *et al. Lancet,* 2003).

somente se a insuficiência renal persiste após 48 horas de suspensão dos diuréticos, adequada expansão plasmática com albumina e correto tratamento da infecção.[11] Outra causa de insuficiência renal em pacientes cirróticos é aquela desencadeada por fármacos (aminoglicosídeos, drogas antiinflamatórias não-esteróides, vasodilatadores e betabloqueadores). Conseqüentemente, o tratamento com estas drogas nos dias que precedem o diagnóstico da insuficiência renal deve ser afastado. Finalmente, pacientes com cirrose podem desenvolver insuficiência renal devida a doenças intrínsecas renais, particularmente glomerulonefrite. Estes casos podem ser reconhecidos pela presença de um sedimento urinário patológico (proteinúria ou hematúria) e/ou alterações morfológicas à ecografia renal.

Os critérios diagnósticos clássicos estabelecidos pelo *International Ascites Club (IAC)* para que se estabeleça o diagnóstico de SHR foram propostos em 1994 e se baseavam nos seguintes conhecimentos:

1. A insuficiência renal que caracteriza a SHR tem uma natureza funcional e é causada por uma intensa vasoconstrição arteriolar intra-renal.
2. A disfunção circulatória que ocorre em pacientes com SHR é causada por uma intensa vasodilatação extra-renal.
3. A expansão plasmática isolada não é capaz de melhorar a insuficiência renal.

Desde então, alguns novos conhecimentos se somaram ao corpo de evidências já existente naquela época. Esses novos conhecimentos podem ser resumidos em 4 tópicos principais:

1. A vasodilatação extra-renal ocorre principalmente no leito vascular esplâncnico, enquanto outros leitos vasculares regionais (como aqueles que suprem o fígado e o cérebro, por exemplo) estão vasocontraídos.[12-20]
2. O débito cardíaco em pacientes com SHR pode ser baixo, normal ou alto, mas ele é insuficiente para a elevada demanda desses pacientes, determinada pelas reduzidas resistências vasculares periféricas.[21-24]
3. O principal evento precipitante da SHR é a infecção bacteriana, em especial a peritonite bacteriana espontânea (PBE).[10]
4. A função renal em pacientes com SHR pode ser melhorada por tratamento médico.[25-35]

A partir desses novos conhecimentos o *IAC*, em reunião realizada em São Francisco em 2005, redefiniu os critérios necessários para o diagnóstico da SHR. Os novos critérios estão resumidos no Quadro 22-1 e se diferem dos critérios anteriores nos seguintes aspectos:

Quadro 22-1. Novos critérios diagnósticos de síndrome hepatorrenal
1. Cirrose com ascite/Insuficiência hepática aguda
2. Creatinina sérica > 1,5 mg/dL (133 mmol/L)
3. Ausência de melhora da creatinina sérica (redução da creatinina sérica para 1,5 mg/dL ou menos) após 48 horas de suspensão do tratamento diurético e expansão volumétrica com albumina. A dose recomendada de albumina é 1 g/kg/dia até o máximo de 100 g/dia
4. Ausência de choque
5. Ausência de tratamento recente com drogas nefrotóxicas
6. Ausência de enfermidade renal parenquimatosa indicada por proteinúria > 500 mg/dia, microematúria (> 50 hemácias/campo) e/ou USG renal anormal

1. O *clearance* de creatinina foi excluído porque ele é tecnicamente mais complexo de ser realizado na prática clínica que a determinação da creatinina sérica e não aumenta a acurácia da estimação da função renal.[8,9]
2. Insuficiência renal em contexto de infecção bacteriana que não melhora com o tratamento da infecção e na ausência de choque séptico é considerada como SHR.[36] Esse conceito abre uma nova perspectiva de tratamento da SHR antes que o paciente esteja completamente recuperado da infecção.
3. A expansão do volume plasmático deve ser feita com albumina em lugar de solução salina. Isso está baseado em um estudo randomizado que demonstrou que a albumina é mais efetiva como expansor plasmático que uma solução salina de amido hidroxietílico em pacientes com PBE.[37]
4. Os critérios considerados menores na definição de 1994 foram suprimidos por não serem considerados essenciais.

Tipos de SHR

A SHR pode ser dividida em dois tipos:[38] a SHR do tipo 1 é caracterizada por uma insuficiência renal grave e rapidamente progressiva, que é definida como um aumento de pelo menos 100% nos valores basais de creatinina para um valor final superior a 2,5 mg/dL em um prazo de tempo inferior a 2 semanas. Embora a SHR do tipo 1 possa ocorrer espontaneamente freqüentemente ela se acompanha de um fator precipitante tal como infecções bacterianas, hemorragia gastrointestinal, grandes procedimentos cirúrgicos ou hepatite aguda superposta à cirrose. A associação de SHR e peritonite bacteriana espontânea (PBE) já foi extensamente investigada, e aproximadamente 25% dos pacientes com PBE desenvolvem SHR do tipo 1 apesar de uma rápida resolução da infecção com antibióticos. A SHR do tipo 1 é a complicação da cirrose com pior prognóstico, com uma mediana de sobrevida após o início da insuficiência renal de somente 2 semanas.[3] A sobrevida dos dois tipos de SHR pode ser observada na Fig. 22-3.

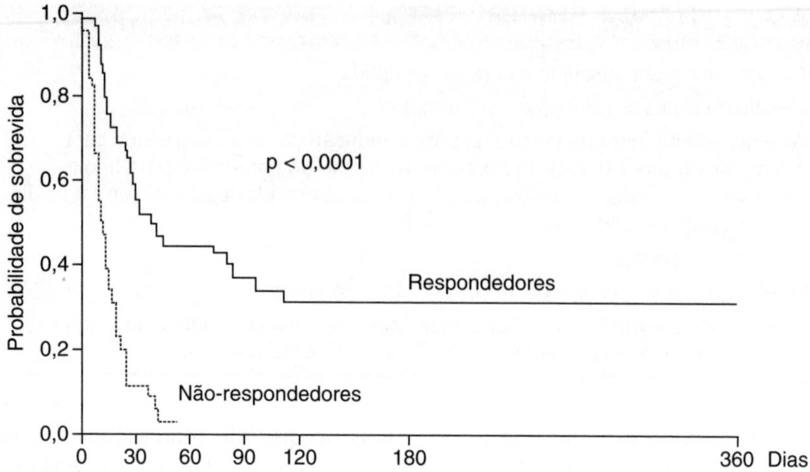

Fig. 22-3

Probabilidade de sobrevida em pacientes com SHR do tipo 1 tratados com terlipressina (Moreau *et al. Gastroenterology* 2003).

A SHR do tipo 2 é caracterizada por uma diminuição moderada e constante da função renal (creatinina sérica inferior a 2,5 mg/dL), com sinais de insuficiência hepática e hipotensão arterial, embora em menor grau que em pacientes com SHR do tipo 1. A característica clínica dominante nesses pacientes é a ascite tensa que responde mal aos diuréticos, uma condição conhecida como ascite refratária. Os pacientes com SHR do tipo 2 são particularmente suscetíveis a desenvolver SHR do tipo 1. A sobrevida mediana dos pacientes com SHR do tipo 2 (6 meses) é significativamente pior do que aquela de pacientes com cirrose e ascites sem insuficiência renal.[42] No Quadro 22-2 se demonstra as principais diferenças entre a SHR dos tipos 1 e 2.

Quadro 22-2. Diferenças entre SHR dos tipos 1 e 2

	Tipo 2	Tipo 1
Contexto	Cirrose sem IR	SHR Tipo 2
Início	Espontâneo	Fator precipitante
Insuficiência renal	Moderada e estável	Grave e progressiva
Quadro clínico	Ascite refratária	Insuficiência hepatorrenal terminal
Sobrevida	Meses	Semanas/dias

TRATAMENTO DA SHR DO TIPO 1

Expansão volumétrica e vasoconstritores

A administração de vasoconstritores e expansores plasmáticos para tratamento da SHR baseia-se no atual conceito sobre a patogenia dessa complicação. Assim, os vasoconstritores atuam com o objetivo de reverter a vasodilatação arterial esplâncnica e os expansores plasmáticos no sentido de melhorar o retorno venoso e, dessa maneira, o débito cardíaco.

Os análogos da vasopressina (ornipressina e terlipressina) foram as drogas inicialmente usadas para o tratamento da SHR do tipo1 devido a seu efeito preferencial sobre a circulação esplâncnica. Entretanto a ornipressina, embora eficaz, teve seu uso abandonado em função de produzir freqüentemente complicações isquêmicas. A administração de terlipressina (0,5-2 mg/4-6 h IV) induz a resposta terapêutica completa, como definida por uma redução da creatinina sérica para valores abaixo de 1,5 mg/dL, em 42-92% dos pacientes tratados.[27-33,43] Esta resposta se associa à marcada supressão da renina e da noradrenalina plasmáticas e um significativo aumento na pressão arterial média. Em pacientes respondedores, a supressão dos sistemas vasoativos endógenos costuma iniciar-se de forma quase imediata, há uma melhoria do volume urinário dentro das primeiras 24 horas de tratamento e somente depois disso é que ocorre uma progressiva redução da creatinina sérica.[27-33,43] A despeito da normalização da creatinina, a função renal costuma não retornar aos seus valores normais, com a TFG mantendo-se persistentemente baixa (entre 30 a 50 mL/min na maioria dos casos). Na maioria dos estudos, o tratamento com terlipressina foi mantido até que a creatinina sérica diminuísse abaixo de 1,5 mg/dL ou por um máximo de 15 dias. É desconhecido se a administração continuada de terlipressina após a creatinina tiver alcançado o valor de 1,5 mg/dL poderia causar um maior aumento na TFG.

Em todos os estudos, albumina humana IV foi administrada em doses variáveis durante a terapia com terlipressina. Há dados que indicam que a resposta terapêutica à terlipressina é significativamente inferior se administrada isoladamente, sem infusão concomitante de albumina.[28,31]Um esquema recomendado para a administração da albumina é 1 g/kg de peso durante o 1º dia seguido por 20-40 g/dia a seguir.[31]

Fatores preditivos de resposta ao tratamento com terlipressina incluem a idade, uma pontuação de Child-Pugh menor que 13 e a administração concomitante de albumina.[28,31] A probabilidade de sobrevivência dos pacientes com SHR do tipo 1 que responderam à terlipressina foi estimada em torno dos 40% em 3 meses e 30% em 1 ano (Fig. 22-3). Essa sobrevida é comparável àquela relatada nos pacientes com o SHR do tipo 2 e consideravelmente melhor do que a observada em pacientes com SHR do tipo 1 não tratados. Vale lembrar que, ao contrário do que ocorre com pacientes não tratados, uma proporção significativa dos pacientes com SHR do tipo 1 tratados com terlipressina e albumina pode alcançar o transplante de fígado, a forma de tratamento considerada definitiva para esses pacientes. Com respeito à recorrência da SHR o tratamento é geralmente eficaz nos casos em que ela recorre após boa resposta inicial. A incidência de efeitos colaterais isquêmicos que requeiram a suspensão da terlipressina é baixa (5-10%), embora tenha que se considerar que a maioria dos estudos realizados excluiu pacientes de alto risco, como, por exemplo, aqueles com doenças isquêmicas do coração ou com outros tipos de arteriopatia.[27-33,43]

Catecolaminas também são eficazes para o tratamento da SHR. Midodrina (um agonista α-adrenérgico oral) foi utilizado por Angeli *et al.* em associação com albumina IV e octreotide subcutâneo em cinco pacientes com SHR do tipo 1. A dose de midodrina foi de 7,5-12,5 mg a cada 8 horas. Os pacientes receberam o tratamento ao menos por 20 dias no hospital e continuaram posteriormente em suas residências. Houve uma significativa melhora na perfusão renal, na taxa de filtração glomerular e supressão da renina, da noradrenalina e do hormônio antidiurético aos níveis normais ou quase normais em todos os casos. Dois pacientes foram transplantados 20 e 64 dias após a inclusão no estudo. Um paciente, que não era candidato a transplante de fígado, estava vivo sem tratamento 472 dias após a alta hospitalar. Os dois pacientes restantes morreram 29 e 75 dias após o tratamento.

Duvoux *et al.* trataram 12 pacientes com o SHR do tipo 1 com albumina e noradrenalina intravenosa (0,5-3,0 mg/h) por um mínimo de 5 dias. A reversão da SHR foi observada em 10 pacientes, e essa resposta se acompanhava de um aumento na pressão arterial média e redução marcada da renina e na aldosterona plasmáticas. Houve um episódio reversível de hipocinesia miocárdica. Três pacientes foram transplantados, e outros 4 casos tiveram a sobrevida prolongada (mais que 6 meses).

Um estudo-piloto italiano comparou a eficácia da noradrenalina com aquela da terlipressina no tratamento de pacientes com SHR. Os pacientes foram randomizados para receberem noradrenalina (0,1-0,7μg/Kg/min) associada à albumina (n = 10) ou terlipressina (1-2 mg/4 h) também associada à albumina (n = 12). Observou-se reversão da SHR em 7 pacientes (70%) tratados com noradrenalina e em 10 pacientes (83%) tratados com terlipressina (p = ns). Esses dados sugerem que o tratamento farmacológico da SHR possa ser feito com noradrenalina, um vasoconstritor mais barato e amplamente disponível.

Recentemente dois estudos prospectivos, randomizados e placebo-controlados sobre o tratamento da SHR com terlipressina foram realizados.[34;35] O estudo americano incluiu 56 pacientes em cada grupo (terlipressina + albumina e placebo + albumina) e confirmou os achados dos estudos-pilotos anteriores, indicando que o tratamento com terlipressina é superior ao placebo em promover a melhora da função renal em pacientes com SHR. Nesse estudo a reversão da SHR foi alcançada em 34% no grupo que recebeu terlipressina associada à albumina humana comparado com 12% no grupo que recebeu placebo mais albumina (p = 0,008). Baseados em informes prévios da literatura que sugerem que a melhora na função renal dos pacientes com SHR tratados com terlipressina só é observada quando a droga é administrada por pelo menos 3 dias,[26,29] os autores do estudo americano realizaram uma subanálise apenas com os pacientes aos quais se administrou o tratamento por no mínimo 3 dias e encontraram que 53% dos pacientes no grupo terlipressina e 18% no grupo–placebo reverteram a SHR (p = 0,002). Com respeito à sobrevida de 6 meses, ela foi de 43% e 38% nos grupos terlipressina e placebo, respectivamente (p = 0,8). Quando a sobrevida foi analisada segundo a resposta ao tratamento, os autores observaram que os pacientes que reverteram a SHR tiveram uma sobrevida significativamente melhor que os pacientes que não reverteram a SHR.

O estudo europeu aleatorizou 46 pacientes com SHR para receberem terlipressina e albumina (n = 23) ou albumina isoladamente (n = 23). Nesse estudo, a melhora da função renal também foi significativamente mais freqüente nos pacientes randomizados para tratamento com terlipressina e albumina quando comparados com o grupo tratado apenas com albumina (43% *vs.* 9%, respectivamente; p = 0,01). Repetindo os achados do estudo de Sanyal,[35] o estudo europeu também não foi capaz de observar diferenças estatisticamente significativas entre os dois grupos de tratamento, no que se refere à sobrevida de 3 meses (grupo terlipressina = 27% e grupo albumina = 19%, p = 0,7), e outra vez em concordância com o *trial* americano, houve uma significativa diferença na sobrevida de 3 meses entre os que responderam ao tratamento e os que não responderam (58% *vs.* 15%, respectivamente; p = 0,003) (Fig. 22-4). Portanto, os dois estudos anteriores são concordantes em que o tratamento com terlipressina é eficaz em melhorar a função renal de pacientes com SHR e que essa melhora se relaciona com a sobrevida. Uma melhora direta da sobrevida no grupo terlipressina não pode ser evidenciada, porém, com uma diferença de 8% na sobrevida em 3 meses (estudo europeu), seria necessário incluir 431 pacientes em cada grupo para que se demonstrasse uma diferença estatisticamente significativa. Considerando esse tamanho amostral e a relativamente baixa prevalência dessa condição, é bastante improvável que um estudo com essa casuística seja realizado.

O conjunto das informações aqui reunidas pode ser resumido da seguinte forma: 1. a SHR do tipo 1 é reversível quando tratada com albumina IV e vasoconstritores; 2. os 2 componentes do tratamento são importantes desde que a síndrome não reverte quando vasoconstritores ou a albumina são administra-

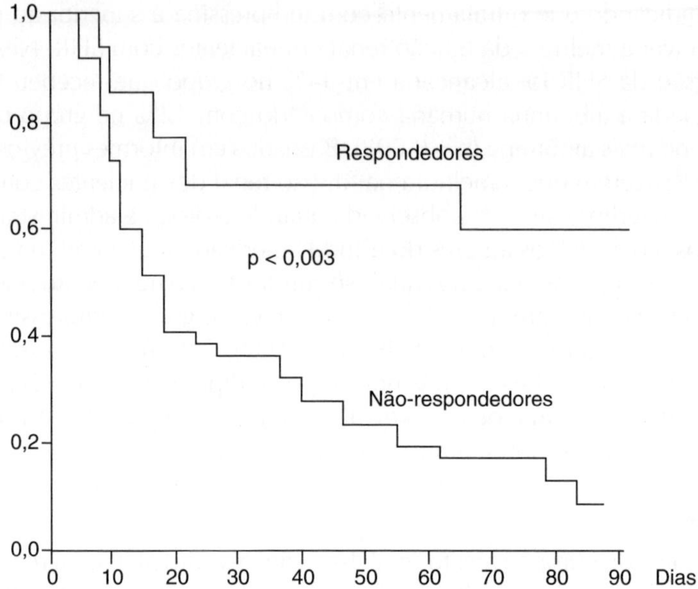

Pacientes em risco	0	10	20	30	40	50	60	70	80	90
	12	10	9	8	8	8	8	7	7	7
	34	17	13	12	10	9	6	5	4	3

Fig. 22-4

Tratamento farmacológico da SHR (Martín-Llhaí *et al. Gastroenterology* 2008).

dos isoladamente; 3. há um intervalo de alguns dias entre a melhora da função circulatória e o aumento na TFG; 4. a reversão da SHR parece melhorar a sobrevida, e um significativo número de pacientes pode alcançar o transplante de fígado.

Derivação portossistêmica percutânea intra-hepática (DPPI)

Desde que a hipertensão portal é o evento inicial da disfunção circulatória na cirrose, a diminuição da pressão portal por meio de anastomose portocava é uma abordagem racional para o tratamento da SHR. Há diversos relatos de casos que mostram a reversão da SHR após a derivação portocava cirúrgica.[46;47] Entretanto, a aplicabilidade de procedimentos cirúrgicos de grande porte em pacientes com SHR é pequena. O desenvolvimento da DPPI reintroduziu a idéia de tratar a SHR por meio da redução da pressão portal. Quatro estudos que avaliam a DPPI no manejo da SHR do tipo 1 foram publicados.[48-51] No total 30 pacientes foram tratados sendo que, em duas séries nenhum transplante hepático foi realizado, enquanto nas outras duas séries três de nove pacientes foram transplantados 7, 13 e 35 dias após a DPPI. A TFG melhorou significativamente dentro de 1-4 semanas após a DPPI e estabilizou-se depois disso. Em um estudo que investigou especificamente os sistemas neuro-hormonais, a melhora da TFG e da creatinina sérica foi relacionada com uma marcada supressão dos níveis plasmáticos de renina e de hormônio antidiurético.[49] A supressão da noradrenalina plasmática foi menor do que aquela da renina, uma característica observada também em pacientes com ascite refratária tratada com DPPI. Dos 21 pacientes que foram seguidos, 9 apresentaram encefalopatia hepática *de novo* ou pioraram da encefalopatia hepática preexistente, sendo que em 5 ela pode ser bem controlada com lactulose.

As taxas de 1, 3 e 6 meses de sobrevida nos 27 pacientes que não se submeteram a transplante de fígado precoce foram de 81, 59 e 44%, respectivamente. Estes estudos sugerem fortemente que a DPPI é útil no tratamento da SHR do tipo 1. Infelizmente, no presente momento não há nenhum estudo que haja comparado o tratamento farmacológico da SHR do tipo 1 com o tratamento com DPPI.

Tratamento combinado: farmacológico + DPPI

Como comentado anteriormente, um dos mais intrigantes temas do tratamento da SHR do tipo 1 com os vasoconstritores e albumina IV é a observação de que, apesar de uma marcada supressão da renina e da noradrenalina, indicando uma melhoria significativa na função circulatória, a TFG permanece baixa. Não se conhece a razão pela qual isso acontece, mas poderia ser em função da existência de um componente da insuficiência renal que não responda às mudanças na função circulatória ou ao fato de que o volume sanguíneo arterial efetivo, embora melhorado, não chega a normalizar-se com a terapia farmacológica. Um estudo recente de Wong *et al.* é consistente com esta hipótese. O tratamento com DPPI nos pacientes que respondem ao tratamento farmacológico (midodrina, octreotide e albumina) foi associado a uma normalização na TFG na maioria dos casos (Fig. 22-5). Se o efeito da DPPI na normalização da TFG se deveu à correção da vasodilatação arterial ou a um aumento na pré-carga cardíaca com melhora do desempenho ventricular ou a ambos, permanece por ser investigado.

Transplante hepático

É o tratamento de escolha da SHR.[53-57] Habitualmente, logo após o transplante se observa uma redução adicional na TFG e muitos pacientes requerem depuração extra-renal com hemodiálise (35% em pacientes com SHR comparado a 5% em pacientes sem SHR).[53] Em função de a ciclosporina e de o tracrolimus poderem contribuir a este prejuízo adicional da função renal, é prudente que se retrase a administração destas drogas até que uma recuperação da função renal seja notada, geralmente 48 a 72 horas após o transplante. Após essa fase inicial, a TFG começa a melhorar, alcançando valores médios

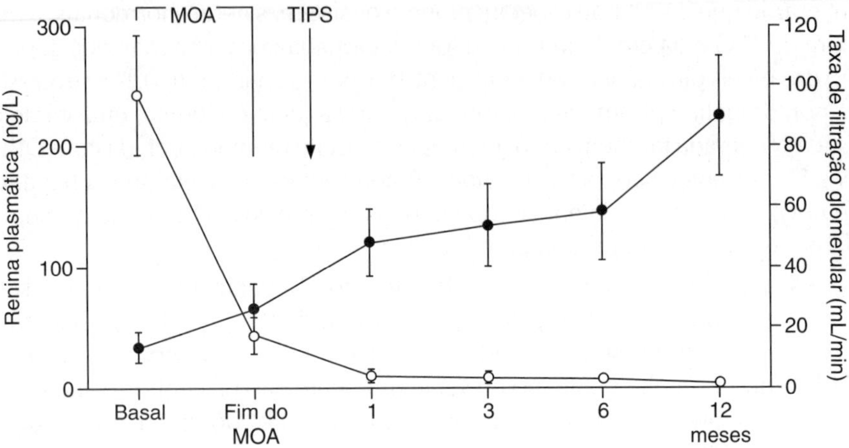

Fig. 22-5

SHR – Tratamento seqüencial (Wong F *et al. Hepatology* 2004).
MOA = midodrina, odreólide, albumina.

entre 30-40 mL/min em 1-2 meses de pós-operatório. Essa insuficiência renal moderada persiste durante o acompanhamento, é mais marcada do que aquela observada em pacientes transplantados sem SHR, e é provavelmente graças a uma maior nefrotoxicidade da ciclosporina ou do tracrolimus nos pacientes com insuficiência renal antes do transplante.[53] As anormalidades hemodinâmicas e neuro-hormonais associadas à SHR desaparecem dentro do primeiro mês após o transplante, e os pacientes recuperam a habilidade de excretar sódio e água livre.[58] Pacientes que se submetem ao transplante de fígado com SHR têm mais complicações, gastam mais dias na unidade de cuidados intensivos e têm uma taxa de mortalidade hospitalar mais elevada que pacientes que se transplantam sem SHR.[53-57,59]

O principal problema que envolve o transplante de fígado como forma de tratamento para os pacientes com SHR do tipo 1 é a sua aplicabilidade. Graças à sobrevida extremamente curta dos pacientes com SHR do tipo 1, a maioria dos pacientes falece antes de se conseguir proceder ao transplante. A introdução da pontuação de MELD, como método de priorização do transplante para os pacientes mais gravemente enfermos, resolve parcialmente o problema desde que os pacientes com SHR são situados geralmente nos primeiros lugares da lista de espera. O tratamento da SHR com vasoconstritores, albumina e/ou DPPI pode aumentar a sobrevida em uma proporção significativa de pacientes e, conseqüentemente, o número dos pacientes que alcançam o transplante tende a ser maior. O tratamento e a reversão da SHR prévios ao transplante de fígado devem ser tentados, uma vez que a reversão da SHR diminui a morbidade e a mortalidade precoces após o transplante e prolonga a sobrevida a longo prazo.[60]

Outros métodos terapêuticos

A hemodiálise é usada freqüentemente no manejo da SHR do tipo 1 em muitos centros, particularmente nos pacientes que são candidatos ao transplante de fígado, com o objetivo de impedir as complicações associadas à insuficiência renal e na tentativa de manter vivos os pacientes até o transplante. Entretanto, os efeitos benéficos deste procedimento nesse contexto não foram demonstrados de maneira convincente.[61] As complicações relacionadas com a hemodiálise nestes pacientes são comuns e incluem a hipotensão arterial, o sangramento e a infecção. Além disso, os indicadores clássicos da necessidade de depuração extra-renal, tais como a hipervolemia que determina congestão pulmonar, a hiperpotassemia grave ou a acidose grave são eventos incomuns na SHR do tipo 1. Algumas drogas, tais como dopamina ou prostaglandinas, foram usadas por muitos anos no tratamento da SHR apesar de sua eficácia nunca haver sido demonstrada. O efeito benéfico do uso isolado de octreotide, uma droga que inibe a produção de diversos peptídeos vasodilatadores de origem esplâncnica – especialmente o glucagon, foi contestado em um estudo randomizado e controlado que usou 50 μg/h, não havendo sido demonstrado nenhum efeito positivo.[62] Finalmente, a N-acetilcisteína mostrou sua eficácia em uma pequena série de pacientes,[63] mas a confirmação destes resultados em uma série ampla de pacientes se faz necessária.

Molecular adsorbent recirculating system (MARS)

A diálise com albumina, um sistema que usa um fluido de diálise com alta concentração de albumina que é recirculado e perfundido em colunas de carvão ativado trocadoras de ânions, foi reportado como capaz de melhorar a função renal e a sobrevida em séries pequenas de pacientes com SHR. Mitzner *et al.*, em um estudo controlado e prospectivo, compararam os efeitos do tratamento com MARS com a terapia de suporte clássica (líquidos IV, dopamina e, se necessário, vasoconstritores) sobre a sobrevida de 1 mês em pacientes com SHR do tipo 1 e insuficiência hepática avançada. Treze pacientes foram incluídos, e uma significativa redução da bilirrubina e da creatinina séricas ($p < 0{,}01$) associada a um aumento nos níveis de sódio sérico e na atividade de protrombina foi observada no grupo tratado com MARS. A taxa de mortalidade no grupo controle foi de 100% no dia 7, e no grupo tratado com MARS essa taxa foi de 62,5% no dia 7 e 75% no dia 30 ($p < 0{,}01$). Mais estudos são requeridos para que essa terapia possa ser amplamente recomendada.

PACIENTES COM SHR DO TIPO 2

A sobrevida na SHR do tipo 2 é relativamente prolongada, e muitos pacientes alcançam o transplante hepático. O principal problema clínico desse grupo de pacientes é a ascite refratária. O tratamento da escolha nesses casos é a paracentese terapêutica total associada à administração de albumina humana IV na dose de 8 g/litro de ascite retirado. Entretanto, a ascite se reacumula muito rapidamente após o procedimento, tornando-se necessárias diversas paracenteses a intervalos regulares, tão freqüentemente como necessário, em regime de hospital-dia. A DPPI é uma forma eficaz de tratar a ascite refratária, e as principais conclusões dos estudos são que, embora a DPPI reduza o número de episódios de ascite em comparação com a paracentese, isso se acompanha de um aumento na freqüência de encefalopatia hepática e não melhora a sobrevida.[65-69] Além disso, a disfunção da DPPI e o custo elevado deste tratamento também são problemas importantes. Um estudo de metanálise recente, entretanto, sugere um benefício da DPPI na sobrevida dos pacientes com ascite refratária.[70] Uma possível explicação para a discrepância de resultados é que alguns estudos foram restritos a pacientes com ascite refratária, enquanto outros incluíram também pacientes com ascite recidivante.[66,69] O uso da derivação de LeVeen na ascite refratária foi abandonado na maioria dos centros. Embora eficaz essa forma de tratamento é associada a complicações sérias incluindo a obstrução da prótese, a trombose da veia cava superior e a peritonite plástica. Embora a informação sobre o uso dos vasoconstritores no tratamento de pacientes com SHR do tipo 2 seja limitada, um estudo se ocupou de avaliar especificamente pacientes com SHR do tipo 2.[32] Nesse estudo, 11 pacientes com SHR do tipo 2 foram tratados com terlipressina e albumina. A normalização da creatinina sérica foi obtida em 8 pacientes, entretanto, todos eles apresentaram recorrência após a suspensão da terapia.

PREVENÇÃO DA SHR

A SHR pode ser prevenida em algumas situações clínicas específicas. Um estudo clássico de Ginès *et al.* demonstrou que a administração de albumina foi capaz de prevenir a deterioração da função renal em 52 pacientes com cirrose submetidos à paracentese terapêutica quando comparados com 53 cirróticos submetidos à paracentese sem infusão de albumina (0 *vs.* 11%, respectivamente; $p < 0,05$). Em outro estudo,[72] a administração de albumina (1,5 g/kg de peso IV no momento do diagnóstico da infecção seguidos por 1 g/kg de peso no 3º dia de tratamento) associada ao tratamento antibiótico convencional para pacientes com cirrose e PBE reduziu a incidência de SHR do tipo 1 (incidência de 10% de SHR do tipo 1 nos pacientes que receberam albumina contra 33% no grupo-controle). Além disso, a mortalidade intra-hospitalar (10% no grupo albumina *vs.* 29% no grupo-controle) e a mortalidade aos 3 meses (22% no grupo albumina *vs.* 41% no grupo-controle) foram significativamente reduzidas (Fig. 22-6). Em um terceiro estudo,[73] a administração da pentoxifilina, um inibidor do fator de necrose tumoral, na dose de 400 mg 3 vezes ao dia aos pacientes com hepatite alcoólica aguda grave, reduziu a ocorrência de SHR (8% no grupo pentoxifilina *vs.* 35% no grupo placebo) e a mortalidade intra-hospitalar (24% *vs.* 46%, respectivamente).

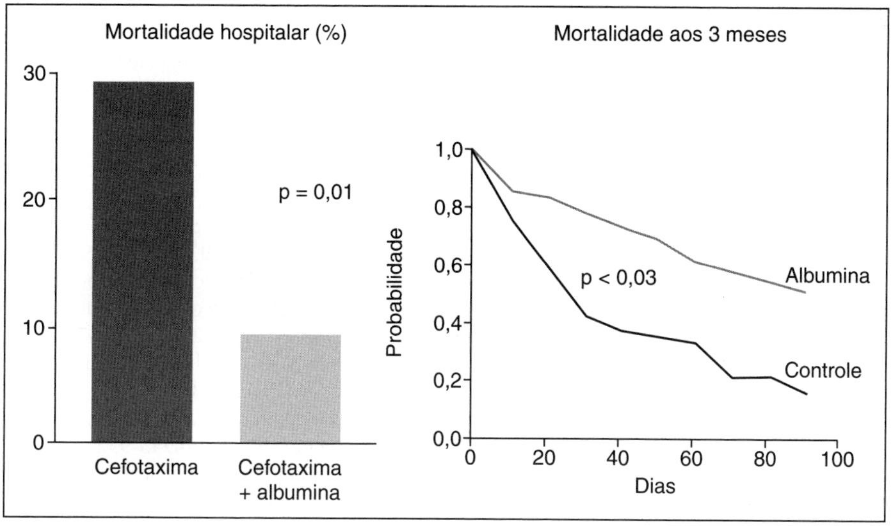

Fig. 22-6

Prevenção da SHR pela administração de albumina em pacientes com PBE (Sort *et al.* *N Engl J Med* 1999).

Mais recentemente um estudo espanhol randomizado, controlado e duplo-cego avaliou o papel da profilaxia primária com norfloxacina em pacientes cirróticos com alto risco de desenvolver PBE ou SHR.[74] Dados da literatura reconhecem a insuficiência hepática avançada e os baixos níveis de proteína no LA como preditores da ocorrência de PBE,[75-77] enquanto prejuízos na função renal e na função circulatória são apontados como preditores de SHR.[3,23, 24,40,41,72] Dessa forma, foram arrolados para o estudo pacientes com proteína total no LA < 15 g/L e com insuficiência hepática (escore de Child – Pugh ≥ 9 com bilirrubina ≥ 3 mg/dL) ou com função renal reduzida (creatinina sérica ≥ 1,2 mg/dL, BUN ≥ 25 mg/dL ou sódio sérico ≤ 130 mEq/L). Os pacientes foram randomizados para tomar norfloxacina 400 mg/dia (n = 35) ou placebo (n = 33) e foram seguidos por 1 ano. A administração de norfloxacina reduziu a probabilidade de ocorrência de PBE (7% *vs.* 61%, p = 0,001) e SHR (28% *vs.* 41%, p = 0,02), com repercussão na sobrevida de 3 meses e 1 ano (94% *vs.* 62%, p = 0,003 e 60 *vs.* 48%, p = 0,05, respectivamente). Esse estudo demonstra, portanto, que a profilaxia primária com norfloxacina tem grande impacto no curso clínico de pacientes com cirrose avançada.

REFERÊNCIAS BIBLIOGRÁFICAS

1. Arroyo V, Terra C, Torre A *et al.* Hepatorenal syndrome in cirrhosis: clinical features, diagnosis, and management. In: Ginès P, Arroyo V, Rodés J *et al.* (Eds.). *Ascites and renal dysfunction in liver disease. Pathogenesis, diagnosis and treatment.* Malden, Massachusetts: Blackwell Publishing, 2005. p. 341-359.
2. Hecker R, Sherlock S. Electrolyte and circulatory changes in terminal liver failure. *Lancet* 1956 Dec 1;271(6953):1121-1125.
3. Gines A, Escorsell A, Gines P *et al.* Incidence, predictive factors, and prognosis of the hepatorenal-syndrome in cirrhosis with ascites. *Gastroenterology* 1993;105(1):229-236.
4. Koppel MH, Coburn JW, Mims MM *et al.* Transplantation of cadaveric kidneys from patients with hepatorenal syndrome – Evidence for functional nature of renal failure in advanced liver disease. *New England Journal of Medicine* 1969;280(25):1367-1371.
5. Iwatsuki S, Popovtzer MM, Corman JL *et al.* Recovery from hepatorenal syndrome after orthotopic liver transplantation. *New England Journal of Medicine* 1973;289(22):1156-1159.
6. Papadakis MA, Arieff AI. Unpredictability of clinical evaluation of renal function in cirrhosis – prospective-study. *American Journal of Medicine* 1987;82(5):945-952.
7. Caregaro L, Menon F, Angeli P *et al.* Limitations of serum creatinine level and creatinine clearance as filtration markers in cirrhosis. *Archives of Internal Medicine* 1994;154(2):201-205.
8. Sherman DS, Fish DN, Teitelbaum I. Assessing renal function in cirrhotic patients: Problems and pitfalls. *American Journal of Kidney Diseases* 2003;41(2):269-278.
9. Terra C, Guevara M, Baccaro ME *et al.* Relationship between renal function and serum creatinine levels in patients with cirrhosis. Relevance for prognosis assessment. *Journal of Hepatology* 2006;44[Suppl 2]:S94. Ref Type: Abstract.
10. Gines P, Guevara M, Arroyo V *et al.* Hepatorenal syndrome. *Lancet* 2003;362(9398): 1819-1827.
11. Salerno F, Gerbes A, Gines P *et al.* Diagnosis, prevention and treatment of hepatorenal syndrome in cirrhosis. *Gut* 2007;56(9):1310-1318.
12. Fernandez-Seara J, Prieto J, Quiroga J *et al.* Systemic and regional hemodynamics in patients with liver-cirrhosis and ascites with and without functional renal-failure. *Gastroenterology* 1989;97(5):1304-1312.
13. Maroto A, Gines P, Arroyo V *et al.* Brachial and femoral-artery blood-flow in cirrhosis – relationship to kidney dysfunction. *Hepatology* 1993;17(5):788-793.
14. Rivolta R, Maggi A, Cazzaniga M *et al.* Reduction of renal cortical blood flow assessed by doppler in cirrhotic patients with refractory ascites. *Hepatology* 1998;28(5):1235-1240.
15. Guevara M, Bru C, Gines P *et al.* Increased cerebrovascular resistance in cirrhotic patients with ascites. *Hepatology* 1998;28(1):39-44.
16. Sacerdoti D, Bolognesi M, Merkel C *et al.* Renal vasoconstriction in cirrhosis evaluated by duplex Doppler ultrasonography. *Hepatology* 1993;17(2):219-224.
17. Sugano S, Yamamoto K, Atobe T *et al.* Postprandial middle cerebral arterial vasoconstriction in cirrhotic patients. A placebo, controlled evaluation. *J Hepatol* 2001;34(3):373-377.
18. Dillon JF, Plevris JN, Wong FC *et al.* Middle cerebral artery blood flow velocity in patients with cirrhosis. *Eur J Gastroenterol Hepatol* 1995;7(11):1087-1091.
19. Luca A, Garcia-Pagan JC, Feu F *et al.* Noninvasive measurement of femoral blood flow and portal pressure response to propranolol in patients with cirrhosis. *Hepatology* 1995;21(1):83-88.
20. Piscaglia F, Zironi G, Gaiani S *et al.* Relationship between splanchnic, peripheral and cardiac haemodynamics in liver cirrhosis of different degrees of severity. *Eur J Gastroenterol Hepatol* 1997;9(8):799-804.

21. Tristani FE, Cohn JN. Systemic and renal hemodynamics in oliguric hepatic failure: effect of volume expansion. *Journal of Clinical Investigation* 1967;46(12):1894-1906.
22. Lebrec D, Kotelanski B, Cohn JN. Splanchnic hemodynamic factors in cirrhosis with refractory ascites. *Journal of Laboratory and Clinical Medicine* 1979;93(2):301-309.
23. Ruiz-del-Arbol L, Urman J, Fernandez J *et al.* Systemic, renal, and hepatic hemodynamic derangement in cirrhotic patients with spontaneous bacterial peritonitis. *Hepatology* 2003;38(5):1210-1218.
24. Ruiz-del-Arbol L, Monescillo A, Arocena C *et al.* Circulatory function and hepatorenal syndrome in cirrhosis. *Hepatology* 2005;42(2):439-447.
25. Angeli P, Volpin R, Gerunda G *et al.* Reversal of type 1 hepatorenal syndrome with the administration of midodrine and octreotide. *Hepatology* 1999;29(6):1690-1697.
26. Uriz J, Gines P, Sort P *et al.* Reversibility of hepatorenal syndrome (HRS) by the administration of terlipressin and albumin. A phase-II study. *Journal of Hepatology* 2000;32:33.
27. Mulkay JP, Louis H, Donckier V *et al.* Long term terlipressin administration improves renal function in cirrhotic patients with type 1 hepatorenal syndrome: a pilot study. *Acta Gastro-Enterologica Belgica* 2001;64(1):15-19.
28. Moreau R, Durand F, Poynard T *et al.* Terlipressin in patients with cirrhosis and type 1 hepatorenal syndrome: A retrospective multicenter study. *Gastroenterology* 2002;122(4):923-930.
29. Colle I, Durand F, Pessione F *et al.* Clinical course, predictive factors and prognosis in patients with cirrhosis and type 1 hepatorenal syndrome treated with Terlipressin: A retrospective analysis. *Journal of Gastroenterology and Hepatology* 2002;17(8):882-888.
30. Halimi C, Bonnard P, Bernard B *et al.* Effect of terlipressin (Glypressin (R)) on hepatorenal syndrome in cirrhotic patients: results of a multicentre pilot study. *European Journal of Gastroenterology & Hepatology* 2002;14(2):153-158.
31. Ortega R, Gines P, Uriz J *et al.* Terlipressin therapy with and without albumin for patients with hepatorenal syndrome: Results of a prospective, nonrandomized study. *Hepatology* 2002;36(4):941-948.
32. Alessandria C, Venon WD, Marzano A *et al.* Renal failure in cirrhotic patients: role of terlipressin in clinical approach to hepatorenal syndrome type 2. *European Journal of Gastroenterology & Hepatology* 2002;14(12):1363-1368.
33. Solanki P, Chawla A, Garg R *et al.* Beneficial effects of terlipressin in hepatorenal syndrome: A prospective, randomized placebo-controlled clinical trial. *Journal of Gastroenterology and Hepatology* 2003;18(2):152-156.
34. Martin-Llahi M, Pepin MN, Guevara M *et al.* Terlipressin and albumin vs albumin in patients with cirrhosis and hepatorenal syndrome: a randomized study. *Gastroenterology* 2008;134(5):1352-1359.
35. Sanyal AJ, Boyer T, Garcia-Tsao G *et al.* A randomized, prospective, double-blind, placebo-controlled trial of terlipressin for type 1 hepatorenal syndrome. *Gastroenterology* 2008;134(5):1360-1368.
36. Terra C, Guevara M, Torre A *et al.* Renal failure in patients with cirrhosis and sepsis unrelated to spontaneous bacterial peritonitis: Value of MELD score. *Gastroenterology* 2005;129(6):1944-1953.
37. Fernandez J, Monteagudo J, Bargallo X *et al.* A randomized unblinded pilot study comparing albumin versus hydroxyethyl starch in spontaneous bacterial peritonitis. *Hepatology* 2005;42(3):627-634.
38. Arroyo V, Gines P, Gerbes AL *et al.* Definition and diagnostic criteria of refractory ascites and hepatorenal syndrome in cirrhosis. *Hepatology* 1996;23(1):164-176.
39. Toledo C, Salmeron JM, Rimola A *et al.* Spontaneous bacterial peritonitis in cirrhosis – predictive factors of infection resolution and survival in patients treated with cefotaxime. *Hepatology* 1993;17(2):251-257.

40. Follo A, Llovet JM, Navasa M *et al.* Renal impairment after spontaneous bacterial peritonitis in cirrhosis – incidence, clinical course, predictive factors and prognosis. *Hepatology* 1994;20(6):1495-1501.
41. Navasa M, Follo A, Filella X *et al.* Tumor necrosis factor and interleukin-6 in spontaneous bacterial peritonitis in cirrhosis: Relationship with the development of renal impairment and mortality. *Hepatology* 1998;27(5):1227-1232.
42. Rodes J, Arroyo V, Bosch J. Clinical types and drug-therapy of renal impairment in cirrhosis. *Postgraduate Medical Journal* 1975;51(598):492-497.
43. Uriz J, Gines P, Cardenas A *et al.* Terlipressin plus albumin infusion: an effective and safe therapy of hepatorenal syndrome. *Journal of Hepatology* 2000;33(1):43-48.
44. Duvoux C, Zanditenas D, Hezode C *et al.* Effects of noradrenalin and albumin in patients with type I hepatorenal syndrome: A pilot study. *Hepatology* 2002;36(2):374-380.
45. Alessandria C, Ottobrelli A, Bernardi-Venon W *et al.* Noradrenalin vs terlipressin in patients with hepatorenal syndrome: a prospective, randomized, unblinded, pilot study. *J Hepatol* 2007;47(4):499-505.
46. Schroeder ET, Numann PJ, Chamberlain BE. Functional renal failure in cirrhosis. Recovery after portacaval shunt. *Annals of Internal Medicine* 1970;72(6):923-928.
47. Ariyan S, Weeney T, Kerstein MD. The hepatorenal syndrome: recovery after portacaval shunt. *Annals of Surgery* 1975;181(6):847-849.
48. Brensing KA, Textor J, Perz J *et al.* Long term outcome after transjugular intrahepatic portosystemic stent-shunt in non-transplant cirrhotics with hepatorenal syndrome: a phase II study. *Gut* 2000;47(2):288-295.
49. Guevara M, Gines P, Bandi JC *et al.* Transjugular intrahepatic portosystemic shunt in hepatorenal syndrome: Effects on renal function and vasoactive systems. *Hepatology* 1998;28(2):416-422.
50. Alam I, Bass NM, Laberge JM *et al.* Treatment of hepatorenal syndrome with the transjugular intrahepatic portosystemic shunt (Tips). *Gastroenterology* 1995;108(4):A1024.
51. Ochs A, Rossle M, Haag K *et al.* Tips for hepatorenal-syndrome. *Hepatology* 1994;20(4):A114.
52. Wong F, Pantea L, Sniderman K. Midodrine, octreotide, albumin, and TIPS in selected patients with cirrhosis and type 1 hepatorenal syndrome. *Hepatology* 2004;40(1):55-64.
53. Gonwa TA, Morris CA, Goldstein RM *et al.* Long-term survival and renal-function following liver-transplantation in patients with and without hepatorenal-syndrome – Experience in 300 patients. *Transplantation* 1991;51(2):428-430.
54. Lerut J, Goffette P, Laterre PF *et al.* Sequential treatment of hepatorenal syndrome and posthepatic cirrhosis by intrahepatic portosystemic shunt (TIPSS) and liver transplantation. *Hepatogastroenterology* 1995;42(6):985-987.
55. Gonwa TA, Klintmalm GB, Levy M *et al.* Impact of pretransplant renal-function on survival after liver-transplantation. *Transplantation* 1995;59(3):361-365.
56. Seu P, Wilkinson AH, Shaked A *et al.* The hepatorenal-syndrome in liver transplant recipients. *American Surgeon* 1991;57(12):806-809.
57. Rimola A, Gavaler JS, Schade RR *et al.* Effects of renal impairment on liver transplantation. *Gastroenterology* 1987;93(1):148-156.
58. Navasa M, Feu F, Garciapagan JC *et al.* Hemodynamic and humoral changes after liver transplantation in patients with cirrhosis. *Hepatology* 1993;17(3):355-360.
59. Nair S, Verma S, Thuluvath PJ. Pretransplant renal function predicts survival in patients undergoing orthotopic liver transplantation. *Hepatology* 2002;35(5):1179-1185.
60. Restuccia T, Ortega R, Guevara M *et al.* Effects of treatment of hepatorenal syndrome before transplantation on posttransplantation outcome. A case-control study. *Journal of Hepatology* 2004;40(1):140-146.

61. Perez GO, Golper TA, Epstein M *et al.* Dyalisis hemofiltration and other extracorporeal techniques in the treatment of renal complications of the liver disease. In: Epstein M. (ed.). *The kidney in liver disease.* Philadelphia: Hanley&Belfus, 1996. p. 517-528.
62. Pomier-Layrargues G, Paquin SC, Hassoun Z *et al.* Octreotide in hepatorenal syndrome: a randomized, double-blind, placebo-controlled, crossover study. *Hepatology* 2003;38(1):238-243.
63. Holt S, Goodier D, Marley R *et al.* Improvement in renal function in hepatorenal syndrome with N-acetylcysteine. *Lancet* 1999;353(9149):294-295.
64. Mitzner SR, Stange J, Klammt S *et al.* Improvement of hepatorenal syndrome with extracorporeal albumin dialysis MARS: results of a prospective, randomized, controlled clinical trial. *Liver Transplantation* 2000;6(3):277-286.
65. Gines P, Uriz J, Calahorra B *et al.* Transjugular intrahepatic portosystemic shunting versus paracentesis plus albumin for refractory ascites in cirrhosis. *Gastroenterology* 2002;123(6):1839-1847.
66. Rossle M, Ochs A, Gulberg V *et al.* A comparison of paracentesis and transjugular intrahepatic portosystemic shunting in patients with ascites. *New England Journal of Medicine* 2000;342(23):1701-1707.
67. Lebrec D, Giuily N, Hadengue A *et al.* Transjugular intrahepatic portosystemic shunts: Comparison with paracentesis in patients with cirrhosis and refractory ascites: a randomized trial. *Journal of Hepatology* 1996;25(2):135-144.
68. Sanyal AJ, Genning C, Reddy KR *et al.* The North American study for the treatment of refractory ascites. *Gastroenterology* 2003;124(3):634-641.
69. Salerno F, Merli M, Riggio O *et al.* Randomized controlled study of TIPS versus paracentesis plus albumin in cirrhosis with severe ascites. *Hepatology* 2004;40(3):629-635.
70. Salerno F, Camma C, Enea M *et al.* Transjugular intrahepatic portosystemic shunt for refractory ascites: a meta-analysis of individual patient data. *Gastroenterology* 2007;133(3):825-834.
71. Gines P, Tito L, Arroyo V *et al.* Randomized comparative study of therapeutic paracentesis with and without intravenous albumin in cirrhosis. *Gastroenterology* 1988;94(6):1493-1502.
72. Sort P, Navasa M, Arroyo V *et al.* Effect of intravenous albumin on renal impairment and mortality in patients with cirrhosis and spontaneous bacterial peritonitis. *New England Journal of Medicine* 1999;341(6):403-409.
73. Akriviadis E, Botla R, Briggs W *et al.* Pentoxifylline improves short-term survival in severe acute alcoholic hepatitis: a double-blind, placebo-controlled trial. *Gastroenterology* 2000;119(6):1637-1648.
74. Fernandez J, Navasa M, Planas R *et al.* Primary prophylaxis of spontaneous bacterial peritonitis delays hepatorenal syndrome and improves survival in cirrhosis. *Gastroenterology* 2007;133(3):818-824.
75. Runyon BA. Low-protein-concentration ascitic fluid is predisposed to spontaneous bacterial peritonitis. *Gastroenterology* 1986;91(6):1343-1346.
76. Llach J, Rimola A, Navasa M *et al.* Incidence and predictive factors of 1st episode of spontaneous bacterial peritonitis in cirrhosis with ascites – relevance of ascitic fluid protein-concentration. *Hepatology* 1992;16(3):724-727.
77. Guarner C, Sola R, Soriano G *et al.* Risk of a first community-acquired spontaneous bacterial peritonitis in cirrhotics with low ascitic fluid protein levels. *Gastroenterology* 1999;117(2):414-419.

ÍNDICE REMISSIVO

A

C

D

L

M

N

P

R

S

T